XIANDAI NEIKE JIBING
LINCHUANG ZHENLIAO

现代内科疾病
临床诊疗

王为光 主编

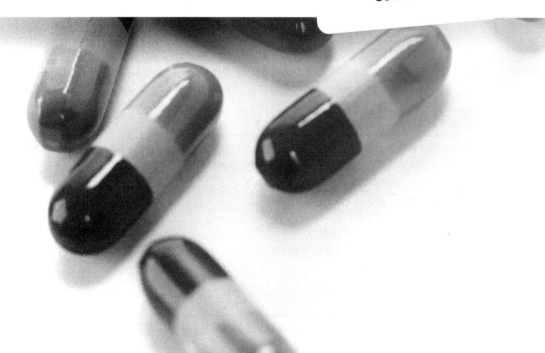

中国纺织出版社有限公司

图书在版编目（CIP）数据

现代内科疾病临床诊疗 / 王为光主编. -- 北京：
中国纺织出版社有限公司, 2021.2
ISBN 978-7-5180-8372-5

Ⅰ. ①现… Ⅱ. ①王… Ⅲ. ①内科－疾病－诊疗
Ⅳ. ①R5

中国版本图书馆CIP数据核字（2021）第027789号

责任编辑：傅保娣　　责任校对：高　涵　　责任印制：王艳丽
中国纺织出版社有限公司出版发行
地址：北京市朝阳区百子湾东里A407号楼　邮政编码：100124
销售电话：010 — 67004422　传真：010 — 87155801
http://www.c-textilep.com
中国纺织出版社天猫旗舰店
官方微博 http://weibo.com/2119887771
唐山玺诚印务有限公司印刷　　各地新华书店经销
2021年2月第1版第1次印刷
开本：889×1194　1/16　印张：10.25
字数：300千字　定价：78.00元

编 委 会

主　编　王为光　王　磊　马利峰
　　　　　冯旭光　高秀丽

副主编　刘永刚　李桂梅　黄　慧　李　华　范巧末
　　　　　邹文爽　米佳蕾　范晓梅　韩蕙泽　张军武

编　委　(按姓氏笔画排序)

于　锋　佳木斯大学附属第一医院
马利峰　佳木斯大学附属第一医院
王　磊　佳木斯大学附属第一医院
王为光　佳木斯大学附属第一医院
毛玉洁　四川省人民医院
冯旭光　内蒙古医科大学附属医院
冯荣光　内蒙古自治区妇幼保健院
刘　岩　北部战区总医院
刘永刚　佳木斯大学附属第一医院
米佳蕾　襄阳市中医医院
李　华　佳木斯大学附属第一医院
李桂梅　内蒙古医科大学附属医院
何　艳　昆明市中医医院
邹文爽　长春中医药大学附属医院
张军武　佳木斯大学附属第一医院
范巧末　哈尔滨医科大学附属第二医院
范晓梅　内蒙古医科大学
林　靖　内蒙古医科大学附属医院
郑丹丹　佳木斯大学附属第一医院
高秀丽　内蒙古医科大学附属医院
黄　慧　四川省人民医院
韩蕙泽　长春中医药大学
赫英贤　佳木斯大学附属第一医院

PREFACE

前　言

　　内科学是临床医学的基础，内容范围广泛，整体性强，主要研究人体各系统器官疾病的病因、病理、临床表现、诊断与防治，因此也是临床医学其他学科的基础，并与各临床学科之间有着密切的联系。为更好地治疗内科疾病，缓解医患关系，减轻患者经济负担，提高患者生活质量，本书作者参考大量文献资料，结合国内临床实际情况，编写了《现代内科疾病临床诊疗》。

　　本书分别介绍了临床预防服务、内科输血、呼吸系统疾病、循环系统疾病、消化系统疾病、泌尿系统疾病、内分泌系统疾病、风湿免疫系统疾病、神经症等内容。全书紧扣临床，简明实用，图表清晰，资料新颖，对于内科医务工作者处理相关问题具有一定的参考价值，也可作为各基层医生和医务工作者学习之用。

　　在本书编写过程中，虽力求做到写作方式和文笔风格一致，但由于不同作者的临床经验及写作风格有所差异，加之时间有限，书中疏漏在所难免，希望广大同仁不吝赐教，使我们得以改进和提高。

编　者

2020 年 12 月

前　言

　　随着现代工业的快速发展，各种各样的气体，尤其是有毒有害气体
越来越多地被广泛应用于生产与生活的各个领域，因此，有毒有害气体的
监测、分析与检测等技术也越来越受到人们的重视。在各类气体检测技术
中，传感器技术以其检测方便、准确、快速等优点，已经成为气体检测的
重要手段之一，并被广泛应用于各个领域当中。

　　本书主要介绍了气体传感器的基本原理、分类、特点、结构等方面的
基础知识，重点介绍了气体传感器的工作原理及其应用等。全书共分为
若干章节，内容包括气体传感器概述、半导体气体传感器、电化学气体
传感器、光学气体传感器、其他气体传感器及气体传感器的应用等内容。
在编写过程中，力求做到内容丰富、结构合理、通俗易懂、图文并茂。

　　由于编者水平有限，书中难免存在疏漏和不妥之处，恳请广大读者批
评指正，以便进一步完善和提高。

编　者

2020年9月

CONTENTS

目　　录

第一章

临床预防服务

第一节 临床预防服务的概述

一、临床预防服务的概念

临床预防服务是指医务人员在临床场所对健康者和无症状患者的健康危险因素进行评估，实施个性化的预防干预措施来预防疾病和促进健康。临床预防服务提供者是临床医务人员，服务地点是在临床场所，服务对象是健康者和无症状患者，服务的内容强调第一级和第二级预防的结合，且是临床与预防一体化的卫生服务。这里需要说明的是，其服务对象中的无症状患者，并不是说来看病的人没有症状，而是相对于将来危及其本人生命的疾病而言，现在还没有出现症状。这样，就为医务人员提供了更好的机会在临床场所开展预防工作。在具体实施上，临床预防服务尤其注重不良行为及不良生活方式等危险因素的收集和纠正，强调医患双方以相互尊重的方式进行健康咨询并共同决策，以及疾病的早期诊断和早期治疗，推行临床与预防一体化的、连续性的卫生保健服务。

临床预防服务是健康管理的一部分，其核心思想都是以健康为中心，对影响健康的各种相关危险因素进行评估、干预和控制，变疾病的被动治疗为主动的健康干预，最大限度地促进健康。前者主要是在临床场所由医务人员来实施，强调的是临床与预防的结合，而后者更注重以管理学和经济学的思维理念、方法对健康危险因素的检测、评估和干预的系统管理过程，并涉及疾病预防、保健、临床诊疗、康复等多个领域。从事健康管理工作的除了医务人员外，还有健康管理师等。

二、临床预防服务的意义

20 世纪 70 年代，为了让临床医务人员能在临床场所实施通过科学论证有效的预防服务，加拿大卫生福利部于 1976 年首先提出临床预防，1979 年正式出版了对 78 种疾病检测方法进行系统总结的报告。1984 年，美国预防服务专家组系统总结临床预防服务的措施及效果，提出临床预防服务方案，1989 年出版了《临床预防服务指南》，对 169 种预防措施进行系统总结。随着慢性病预防工作的深入开展，临床预防服务的重要性日益突出，在卫生服务中得到了较为广泛的应用，尤其在全科医学服务中，临床预防服务已成为其主要的工作内容之一。

临床预防服务由临床医生来提供临床预防，实现了治疗与预防一体化的医疗卫生保健服务，是当今最佳的医学服务模式。首先，临床医务人员占整个卫生队伍的大多数，人群中约有 78% 的人每年至少要去看医生一次，使其有机会与就医者进行面对面的交谈，如果每名医务工作者都能在医疗卫生服务过程中将预防保健与日常医疗工作有机地结合，进行个体化的健康教育和咨询，及时纠正就医者的不良生活方式，提高他们的自我保健意识和能力，其收益甚大。其次，临床医生与患者面对面接触过程中可以了解患者的第一手资料，所提出的建议有针对性，就医者对临床医生的建议或忠告有较大的依从性，并可通过随访进一步了解就医者的健康状况和行为改变情况。最后，许多预防服务，如宫颈脱落细胞涂片、乙状结肠镜检查、雌激素替代疗法等，只有临床医生才能开展。

为了更好地提供临床预防服务，医务人员需掌握相应的知识和技能：①鉴别和评估个体疾病危险因素的方法与技能。②应用生物、行为和环境的方法，纠正或减少疾病/损伤的危险因素，并能有针对性地为患者提供健康咨询，提出个体化的健康"处方"。③掌握组织管理和协调能力，将临床预防与医疗工作相结合，并成为开展个体健康促进活动的实践者。④对社区各类人群包括职业群体实施危险因素评估，减少人群健康危险因素，并通过大众传媒等手段，成为一名在社区中实施健康促进活动和利用预防策略信息及资源的倡导者。⑤评估用于减少个人和社区危险因素的技术的有效性，了解相关信息，成为医生、工作场所和政府对临床预防服务发展和评价的顾问。

第二节　临床预防服务的内容及实施原则

一、临床预防服务的内容

临床预防服务主要针对健康者和无症状患者，因此，在选择具体措施时，应是医务人员能够在常规临床工作中提供的第一级预防和第二级预防服务。其服务内容主要有对求医者的健康咨询、筛检、免疫接种、化学预防和预防性治疗等。

1. 对求医者的健康咨询

通过收集求医者的健康危险因素，对个体进行有针对性的健康教育，以提高求医者自我保健意识，并与求医者共同制定改变不健康行为的计划，督促求医者执行干预计划等，促使他们自觉地采纳有益于健康的行为，消除或减轻影响健康的危险因素。健康咨询是一种特定的干预方式，是医务工作者日常医疗实践的组成部分。通过健康咨询改变就医者的不健康行为是预防疾病最有效的方式，是临床预防最重要的内容之一。根据当前疾病主要以不良行为及不良生活方式导致的慢性非传染性疾病为主的现状，建议开展的健康咨询内容主要有劝阻吸烟、倡导有规律的身体活动、增进健康饮食（平衡膳食、避免三餐无规律、偏食及节食等）、保持正常体重、预防意外伤害和事故、预防人类免疫缺陷病毒（HIV）感染以及其他性传播疾病等。

2. 筛检

筛检指运用快速简便的测试、体格或实验室检查等方法，在健康人群中发现未被识别的可疑患者、健康缺陷者及高危个体的一项预防措施。筛检的主要目的是将处于早期或亚临床阶段的患者、缺陷者及高危个体从人群中挑选出来。筛检不是一种诊断性试验，仅是一种初步检查，筛检试验阳性提示为某病的可疑患者，需要进一步确诊。

3. 免疫接种

免疫接种是指将抗原或抗体注入机体，使人体获得对某些疾病的特异性抵抗力，从而保护易感人群，预防传染病发生。我国目前实行的是计划免疫，是指根据疫情监测和人群免疫状况分析，按照规定的免疫程序，有计划地进行预防接种，以提高人群免疫水平，达到控制乃至最终消灭相应传染病的目的。免疫接种的实施必须要按照《中华人民共和国传染病防治法》《中华人民共和国急性传染病管理条例》《全国计划免疫工作条例》《计划免疫技术管理规程》《疫苗流通和预防接种管理条例》《预防接种规范》等相关法律法规来执行。

4. 化学预防

化学预防指对无症状者使用药物、营养素（包括矿物质）、生物制剂或其他天然物质作为第一级预防措施，以提高人群抵抗疾病的能力，防止某些疾病的发生。化学预防不仅是使用药物，还包括使用激素、维生素、矿物质、脂肪酸、氨基酸等营养素、生物制剂和天然动植物的提取物。化学预防是对健康人群和无症状患者进行病因预防，属第一级预防范畴，已出现症状的患者以及有既往病史的患者使用上述物质治疗疾病不属于化学预防。常用的化学预防方法主要有：对育龄期或妊娠期妇女，以及幼儿补充含铁物质，以降低罹患缺铁性贫血的危险；在缺氟地区补充氟化物，以降低龋齿患病率；妊娠期妇女补充叶酸，以降低神经管缺陷婴儿出生危险；绝经后妇女使用雌激素，以预防骨质疏松和心脏病；用阿司匹林预防心脏病、脑卒中等。化学预防必须在医务人员指导下进行，使用雌激素或阿司匹林尤其应注意其禁忌证和不良反应。

5. 预防性治疗

预防性治疗指通过应用一些治疗的手段，预防某一疾病从一个阶段进展到更为严重阶段或预防从某一较轻疾病发展为另一较为严重疾病的方法。前者如早期糖尿病的血糖控制（包括饮食和身体活动等行为的干预以及药物治疗）预防将来可能出现更为严重的并发症；后者如手术切除肠息肉，以预防发展为大肠癌等。

二、循证临床预防服务内容确定的方法

疾病的预防是重要的，但不是每一项预防措施对人群都是有益的。因此，预防的策略必须以科学研究为基础。循证临床预防服务是指在临床预防服务的实践中，遵循科学的方法获得最充分证据来为服务对象提供最佳的预防措施。

循证临床预防服务内容确定的步骤如下。

1. 选择所要解决的健康问题和确定与其相关的危险因素

（1）疾病的严重程度：除了用发病率、患病率、病死率以及减寿年数（YLLS）和失能年数（YLDS）以外，如果条件许可的话，也可以考虑使用伤残（失能）调整生命年（DALY），以全面评价疾病负担。

（2）危险因素的选择：根据导致疾病发生的危险因素在人群中的流行情况和危险因素对疾病的影响大小来确定选择应该干预的危险因素。危险因素在人群中的流行广且影响大的，则应优先考虑。但是，一个相对弱的危险因素假如流行范围广，它比一个相对强但流行范围小的危险因素更值得考虑。

2. 干预措施的效果

（1）影响程度的确定：干预效果用影响程度来评判。影响程度是指通过干预措施，人群健康改善的净效益。这里的"净效益"是指"获得的益处"减去"不良的影响"。进行临床预防服务最根本的原则是干预带来的益处大于不良影响，这也是判断干预效果好坏的根本原则。关于效果有两点应该加以考虑：第一，干预能否减少疾病的发病率或减轻其严重程度（获得的益处）。第二，干预的不良反应是否会增加其他不良的效应，例如，服用阿司匹林可以用来预防冠心病，但可能会并发出血。

（2）效果指标的确定：干预措施的效果评价还需要考虑干预效果的评价是否来自最有说服力的证据。假如采用的预防措施来自设计优良的随机试验，而且得到完全正确的实施，在最后比较采用和不采用预防措施的试验组时，其结果表明前者的健康状况明显好于后者，那么这就是有力的证据。然而，这在实践中可能很难做到。首先是设计和实施不可能每一步都完善，而且健康产出需要长期的随访跟踪。因此，在评价时只能通过一些分散的干预试验研究获得信息，而且往往用干预产生的中间结果（如胆固醇水平和骨密度）来代替最终的健康结果。如果通过研究认为健康的中间结果和最终结果的联系足够强，可以用中间结果代替最终结果来描述干预的效果。

在评价干预措施的不良反应时，主要是评价其是否引起其他疾病的发生，有无经济上的影响、医源性的损伤、时间的消耗和伦理道德上的影响。

（3）干预措施的其他特征：除了评价干预措施的有效性以外，还应考虑干预措施的其他特征，包括操作的难易、费用、安全性和可接受性。全科医生和临床医生要求干预措施简单易行，使其能方便地在临床场所开展和随访。所采用的措施应该具有较好的成本－效果分析，安全可靠，没有不良反应且为人们所接受的特征。

（4）研究质量的评价：相对于研究的结果，必须要看研究本身的质量，即对经过良好研究设计且证明研究的质量可靠者给予一定的权重以示区别。研究设计如随机试验、队列研究和病例对照研究都应该按照其应用条件和范围来进行，这样才能保证结果的可靠性。研究质量可用证据肯定性的级别来表示。下面是证据肯定性不同的级别。

1）高：获得证据充分，包括研究设计和实施良好，评估了预防服务（干预）的健康产出，而且所得结论不可能受到以后研究的影响。

2）中等：所获得的证据足以确定预防服务对健康产出的效果，但在估计其可信性方面受到下面因素的影响：①研究数目、规模和质量。②在不同研究的结果之间不一致。③研究结果要普及到初级保健实践中有一定的限制。④在证据链中缺乏相关性。

3）低：所获得的证据不足以评估预防服务对健康产出的效果，证据不足的原因主要有：①研究数目或规模有限。②研究设计或方法有严重的缺陷。③在不同研究的结果之间不一致。④在证据链中有裂痕。⑤研究结果不能普及到初级保健实践中。⑥缺乏重要的健康产出信息。

3. 推荐意见的形成

临床预防的方法是否值得推广主要是看效果，设计良好所得到有效的预防方法应大规模推广；设计方法有缺陷，但效果良好的预防服务应该给予肯定，值得推广使用；有些预防方法无明显不良反应，能够降低疾病的发病率，应建议普遍使用；有些预防方法能够使用在高危人群中降低危险因素，仍然具有推广的价值。临床上无效甚至有害的方法应该予以抵制。对有些预防方法至今还缺乏有效的证据应持审慎的态度。可区分为以下五个等级。

（1）推荐，高度肯定性研究表明有很大的净效益。

（2）推荐，高度肯定性的研究表明有中度的净效益或中度肯定性的研究表明有中到大的净效益。

（3）不做常规应用推荐，但可考虑推荐给个别患者。中度肯定性的研究表明有小的净效益。

（4）不推荐，中到高度肯定性的研究表明无净效益甚至是有害的。

（5）目前的证据还不足以评价其有益或有害，证据缺乏包括研究质量差或缺乏或相互矛盾，因此不能衡量其有益和有害的情况。

三、临床预防服务的实施原则

1. 重视危险因素的收集

临床预防服务的基础是全面收集就医者的资料。应全面收集个人信息、体检和实验室检验资料，并对个人的健康危险因素进行评估，才能确定什么样的预防措施和方案是最优的。

2. 医患双方共同决策

实施临床预防服务的又一原则是医患双方共同决策，并以相互尊重的方式来进行教育和咨询。医务人员通过教育和咨询把不利于健康的危险因素和后果的相关信息告诉就医者，并有责任保证他们为了自己的健康而做出正确的决定，但这个决定是患者参与共同决策的，并不是医务人员迫使患者接受的。研究表明，采用权威的方法使患者改变行为的收效甚微，而医患共同决策的模式才是最佳的决策模式。

3. 注重连续性

临床预防服务的连续性原则体现在两个方面：一是服务供需双方最好建立长期、连续的服务关系，这种关系虽然在一定程度上限制了患者就医自由的选择权利，但却有利于双方信任关系的建立和对患者个体全程系统的管理。二是健康资料收集的连续性更加有利于临床预防服务的效果。有了双方连续的服务关系，资料的不间断收集成为可能，才能对个体健康维护方案不断修正和完善。

4. 以健康咨询为先导

在健康咨询、筛检、免疫、化学预防和治疗性预防等主要临床预防服务内容中，医务人员常常偏爱于健康筛检、化学预防和治疗性预防，因为这些措施和建议易为患者所接受，并有一定的经济回报。但从疾病发生、发展的过程来看，通过健康教育和咨询改变不良行为比体检或筛查可更早地预防和逆转疾病的进程。科学研究也表明，通过健康咨询、教育与指导改变人们的不良行为及不良生活方式是最有效的干预方式。

5. 合理选择健康筛检的内容

临床预防服务需要根据个体不同性别、不同年龄和不同危险因素，制定有针对性的疾病筛检策略，而不是笼统地以一年一次的方式进行全面的健康检查。美国临床预防服务工作组根据循证医学原则制定的《临床预防服务指南》，对于我们选择筛检内容也有很好的参考价值。

6. 根据不同年龄阶段的特点开展针对性的临床预防服务

不同的年龄阶段个体健康问题不同，健康危险因素也有差异。在临床预防服务中，一般也要根据各年龄段的特点和主要健康问题来开展有针对性的预防工作。例如，在婴幼儿时期，除了常规的免疫接种和婴幼儿保健外，意外伤害、肥胖、被动吸烟以及铅接触问题也必须引起关注。在青少年时期，意外伤害、饮食习惯和体力活动、吸烟、未婚先孕和性传播疾病、心理问题等是这个时期比较常见的健康问题。在中青年时期，主要健康问题往往与职业有害因素、健康有关的生活行为方式、心理问题（尤其是女性）等有关。在老年期，除了要关注健康有关的生活行为方式和心理问题外，老年的认知功能、用药问题乃至社会支持网络等都与改善老年人的生活质量有明显的关系。

第三节　临床预防服务的基本步骤与实施

一、收集健康信息

收集个人健康信息是临床预防服务的第一步。健康危险因素是在机体内外环境中存在的，与疾病发生（尤其是慢性病）、发展和死亡有关的诱发因素。这类因素有很多，概括起来有环境危险因素、行为危险因素、生物遗传因素和医疗服务的危险因素。

健康信息一般通过问卷调查、健康体检和筛查等获得，也可通过门诊、住院病历的查阅获得，不论通过何种途径取得，其准确性都是首先需要保证的。临床预防服务中，一般通过门诊询问获得就医者的健康信息。

在临床预防服务过程中，由于时间的限制，通过门诊询问获得就医者的健康信息有其特殊的方式和技巧。在初次与患者接触时，有必要确定危险因素询问的主要内容，以求在与患者接触后能建立患者的危险因素档案。这些问题一般包括吸烟、身体活动、日常饮食、性生活、酒精和其他毒品的使用、预防伤害、口腔卫生、精神卫生及其功能状态、疾病的既往史和家族史中的危险因素、接触职业与环境的危险史、旅游史以及接受所推荐的筛检试验、免疫和化学预防状况。

在以后与患者接触时，医生应简单复习病史记录，了解哪些危险因素在以前的应诊中已经讨论过，回顾患者在减少危险因素方面成功与失败的尝试，确定本次应诊时需注意哪些危险因素。有些病史记录封面内页有危险因素"存在问题目录"或上次应诊记录的提示，这将有助于提高复习的速度。如果患者在以前已成功地改变了一个危险因素，如停止吸烟，则在本次应诊时，医生应提供积极的强化措施，并核实该患者有无反复。然后，识别尚未询问的其他危险因素，确定本次应诊中值得注意的危险因素。

任何诊疗接触时，医生都应遵循尊重患者及医学访谈的基本原则。包括确定与患者的讨论议程、应用开放式问题和保持目光接触等。在应诊过程中转到讨论生活方式的细节时，患者常无思想准备，所以提出危险因素问题时患者可能会被突然的主题转变弄得不知所措，甚至感到被冒犯，以致不乐于配合回答问题。在询问时，医生应注意患者的情绪反应，患者的措辞、语调、语音、语速和非语言性交流可能表示他们的不自在、不耐烦或不愿意讨论某种生活方式问题。识别这些反应，并向患者提出与其共同分担是十分重要的。

二、健康危险度评估

健康危险度评估（HRA）是一种用于描述和评估个体健康危险因素所导致的某一特定疾病或因为某种特定疾病而死亡可能性的方法和工具。具体的做法是：根据所收集的个体健康信息，对个人的健康状况及未来患病或死亡的危险性用数学模型进行量化评估。这种分析过程的目的在于估计特定时间发生某种疾病的可能性，而不在于作出明确的诊断。

临床预防工作中常以某种特定疾病为基础对健康危险因素进行评价，其基本步骤如下。

1. 收集患病率资料

通过疾病监测、流行病学调查、文献检索等途径获得某疾病同性别、同年龄人群的平均患病率水平资料。

2. 收集个体危险因素资料

主要采用上述的健康危险因素搜集的信息。

3. 将危险因素转换成危险分数

当个体具有的危险因素相当于人群平均水平时，危险分数为 1.0，即个体发生某病概率相当于当地的平均水平，危险分数越高，患某病的可能性越大。

4. 计算组合危险分数

流行病学调查证明，多种危险因素对同一疾病具有联合作用。如高血压与吸烟在冠心病的发病中有近似相乘的协同作用，将无高血压病史且不吸烟的个体发生冠心病的危险度定为 1.0，无高血压病史但吸烟的个体发生冠心病的危险度为 3.3，有高血压史但不吸烟的个体发生冠心病的危险度为 5.1，而既有高血压史又吸烟的个体发生冠心病的危险度为 18.4。

5. 存在患病风险

即在某一种组合危险分数下，个体患某种疾病的可能性。存在患病风险 = 平均患病率 × 组合危险分数。

疾病危险性评价一般有两种方法：第一种是建立在单一危险因素与发病的基础上，将这些单一因素与发病率的关系以相对危险性来表示强度，得出数个相关因素的加权分数即为患病危险性；第二种是建立在多因素数理分析的基础上，采用统计学概率理论的方法得出患病危险性与危险因素之间的关系模型。前者方法简单实用，不需要大量的数据分析；后者是以数据为基础，并应用了统计学方法和模型，提高了评价的准确性。

目前，一些机构以互联网为平台，应用计算机软件技术开发了健康风险评估信息系统。一般信息系统包括健康档案资料库的建立、资料收集、资料整理和资料管理。所有管理对象资料以计算机输入，并能跨越不同的医疗机构而被共享，累积患者各方面的资料并进行健康风险评估，且能进行人群水平的分析并应用专家系统技术提高评估和干预水平。

三、个体化健康维护计划的制订

（一）个体化健康维护计划的制订原则

健康维护计划是指在明确个人健康危险因素分布的基础上，有针对性地制订将来一段时间内个体化的维护健康的方案，并以此来实施个性化的健康指导。与一般健康教育和健康促进不同，临床预防服务中的健康干预是个性化的，即根据个体的健康危险因素，由医护人员等进行个体指导，设定个体目标，并动态追踪效果。个体化健康维护计划的制订要遵循以下几个原则。

1. 健康为导向的原则

临床预防服务的核心思想是以健康为中心。因此，制订个性化的健康维护计划要充分调动个体的主观能动性，这对健康维护计划的顺利实施意义重大。

2. 个性化的原则

个体的健康状况和健康危险因素都不一样，不同个体的生活方式、经济水平、可支配时间以及兴趣爱好等都可能是不一样的。因此，健康维护计划应根据个人的实际情况而定，不能千篇一律。

3. 综合性利用的原则

健康维护计划是一套围绕"健康"制订的个性化的健康促进方案，是全方位和多层次的。从健康定义看，包括生理、心理和社会适应能力三个层面的内容；从管理项目上看，包括综合体检方案、系统保健方案、健康教育处方、运动及饮食指导等内容。因此，制订个性化的健康维护计划应从多个角度出发，运用综合性措施对健康进行全面管理。

4. 动态性原则

人的健康状况是不断变化的，生命的每个阶段所面对的健康危险因素也是不一样的，某些意外事件（如车祸、自然灾害等）也可能会突然降临。因此，健康维护计划也应该是动态的，要坚持经常对服务对象进行随访，并根据服务对象健康危险因素和健康状态的变化进行相应的调整，只有这样才能对个人健康进行有效的维护和管理。

5. 个人积极参与的原则

个性化健康维护计划改变了以往被动型的健康保健模式，增加了个人健康促进活动的主动性和参与性。无论是健康信息的收集、个性化健康维护计划的制订还是计划的最终实施，都需要服务对象的积极参与和配合。

（二）干预措施的选择

健康维护计划的制订需根据危险因素的评估结果以及"患者"的性别、年龄等信息，确定具体的干预措施，包括健康咨询、健康筛检、免疫接种、化学预防和预防性治疗等。由于危险因素与健康之间常常是多因多果关系，因此，应采取综合性的干预措施。

（三）干预实施的频率

在决定采取什么干预措施后，需要确定干预实施的频率。有些干预措施实施频率已被广泛认同，如某种免疫接种，而健康指导如劝告戒烟，并没有一个明确的频率。对于多数疾病的筛检，频率过高会增加费用，增加产生假阳性结果的可能性，筛检间隔时间太长将增加重要疾病漏诊的危险性。确定筛检频率的主要因素是筛检试验的灵敏度和疾病的进展，而不是疾病发生的危险度。危险度更多的是决定是否要做这项筛检，高危人群应得到更多特别的帮助，以保证他们能实施健康维护计划，但不需要更频繁地做筛检。

四、个体化健康维护计划的实施

1. 建立流程表

为了便于健康维护计划的实施与监督，一般要求为每名"患者"制订 1 张健康维护流程表。主要内容包括三个部分：①健康指导。②疾病筛检。③免疫接种。每一部分都留有空白的项目，以便医务人员根据患者的具体情况确定其他需要开展的项目并做记录。表的最下一栏是为上级检查做记录所用。在具体操作时，医务人员应根据患者的特征与需求增删项目，使流程表体现个体化。已建立的流程表允许医务人员在随访过程中根据"患者"的需要作适当修正。

2. 单个健康危险因素干预计划

在已建立的健康维护流程表基础上，为了有效地纠正某些高危人群的行为危险因素，还需与"患者"共同制订另外一份某项健康危险因素干预行动计划，如吸烟者的戒烟计划、肥胖者的体重控制计划等。由于不良行为及不良生活方式改变的困难性与艰巨性，纠正不良行为危险因素最好分步实施，一个成功后再纠正另一个，并从最容易纠正的开始。制订的目标不能太高，应在近期通过努力就可达到，使"患者"看到自己的进步，逐步树立纠正不良行为危险因素的自信心，从而能长期坚持，达到维护健康的效果。具体的制订方法将在其他章节介绍。

3. 提供健康教育资料

为了提高"患者"对计划执行的依从性，应给他们提供一些有针对性的健康教育资料。应强调只有"患者"自己下决心主动承担起健康责任，改变不良行为及不良生活方式，才能真正提高其健康水平和生活质量。

4. 健康维护随访

健康维护随访是指在干预计划实施后，医务人员跟踪"患者"执行计划的情况、感受和要求等，以便及时发现曾被忽视的问题。一般而言，所有"患者"在执行健康维护计划 3 个月后都需要进行定期随访，随访时间应根据具体情况确定。建议 50 岁以下健康成年人，每 2 年随访一次；50 岁以上成年人，每年随访一次。若出现某一健康问题，应根据该健康问题的管理要求来确定随访时间。

第二章

内科输血

第一节 慢性贫血的输血

慢性贫血的起病慢，机体常能逐步适应，一般症状为头晕，活动后心悸，有时有耳鸣、无力、食欲不振等。皮肤黏膜苍白是常见的客观体征。贫血是一种症状，而不是独立的疾病。积极寻找贫血的原因并进行病因治疗比输血更为重要。

一、慢性贫血的病因

慢性贫血的原因较为复杂，归纳起来主要有以下 3 点。

1. 红细胞生成减少

（1）由于造血干细胞受损或受到抑制而发生增生分化障碍或骨髓红系祖细胞受到恶性血液病或骨髓转移癌的侵袭而致红细胞生成减少。

（2）由于维生素 B_{12}、叶酸缺乏引起的代谢异常及由嘌呤、嘧啶合成异常所致的幼红细胞增殖异常，发生巨幼细胞性贫血；由于缺铁或铁代谢异常导致血红素合成障碍而引起贫血。

2. 红细胞破坏过多

由于红细胞膜异常、酶异常、血红蛋白异常以及红细胞周围环境异常（如抗红细胞抗体和血管异常等）引起红细胞破坏过多，超过骨髓代偿增生所能补偿的能力时发生的贫血。

3. 慢性失血

由于慢性失血，长期丢失血红蛋白，以致造血物质缺乏，特别是铁的丢失，如消化道溃疡慢性失血、痔出血、月经过多等。

二、慢性贫血的临床表现

由于贫血发展慢，机体可能适应，而且红细胞内 2，3-二磷酸甘油酸（2，3-DPG）浓度增高，使血红蛋白与氧的亲和力减低，易于解离，增加了氧的释放，所以有时贫血较严重也可以不出现症状，但检查时可见脸色苍黄或苍白，眼睑结膜苍白，有的患者可出现头晕、乏力、食欲缺乏、活动后心悸、气短等，严重时可出现恶心、呕吐、晕厥等。

慢性贫血的特点如下。

（1）常伴有与病因相关的症状或体征。如缺铁时，可能有因上皮细胞含铁酶的障碍而出现的反甲、舌炎、食管炎症状；慢性溶血患者常伴黄疸、肝脾大；维生素 B_{12} 缺乏常伴有神经症状；造血干细胞增殖低下者常由于白细胞及血小板的减少而引起感染及出血症状。

（2）慢性贫血患者除并发急性失血或急性溶血时，一般不须紧急处理，有较充足的时间进行病因诊断，而且只有针对不同病因进行治疗才能有较好的效果。

（3）慢性贫血患者大多数不需输血，必要输血时，由于不存在血容量不足的问题，故只需输浓缩红细胞即可。

（4）某些慢性贫血尚无特殊治疗方法，需靠定期输血维持生命活动者，常会引起体内含铁血黄素的沉着，导致血色病。

（5）贫血的评估有三方面：①血红蛋白及血细胞比容。②患者的症状。③脏器功能。无疑第一点是最客观的，但不是决定输血的最好指标。后两点虽然较不客观，而且受贫血发病的速度和机体某些异常（如发热及心肺疾病）以及患者基础疾病的影响，但这两点对判断输血与否却比前者更有价值。所以慢性贫血患者的输血指征必须进行综合评估后决定。

（6）慢性贫血患者的许多症状为非特异性，如有研究显示，美国缺铁性贫血的妇女血红蛋白在 80～120 g/L 时易激动，易发生心悸、气短、头晕、疲乏及头痛症状，用铁剂治疗及安慰剂治疗后进行对照，发现这些症状与缺铁性贫血无明显关系。这些症状的出现与其说与贫血有关，不如说是"神经性"者更确切。所以综合评估慢性贫血患者的症状以确定输血与否时要注意准确判断。

（7）慢性贫血患者生理代偿表现：①氧解离曲线右移，红细胞携带的氧易在组织中释放。②心脏代偿。③呼吸代偿。慢性贫血时红细胞 2，3-DPG 增高，这是红细胞葡萄糖代谢的媒体，它的作用是降低氧合血红蛋白的亲和力。由于 2，3-DPG 增高，故血红蛋白在经过组织时，就释放较多的氧，从而代偿血红蛋白降低后组织供氧的减少；慢性贫血时心搏出量增加亦是一种对缺氧的主要代偿，但心脏代偿作用要到血红蛋白降到正常人的 1/2 时才明显。假如血红蛋白在 70 g/L 以上而出现心力衰竭征象，则几乎都伴有心脏本身的疾病，多数为冠心病或高血压性心脏病。当血红蛋白 <50 g/L 时，冠状动脉血流可能相对不足，因而心室功能下降，这可能引起心力衰竭。因此，严重贫血者要注意观察有无心绞痛、胸闷、气喘、水肿、心率加快、颈静脉充盈或怒张、静脉压增高、肝颈静脉反流征阳性、肺底啰音等，及时判断输血与否，且输血时速度要慢，并在输血过程中观察上述症状体征。文献报道，血细胞比容 <0.20 的患者进行手术时，心脏病发作（心脏猝死、心肌梗死、不稳定心绞痛、缺血性肺水肿）明显增多。因此，严重贫血患者需要进行手术时，应将贫血纠正至一定程度再进行。慢性贫血患者呼吸功能代偿与心脏代偿平行，通过呼吸率及深度增加以增加每分钟肺活量。任何限制肺功能的因素，特别是那些减低最大通气和减低肺泡和毛细血管间气体弥散的疾患，均将影响贫血患者肺功能的代偿。根据患者是否静息时也感气促、胸闷及呼吸率是否过快等，可评估肺功能的代偿，其中动脉血氧测定及呼吸量的测定更为准确。在判定有肺功能代偿不全时，要及时排除影响因素，必要时也应适当输血，同样要十分注意输血的速率。慢性贫血患者输血的目的乃是使代偿的需要减低到可以耐受的程度，而不是解除代偿的需要。能达到此目的的最低输血量乃是最适当的输血量。

三、输血的指征

（1）血红蛋白 <40 g/L，伴有明显症状者。

（2）某些暂时尚无特殊治疗方法的遗传性血液病患者，在其生长发育期，应给予输血，纠正贫血到一定程度，以保证正常的生长发育。

（3）贫血严重，而又因其他疾病需要手术者或待产孕妇。

（4）一般均应输浓缩红细胞。

（5）有条件者可输年轻红细胞。

四、输血的方法

1. 制订输血方案

如果判定患者需要长期输血时，前几个月应用来作为临床试验的时间。应仔细和经常评估患者的需要是否已经达到。足以减轻慢性贫血患者严重不适的血红蛋白和血细胞比容的水平常可在 3 个月内找出，并可估计出维持此水平所需的最低输血量。然后最好制订一个计划，按一定时间输血，不要等到血红蛋白或血细胞比容明显降低或症状明显加重后再输血。因为在后一种情况，往往要多输几次血才可恢复到所要求的水平。

2. 输血量和间隔时间的确定

慢性输血的疗效决定于两个因素，即输血量和输血间隔时间。一般来说，慢性骨髓造血功能障碍的患者，每2周输红细胞2 U。造血物质缺乏的患者需要输血时，往往输一次红细胞即可。

3. 输血效果判断

如果输血需要量超过每2周2 U红细胞时，提示可能有一个以上的原因引起无效输血。由于慢性贫血的血容量相对稳定，故血细胞比容可反映其红细胞量。在没有明显活动性出血或免疫性溶血的患者，一般于输血后15分钟检测的血红蛋白水平和24小时后检测的一样。因此，输血后测定血红蛋白或血细胞比容可很快评估出输血的效果。如果效果不佳，则要找出其他原因，如是否存在症状尚不明显的隐性同种免疫性溶血，是否存在胃肠道或其他部位的隐性出血，是否有脾功能亢进，是否同时伴发溶血。

4. 病因不同，输血时应注意其不同要求

纯粹以血红蛋白水平来确定输血不一定完全正确，应根据病因、临床症状和有无并发其他疾病来决定。

5. 长期输血者，不宜用维生素C

因维生素C虽可增加尿铁的排泄，但也可增加胃肠道对铁的吸收。如血浆铁明显增高，应加用去铁胺，防止含铁血黄素沉着症或血色病的发生。

6. 注意治疗原发病

如果慢性贫血是由原发病引起的，要注意治疗原发病。

7. 心肺功能不全者或老年人，需注意输血速度

一般以1 mL／（kg·h）为宜，并在输血过程中严密观察，及早发现心力衰竭的征兆。输血时如已有心功能不全征象，可同时加用利尿剂。

第二节　急性贫血的输血

贫血是指循环血液的单位容积内血红蛋白、红细胞计数和（或）血细胞比容低于正常的病理状态，它可发生于许多疾病。贫血使血液携氧能力降低，其直接后果便是组织缺氧，从而导致脏器功能障碍，甚至造成死亡。贫血的临床表现与贫血发生的快慢密切相关，急性贫血由于发生快，症状较为明显，常需紧急输血；慢性贫血起病缓慢，机体已适应低氧状态，症状常不明显，无输血指征时不必马上输血。

一、急性贫血的病因

急性贫血的原因是红细胞突然大量丢失或破坏，骨髓不能及时补充循环血液中的红细胞容量。此外，骨髓造血功能突然严重受损甚至停滞，也可引起急性贫血。

（一）急性失血

外科创伤出血最为常见。其次就是内科疾病伴发的大出血，如消化道出血、出血性疾病的出血、咯血等。

（二）急性溶血

主要见于溶血性疾病（如阵发性睡眠性血红蛋白尿症、自身免疫性溶血性贫血、血红蛋白病等）以及外因（如蛇毒、血型不合的输血、化学毒物等）引起的急性溶血。红细胞大量在血管内破坏，血红蛋白从红细胞内溢出，丧失其携氧的功能。

（三）急性骨髓造血功能障碍

主要见于急性再生障碍性贫血、急性造血功能停滞、急性纯红细胞再生障碍性贫血及急性放射病等，骨髓造血干细胞受损或增生障碍，不能生成红细胞。

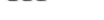

二、临床表现

（一）急性贫血的临床表现

由于红细胞突然大量减少，引起组织缺氧，需氧量较高的脑、心脏、肌肉组织最先有反应，出现头晕、疲乏无力、心率加快，严重者可出现精神萎靡或烦躁不安、意识淡漠、反应迟钝，甚至意识不清。

（二）急性贫血的特点

（1）贫血原因不同，表现也有差异。急性失血较多时伴有血容量的减少，常出现心悸、出汗、口渴，甚至血压下降，收缩压在 10.7 kPa 以下时呈休克状态，出现皮肤湿冷、苍白或紫灰花斑，少尿或无尿。失血初期由于血液尚未被从组织间隙进入血管的组织液稀释，检测血红蛋白或红细胞不能正确反映红细胞丢失程度，处理时应当注意。急性溶血常伴发热、腰痛、腹痛、皮肤黏膜黄染、尿色深或出现血红蛋白尿及酱油色尿，严重时可因胆红素脑病而出现精神神经症状，甚至昏迷。造血功能障碍者常伴有白细胞和（或）血小板的减少，出现感染及皮肤黏膜出血等症状。

（2）贫血原因不同，处理也不一样。急性失血者要及时补足血容量，急性溶血者要积极防治溶血引起的并发症，造血功能障碍者要防治白细胞减少及血小板减少引起的并发症。

（3）急性贫血常需紧急输血，由于病因不同，故输血的要求有所不同。急性失血者要求快速输血，可输红细胞，也可输全血；溶血者最好输红细胞，且对红细胞制品根据病因进行选择。

三、输血的方法

急性贫血的输血由于病因不同，其原则和抢救措施亦不相同。

（一）急性失血的输血

急性失血时伴有血容量的减少，脏器血流灌注减少，组织缺氧，常导致细胞功能障碍及脏器损伤。收缩压降至 10.7 kPa 以下时，肾排泄代谢产物的功能显著下降，甚至引起少尿或无尿而发生尿毒症，如不及时纠正，将严重威胁生命；脑细胞严重缺氧可引起细胞水肿甚至坏死而危及生命；心肌严重缺氧可导致心肌受损产生心力衰竭，对原有冠状血管供血不足者，将会严重加剧病情，引起严重后果。因此，急性失血的输血要首先考虑补足血容量，保证组织灌流，其次考虑补充红细胞以纠正贫血。

1. 输血原则

（1）积极消除失血原因，及时止血。

（2）补充血容量。

（3）根据病情需要决定是否输血。

（4）根据失血量及贫血严重程度决定输血量和输血速度。

（5）优先考虑输红细胞。

2. 输血的方法

（1）补充血容量：轻度失血（失血量 500 mL）只需补液即可；中度失血（800～1 000 mL）者及时补液，然后视出血情况再考虑输血，如出血已止，可以不输血；重度失血（＞1 500 mL）者，应积极进行抢救，给予足量补液，并采取措施（包括手术）进行止血。常用的补液方法有：①晶体液输注，常用平衡盐液，其电解质成分近似血浆，不仅可有效补充血容量，也可补充血管外间隙的细胞外液丢失，保证有效的组织灌流，维持血液循环的稳定。由于晶体液的稀释作用，可以降低血液黏度，使血红蛋白氧解离曲线右移，因氧释放系统有巨大的储备，只要灌注改善，即使贫血存在，其供生命器官的氧释放亦可充分恢复。由于晶体液能快速分布到血管外，所以输液量常须达到失血量的 3～4 倍。②胶体液输注，可选用中分子右旋糖酐（Dex 70）。Dex 70 渗透压相当于 1.7% 清蛋白溶液，扩容效能为输入量的 2 倍。临床上多用生理盐水将其制成 6% 的溶液。输后 8 小时循环中尚能保持 50% 的输注量，可维持血容量达 12 小时。轻度失血或中度失血，仅输 500～1 000 mL 的 Dex 70，就能收到良好的扩容、提高血压的效应而免于输血。用本晶体液输注不宜超过 1 500 mL/d，以免加重出血，因其对血小板功能有影响。

严重出血时常与其他晶体液（平衡盐液）或血液及血浆搭配使用。

（2）纠正贫血：失血后正常骨髓反应性增生，加快红系祖细胞的增生、分化、成熟和释放，所以失血量＜1 000 mL时，如应用晶体液及胶体液后，血压能维持正常稳定，保证组织灌流，则可以不用输血去纠正贫血。但失血量大时，由于红细胞丢失过多，使血液携氧功能显著下降，将影响组织代谢，故需适量输血。输血可采用：①输全血，在成分输血已广泛使用的今天，大量失血是少数尚允许输全血的病种。它可补充丢失的红细胞和血浆以及稳定的凝血因子。一般均在输晶体液和胶体液后进行。它与晶体液及胶体液的比例一般为1：1。输全血量较大时，应输部分新鲜冰冻血浆和浓缩血小板及某些凝血因子浓缩剂。②输浓缩红细胞是目前趋势，在失血性贫血中，多主张在输晶体液及胶体液后输浓缩红细胞，以避免输贮存全血时的代谢并发症。因为全血在贮存过程中会发生生化和代谢改变，所以含有细胞碎屑、枸橼酸盐以及钠、钾、氨离子等，此种血大量输入体内会产生并发症。而浓缩红细胞中上述物质含量仅为全血的1/30～1/2。此外，输注全血易使受血者产生抗体，影响再次输血。一旦产生抗体后，再输含相同人类白细胞抗原（HLA）的全血就会发生输血反应。如果为了补充血小板，则全血的血小板亦太少，无济于事。因此，近年来全血的使用已大为减少。浓缩红细胞可以用生理盐水稀释，以解决浓缩红细胞输注速度过慢的问题。

3. 输血的注意事项

失血性贫血输血须注意：①大量输血（指24小时内输血量接近或超过自身全血量）时，如用的是贮存全血或浓缩红细胞，将会出现血小板和凝血因子的不足，需要适量使用浓缩血小板及新鲜冷冻血浆。②抢救过程中，要检测血压、脉搏、尿量及血细胞比容，有条件者应监测中心静脉压、肺动脉楔压、心排血量等，据此调整输液、输血量及输注速度，避免输液、输血量不足，不能维持正常组织灌流，也避免输液、输血量过多，引起肺水肿、心力衰竭等。③原有心肺疾病者，更要注意输液、输血量及输注速度。④失血量较大而单用晶体液及胶体液补充血容量时，需注意血液过度稀释的问题。因为血红蛋白＜50 g/L，血细胞比容＜0.20时，不仅会影响出血部位的愈合，而且易发生感染。⑤抢救过程中不要忘记积极寻找对策止血。⑥注意大量输血时可能引起的并发症，如枸橼酸盐中毒、血钾改变、酸碱平衡失调、低温、免疫性溶血以及防止输血传播疾病的发生。

（二）急性溶血的输血

急性溶血时产生大量红细胞碎片，并有血红蛋白溢出，血浆中的血红蛋白除与结合珠蛋白结合外，尚有多量的游离血红蛋白经肾排出。严重溶血可引起重要脏器的功能障碍。例如，心肌缺氧诱发心绞痛、心力衰竭；脑缺氧产生精神神经症状；肾缺氧引起肾小管坏死及上皮细胞脱落，加上经肾排出的游离血红蛋白在肾小管内的酸性条件下结晶析出以及胆红素对肾小管的损伤，造成急性肾功能衰竭。急性溶血时，大量的红细胞碎片及基质对单核—吞噬细胞系统有阻滞作用，可促使休克的发生，过高的胆红素尚可引起胆红素脑病。因此，急性溶血时的处理不同于急性失血性贫血，它不存在血容量减少的问题，加上许多溶血性疾病发生溶血的机制与抗原抗体反应及补体有关，输血需特别慎重，否则还可能加重溶血。但急性溶血引起的重度贫血如不及时纠正又往往会造成死亡，实践证明此类患者如及时输血可以大大降低病死率。

1. 输血原则

（1）及时阻断溶血的原因或诱因，注意电解质平衡。

（2）严重贫血，特别是引起心、肾、脑功能障碍时，应及时输血。

（3）必须输血时，选择浓缩红细胞，并根据病因不同而严格配血。

2. 输血的方法

（1）终止溶血：视不同病因而异。例如药物性所致者不再使用此类药物，输血所致者应立即终止输血，与抗原抗体反应有关者多采用肾上腺皮质激素或免疫抑制剂。近年来，自身抗体介导的顽固的免疫性溶血性贫血多采用血浆置换术。

（2）防治休克及急性肾功能衰竭：有休克表现者，可适量输注中分子右旋糖酐。给予适量5%碳酸氢钠滴注，以碱化尿液。遇有肾功能衰竭表现时，尚需补充晶体液，并给予利尿剂，保证有足够尿量，同时注意监测并治疗高钾血症、酸中毒。

（3）纠正贫血：由于不少溶血性疾病输血不当时反而加重溶血程度，故对溶血性疾病尽可能不输血。但急性溶血引起严重贫血时，仍应紧急输血以挽救生命。输血量无须过大，目前强调输浓缩红细胞，一般输浓缩红细胞 2 U 即可。对于血液成分的选择，则视原发病而定。如能积极治疗原发病，及时终止溶血以及防止休克和急性肾功能衰竭，往往一次输血即可缓解。约有 10% 的病例溶血继续存在，输血后未见明显改善者，可考虑第二次输血。近些年提倡输注年轻红细胞，效果更佳。

3. 输血的注意事项

急性溶血性贫血输血时须注意：①溶血性疾病的急性溶血多数有抗原抗体反应及补体参与。由于患者体内有可能存在自身抗体或同种抗体，所以要严格配血。②要结合原发病慎重选择适合的血液制品。③严格掌握输血适应证：可输可不输者不输，即使要输血，也以少量为宜，开始输注应慢速滴注，观察 10~15 分钟无不良反应后再加快速度。

第三节　红细胞疾病的输血

贫血是红细胞疾病（除真性红细胞增多症及继发性红细胞增多症外）患者共同的临床表现。大多数红细胞疾病患者的贫血是缓慢发生的，血容量保持相对稳定，如有输血指征，应以输红细胞为主。贫血的治疗方法和疗效因病因不同而有显著差异，因此对输血的需求也大不相同。①红细胞生成障碍的贫血中，因骨髓造血功能障碍所致者（包括溶血性贫血并发的再生障碍危象），在治疗未获缓解前，常需反复输血以维持生命；因造血物质缺乏所致者，如缺铁性贫血、叶酸缺乏或维生素 B_{12} 缺乏引起的巨幼细胞性贫血等，主要治疗措施是补充造血物质，无适应证时无须输血。输血适应证为休息时有明显贫血症状，血红蛋白（Hb）< 40 g/L 或血红蛋白 < 60 g/L 伴有下述情况之一者：冠心病、高血压心脏病、贫血性心脏病伴心功能不全、待产孕妇和因外科情况需要手术者。②红细胞破坏过多所致的贫血（溶血性贫血）多数需要输血，少数呈慢性经过而又有有效治疗方法者亦无须输血。例如，遗传性球形红细胞增多症等，脾切除可有显著疗效，输血仅作为手术前准备措施及溶血危象发作时应用。

一、再生障碍性贫血（再障）的输血

因贫血严重（Hb < 40 g/L）须输血者，一次输注 2 U。需较长期输注维持生命者，每 2 周一次，可用年轻红细胞。应尽量延长输血的间隔时间，如输血间隔延长超过 1 个月以上尚能耐受时，常可不再输血，即所谓"过输血关"。多输血并无好处，一是会抑制造血，二是可引起含铁血黄素沉着及输血传播疾病。

若同时有明显出血，血小板 < 20×10^9/L 者，可输浓缩血小板。

因感染发热用抗生素无效或感染严重者，可输免疫球蛋白 2.5 g/d，隔日一次。若白细胞 < 1.0×10^9/L 或中性粒细胞 < 0.5×10^9/L，在用抗生素的同时，应选用粒细胞集落刺激因子（G-CSF）3~5 μg/（kg·d）。若用抗生素 72~96 小时后感染仍得不到控制，而中性粒细胞继续下降，特别是中性粒细胞 < 0.2×10^{10}，感染将危及生命者，可输浓缩白（粒）细胞，但必须足量，一般输注粒细胞总数为（1.0~3.0）× 10^{10}，连续用 4~7 天，并与强有力的广谱抗生素合用。必要时，可考虑每天输 2 次。有学者研究粒细胞减少者在发热时立即用粒细胞输注，其存活率为 52%，与对照组无显著差异，而另一些学者则在用抗生素 72 小时无效时再用粒细胞输注，其存活率为 58%，比对照组的 15% 显著增高，表明严重感染时粒细胞输注有明显效果。

多次输血后引起 HLA 抗体的产生，从而引起输血反应而使输血难以进行。遇到这种情况，而又必须输血时，可用白细胞过滤器进行红细胞输注。如果此类患者需输血小板，而输任意供体的血小板已产生同种免疫而使输血小板无效时，则可选用家庭成员中 HLA 相合的血小板。

长期输血后易致脏器含铁血黄素沉着，影响脏器功能，甚至发生血色病。因此，当输血次数较多（例如输 10 次以上）时，应适当给予去铁胺注射，以增加铁的排泄。

二、6-磷酸葡萄糖脱氢酶（G-6-PD）缺乏症的输血

溶血严重者应迅速给予输血。输血是治疗重症病例的一个主要措施，输血能显著降低病死率。

病情危急，出现脑部缺氧或脑细胞水肿症状，如昏迷、抽搐、两眼同向性偏斜、瞳孔散大者，不必等待血红蛋白检查结果，应立即配血，给予快速推注血液以抢救生命。

贫血症状严重，血红蛋白 <40 g/L 或住院后仍有显著血红蛋白尿者可考虑输血，一次 2 U 红细胞即可。如果病情十分危急，也可输贮存全血。少数患者一次输血后，由于溶血尚未终止，症状未见明显改善或仍有明显血红蛋白尿，可考虑第二次输血。输血量按全血计为 5~15 mL/kg（成人 150~300 mL，小儿 80~150 mL），也可用至 10~20 mL/kg。

亲属的血很可能也是 G-6-PD 缺乏的，输入后有可能出现再次溶血，因此尽量不输亲属的血。最好是对献血者进行快速筛查，选用非 G-6-PD 缺乏者作为血源。

对轻、中型病例可不用输血，但应及时注意水、电解质的平衡及纠正酸中毒，及时补充晶体液及应用碳酸氢钠碱化尿液，保证足够的尿量。

三、珠蛋白生成障碍性贫血（地中海贫血）的输血

（一）输血的指征

（1）轻中度贫血者可不输血，只在感染或妊娠引起贫血明显加重时或需要进行手术时给予输血。

（2）重症珠蛋白生成障碍性贫血常从幼年开始发病，严重影响生长发育及智力发展，导致脾大以及脾功能亢进，心肌肥大，也因无效性造血促使胃肠道对铁吸收过多而发生继发性血色病，故一旦确诊，宜尽早输血。

（二）输血的方法

（1）因需长期输血，常易致铁过多，故应尽量使输入的红细胞寿命维持较长时间；同时为了减少患者输血反应，宜尽量减少白细胞及血小板的输入。常输入的红细胞有：①年轻红细胞，输入人体后存活时间长，携氧能力比一般红细胞增强，是珠蛋白生成障碍性贫血患者最为理想的血制品。缺点是价格昂贵。②少白细胞的红细胞，能明显减少 HLA 抗原的输入，从而减少非溶血性发热反应的发生。③洗涤红细胞，减少了 HLA 抗原的输入。④洗涤后的冷冻红细胞，因红细胞经过洗涤和冷冻后，已极少含白细胞、血小板和血浆，这是珠蛋白生成障碍性贫血较理想的血液制品。因为约有半数的长期输血者可能有抗红细胞抗体，比较难找到相容的血液输注，采取冷藏措施（即从献血者中分离红细胞，在中心地区冷藏）后，可预选供者及预先交叉配血，从而有多种血液可供选择，故容易找到相容的血液供患者使用，缺点是价格昂贵。

（2）输血的目的之一是减轻贫血的症状并维持生命，为达到目的，一般定期输给中等量的红细胞，使血红蛋白保持在 60~70 g/L 的水平即可，但患者仍处于贫血状态，不但生命质量差，而且贫血的各种病理改变得不到明显纠正，影响生长发育。随着岁月的推移，患者年龄虽然增长，但发育障碍，健康不佳，且由于反复长期输血导致血色病而夭折。因此，这种中量输血方法虽为大多数人采用，但绝不是理想的方法。现在趋向于用高量输血的方法。一旦确诊后尽早开始输血，且短期内反复输血，使血红蛋白上升到正常水平（100 g/L 以上或血细胞比容在 0.27 以上），之后定期输血，维持在此水平上。其目的不是单纯为了减轻贫血症状和维持生命，而是使供氧恢复正常，组织氧合作用改善，同时，血液中血浆铁转运率提高，使胃肠道吸收铁增高，血红蛋白升高到正常后，可降低血浆铁转运率，并使胃肠道对铁的吸收恢复正常水平，不但保证正常生长发育，减轻骨髓及脏器的病理生理改变，而且减少血色病的发生。近年来更有人主张用超高量输血，使血红蛋白升至 130 g/L 以上及血细胞比容 >0.35，认为对纠正病理改变更有效。如从婴儿期开始使用，还可避免出现典型的珠蛋白生成障碍贫血的面容和病理生理改变，保证患者的生命质量。具体输注方法是每 2 周输冷冻红细胞一次，为了保持血红蛋白在正常水平，输入量为 10~20 mL/kg，随生长发育再增加 1~2 U。滴注速度为 1~2 mL/min。若用年轻红细胞，

则输血的间隔可延长到 1 ~ 1.5 个月，用血量仅在开始时较大，经过 1 ~ 4 个月后，输血量就可减少。由于脾功能亢进呈渐进性进展，输血也会进行性增加，并导致铁负荷增加。因此，脾功能亢进明显时，及时进行脾切除不但可使全血细胞上升，输血量减少，输血时间延长，而且也可减轻铁负荷。有研究者主张，当输血需要量每年达到 200 ~ 250 mL/kg 甚至以上时，就应该进行脾切除。

（三）输血的注意事项

（1）输血前最好进行完整的红细胞血型系统检测，尽可能应用多种亚型相配的血，避免长期输血产生同种抗体，影响到以后的输血。

（2）由于长期多次输血，故很容易发生经血传播的疾病，如病毒性肝炎、艾滋病等。

（3）长期输血会引起铁负荷增加，一般统计，输血 100 次以上时有可能引起血色病，因此不能给患者使用铁制剂，也不宜进食含铁量高的食物，因为肠道中铁浓度过高时，较多的铁能弥散入肠黏膜细胞，增加铁的吸收。宜多喝茶，定期检查血清铁，如明显增高（ > 200 μg/L）伴有皮肤色素改变、肝功能改变、糖尿病及心脏功能不全时，宜用去铁胺 10 mg/（kg·d）肌内注射，此剂量可使机体每日排出铁 10 ~ 20 mg。

四、自身免疫性溶血性贫血（AIHA）的输血

（一）输血的指征

（1）轻、中度溶血不必输血。较严重溶血时，应每 2 ~ 4 小时进行检测，观察溶血及血红蛋白或血细胞比容下降情况，如果病情稳定，可不必输血，因为患者对溶血较易耐受，甚至老年人亦然。只要严格卧床休息，限制活动即可。此外，患者对治疗反应及自然恢复均可较快，约 50% 的患者用足量肾上腺皮质激素后可在 1 周内取得效果。

（2）严重溶血时，血细胞比容可降至 0.15 以下。当血细胞比容降至 0.12 以下或血红蛋白降至 40 g/L 以下时，会出现神经精神症状以及严重疲乏、食欲不振、恶心、呕吐或心悸气急，甚至昏迷。此时必须紧急输血，同时给予吸氧。

（3）发生溶血危象，出现休克时，应及时用晶体液或胶体液纠正休克，紧急配血，及时给予输血。输入的红细胞的寿命可能与患者本身的红细胞一样缩短，但输血仍可有暂时挽救生命的作用；出现严重血小板和（或）粒细胞减少时，可按再障贫血处理。

（二）输血的方法

（1）选择好献血者。认真配血，选择 ABO 相合的红细胞输注。如果估计需要重复输血者，则要注意同种抗体的产生。所以最好一开始就做红细胞基因表型的检测，因为输过血的患者再做基因表型的确定是很困难的，甚至是不可能的。如果已知 Rh 表型就可选用同型的血，避免同种抗体引起溶血，又如假定 JKᵃ 阳性，则输入 JKᵃ 阳性或阴性的血均不会产生抗 JKᵃ 同种抗体，如果 Kell 阴性，则用 Kell 阴性的血才可避免抗 Kell 抗体的产生。如果自身抗体有 Rh 等相关抗原特异性，则应选择缺乏此类抗原的红细胞输注；如检测出同种抗体，则选择与此抗体相容的红细胞输注。

（2）由于自身抗体可能在试管中与所有供体的红细胞起强反应，以至于无法获得相配的血。在交叉配血不完全相合时，应多配几个 ABO 血型相同的血，不得已时可以采用患者血清与供体红细胞反应最弱的红细胞输注。

（3）如因自身抗体存在，影响到 ABO 血型的判断，在紧急情况下，可输 O 型红细胞。

（4）自身血输注。有研究者报道，某些 AIHA 患者，自身血输注有实际意义。有些 AIHA 患者尽管直接抗球蛋白试验阳性但可无溶血性贫血，试管中红细胞破坏只占 2% ~ 14%，而治疗后恢复的患者则红细胞在试管中可不破坏，故可将治疗恢复的 AIHA 患者的红细胞冷冻保存，等到以后复发时，将之输回，可不必担心同种抗体引起的溶血，也可在患者需要手术的时候给予回输，可保证不在手术中发生同种抗体引起的溶血反应。

（5）输注洗涤红细胞或少白细胞的红细胞。有研究者报道，冷抗体型 AIHA 输洗涤红细胞后可使血

清中补体降低，并认为这是输注后红细胞存活时间延长的原因。但另一些研究者认为资料太少，不足为凭。不过，他们承认应用洗涤或少白细胞的红细胞以避免红细胞以外的抗体引起的反应是合理的。因为在严重的 AIHA 中，发热的原因较难确定，如有发热，则可导致不必要的延迟或停止输血。

（6）冷抗体型 AIHA 应用温血问题观点尚不一致，有研究者认为准确配型的血可以不用加温进行慢速输注。另一些研究者则认为必须用加温血。还有研究者认为除加温血外，更重要的是置患者于温室中。再有一种看法是，如果将血液加温至体温水平并置患者于温室中则不太可能发生溶血。至今为止，这个问题尚未进行深入的研究。但应强调指出，如果要加温，则一定要处理得当，随意加温是十分危险的。血的加温不应当超过 38 ℃，否则输入后在体内会很快被破坏，甚至引起患者死亡。

（7）血浆置换 AIHA。患者的抗体滴度较高时，先用血浆置换后再用激素效果较好，不但症状减轻得快，而且激素用量也可以减少。特别是对于治疗效果不佳的患者，血浆置换后再用激素可以取得良好效果。

（三）输血的注意事项

1. 输血的危险性

从血清学的角度来说，患者的自身抗体对自己的红细胞和多数正常红细胞都能起反应。输血可能使溶血加速，使黄疸和贫血加重，甚至引起急性肾功能衰竭或弥散性血管内凝血（DIC）造成死亡，特别是大量输血时更危险，因此尽量不输血。必须输血时一定要按前述严格配血。输血速度要慢，严密观察，以少量多次为宜，一般一次只能输 100 mL 红细胞，必要时可一天输 2 次，但没有必要使血红蛋白升至 80 g/L 的水平，只要能达到防止低血氧即可。这样，输血既达到了缓解严重贫血症状的目的，又可避免过多输红细胞而可能出现的溶血加重。此外，某些 AIHA 患者的自身抗体有明显的"相关特异性"，即其抗体与含 Rh 抗原的红细胞反应性最强。而汉族人中 Rh 阳性者占大多数，因此输血后引起溶血加重的可能性很大。再者，AIHA 患者过去如输过血，则有可能有同种抗体存在，这种抗体在自身抗体存在的情况下很难查出，输血后往往引起溶血加重。所以必须在输血前用特殊方法检测同种抗体。如有同种抗体存在，则要选择与同种抗体相容的血液输注。

2. 注意血型的鉴定以及血型抗原、抗体的检测

（1）AIHA 患者的 ABO 血型检测通常无问题，用普通检测方法即可，但仍需用 6% 小牛人血清蛋白盐水溶液作阴性对照。此对照若为阳性，则提示或者是未分散的自身凝集，或者是严重致敏的细胞在白蛋白中的自动凝集，因而 ABO 配型不准确，这时，将患者的细胞用加温至 45 ℃盐水洗涤 5～10 分钟，可使对照呈阴性，从而使 ABO 配型可靠。此外，用 ZZAP 试剂（主要成分是二巯基苏糖醇和半胱氨酸激活的木瓜酶）预先处理患者的红细胞后也可得到可靠的 ABO 血型鉴定。二磷酸氯喹处理红细胞也可取得同样的效果。对于在室温中起反应的冷凝集素的患者，需要在 37～45 ℃中洗涤红细胞。对于防止自体凝集，也可以在 ABO 血型鉴定前用 0.01mol 的二硫苏糖醇（DTT）在 37 ℃中处理红细胞 30 分钟。

（2）当出现自动凝集时，用盐水或化学改良血清去鉴定 Rh 血型常有困难，故最好用"玻片及快速试管"配型血清去测定用 ZZAP 处理过的红细胞的方法去鉴定 Rh 血型。

（3）检测其他抗原：当抗球蛋白试验直接强阳性时，抗原的检测常遇到麻烦，需要采用一些特殊方法：①将红细胞在 45 ℃加热 5～30 分钟或 50 ℃中 3～10 分钟，足以解离附在红细胞上的抗体，从而使红细胞能被强的反应血清鉴定。有时细胞甚至需要在 51～56 ℃中加热 3～5 分钟，其缺点是常引起溶血，同时红细胞抗原性减弱。②ZZAP 处理红细胞可使直接抗球蛋白试验减弱甚至消失，但它使许多红细胞抗原变性，所以只限定用于 ABO、Rhhr 及 Kidd 系统的鉴定。③二磷酸氯喹的酸溶液能解离附着的 IgG，又不引起红细胞抗原变性，其缺点是不能使每例抗球蛋白试验转阴，而且需要长达 2 小时的孵育时间，有时引起显著溶血。④当上述方法均不能使直接抗球蛋白试验减弱至足以进行抗原鉴定时，可采用血清及抗血清吸收法。方法是将等量抗血清和洗涤过的红细胞在 37 ℃中共同孵育 1 小时，用杂合子和纯合子的红细胞以及缺乏相应抗原的红细胞做试验。比较上层吸收血清和同样的患者的红细胞和抗血清的混合液的活性。最好测定出抗相应抗原的红细胞的吸收血清的滴度，用对照红细胞进行的吸收血清

的滴度积分可和用患者红细胞进行的吸收血清的滴度进行比较，从而鉴定抗原。

（4）刚刚输过血的患者的血型鉴定：主要是根据年轻和年老的红细胞比重不同而将患者的红细胞分出网织红细胞（即患者的细胞）和较老的细胞（即输入的细胞），然后将网织红细胞进行配型鉴定。此方法常可在输血后 48～72 小时鉴定出患者的红细胞血型。在 AIHA 患者分离出的网织红细胞可用 ZZAP 或二磷酸氯喹做预处理。

（5）检测同种抗体：当患者曾输过血或有过妊娠经历，就可能产生同种抗体，它能引起溶血性输血反应。温型自身抗体常与所有正常红细胞起反应，因此使检测同种抗体发生困难。此时，有一种肯定的检测同种抗体的方法，即用不能吸收同种抗体的红细胞从患者血清中吸收自身抗体的方法。由于同种抗体不吸附在患者自身的红细胞上，所以吸收自身抗体后的患者血清就用来测定同种抗体。美国血库协会输血服务和血库标准中指出："假如患者在 3 个月前用过全血和含红细胞的血制品或前 3 个月内曾妊娠过或者病史不清者，必须在计划输血前 3 天内采集患者血样本。"由于大多数自身抗体会被患者红细胞吸附，所以在温型抗体的 AIHA 中，间接抗球蛋白试验的阳性要比直接抗球蛋白试验的阳性弱，所以，如果间接抗球蛋白试验比直接抗球蛋白试验显著增强，则提示有同种抗体的高度怀疑。如果直接抗球蛋白试验（＋＋＋＋）或者其与间接抗球蛋白试验一样或更强，则有无同种抗体存在不能肯定，假如血清抗体的过筛试验显示有在 37 ℃起反应的抗体，血清就需进行红细胞基因表型的检测，正如像任何血库确定同种抗体特异性常做的那样。

（6）含冷性抗体的 AIHA 患者在交叉配血时，可在 37 ℃条件下用生理盐水作介质，不必用清蛋白。许多学者均认为，在 37 ℃不反应的同种抗体罕见临床溶血表现，他们在 20 年中用了数百万单位的血也未出现过此类输血后溶血，所以可以忽略。但配血一定要在严格的 37 ℃环境下进行，样本要先用 37 ℃温浴，生理盐水也要用 40 ℃温浴者（因放入试管时会降几度），离心过程也要保持在 37 ℃中进行。如果没有此类加热离心的设备，则可用 45 ℃预温离心杯及用 45 ℃盐水洗涤，这样可以在离心过程中保持约 37 ℃。较少数患者血清冷抗体在 37 ℃中亦起反应，可采用另一种方法进行配试，即在交叉配试时对患者的血清进行冷抗体的吸收。还有一种方法是用 0.01mol/L DTT 进行 1.5 分钟孵育，这样可以大大减低 IgM 的滴度而不影响 IgG 抗体。

3. 输血反应的预防

输血前可用肾上腺皮质激素，如地塞米松 3～5 mg 预防输血反应。

五、阵发性睡眠性血红蛋白尿症（PNH）的输血

急性溶血引起严重贫血需要输血时只输红细胞，尽量避免输全血。原因是全血的血浆中可能不但含有补体，而且可能含有能激活补体的物质，甚至有已被激活的补体。

（一）关于洗涤红细胞应用问题

以前强调此病要输洗涤红细胞，现在认为无此必要。1989 年，Brecher 回顾 1950～1987 年 23 例 PNH 的输血，他认为 PNH 患者发生输血反应均是由于输注含有非同型 ABO 血浆或者将含有白细胞的血液制品输给具有白细胞抗体的 PNH 患者所致。因此，他提出 PNH 患者的输血主要是输特定血型的全血或血液制品，对以往输血曾发生过发热反应的患者应输少白细胞的红细胞。他认为输洗涤红细胞实无必要，而且还会增加费用及在生理盐水洗涤过程中导致 10% 的红细胞丢失及增加污染的机会。但是否洗涤红细胞含有较少的白细胞和血小板，从而减少了白细胞抗原抗体复合物的形成而降低了溶血的机会则尚值得探讨。

（二）输少白细胞的红细胞

PNH 红细胞主要缺陷是缺乏磷脂酰胺醇连接蛋白，使补体调节蛋白不能锚在细胞膜上，因而对补体敏感，易被激活的补体破坏而发生溶血。多次输血者可能产生白细胞抗体，再次输血时会产生抗原抗体复合物，从而激活补体发生溶血。因此，为预防输血诱发的溶血反应，可应用白细胞过滤器去除白细胞进行输血。

（三）输冷冻红细胞

冷冻红细胞去除了绝大部分白细胞和血小板以及血浆，比较安全，但价格昂贵。只当碰到稀有血型的 PNH 患者，为避免输血反应，可选择输注这种血制品。

因为输入的血浆中所含 ABO 凝集素能破坏对补体敏感的红细胞，以及血浆中的补体成分可能促进 PNH 细胞的溶解，所以即使第一次输血也可能发生溶血。因此，输血时开始要慢，要注意观察有无溶血反应，如有反应，应立即停止输入。

六、内科系统疾病的输血

除血液系统疾病外，其他系统的疾病也可引起贫血或者并发有贫血，按一般贫血治疗即可，如无适应证一般无须输血。

（一）心血管系统疾病的输血

（1）细菌性心内膜炎引起的贫血如果特别严重（30~50 g/L），有可能引起贫血性心脏病心功能不全时，可考虑输浓缩红细胞。

（2）心脏疾病并发各种原因引起的慢性失血性贫血，有明显贫血症状、失血原因未除、血红蛋白 <50 g/L 者，为避免加重心脏负荷，可适当输浓缩红细胞。

（3）冠心病并发贫血发生心绞痛，单用药物治疗效果不佳，而血红蛋白 <100 g/L 者，可考虑输浓缩红细胞，患者自觉症状良好是最好的治疗监测。

（4）动脉粥样硬化或脉管炎等血管病，由于并发贫血而加重间歇性跛行或暂时性大脑缺血出现症状时，可考虑适当输浓缩红细胞。

（5）心力衰竭并发低蛋白血症引起严重水肿时，可在应用利尿剂基础上，适当输注清蛋白。

（6）心脏病患者如出现失血性休克，应分秒必争，按类似正常心脏的情况进行输血、输液，不应拘泥于心功能不全而贻误时机，但应严密观察，一旦休克好转、情况稳定时，就应减少用量及减慢速度，以免心功能恶化。如紧急情况已过，应按慢性贫血处理。

（二）消化系统疾病的输血

（1）慢性失血多导致缺铁性贫血，常无须输血。

（2）严重肝病引起肝肾综合征可能存在酸中毒及高血钾者，必须输血时宜输新鲜制备的红细胞，避免用含钾较高的制备时间较长的红细胞。

（3）肝硬化所致棘形红细胞增多症等发生严重溶血性贫血需输红细胞时，宜用洗涤红细胞。

（4）肝硬化患者在用分次放腹腔积液治疗时，每次放腹腔积液后输清蛋白 40 g，如采用一次性全量放腹腔积液治疗，则每放腹腔积液 1 L 即给予输清蛋白 6~8 g。

（三）泌尿系统疾病的输血

（1）慢性肾功能衰竭血浆蛋白极低及进食少者，宜适当补充清蛋白，但输注速度宜慢，同时给予利尿剂。

（2）慢性肾功能衰竭必须输红细胞时，使用年轻红细胞或洗涤红细胞。

（3）肾移植前输血能提高存活率，有许多肾移植中心将肾移植前输血当作提高肾移植存活率的有效措施。其机制尚不十分清楚，推测可能是输入 HLA 不相合的淋巴细胞使受体产生了免疫耐受性，从而减低了对异基因肾的排斥反应。但近年来因强效免疫抑制剂的应用，输血已不重要。

（四）其他

（1）风湿性疾病的贫血如为免疫因素所致者，以输洗涤红细胞为宜，用血浆置换去除抗体，可以取得一定的治疗效果。

（2）肿瘤患者的贫血按一般贫血处理，严重贫血时可输浓缩红细胞，如伴发骨髓病性贫血而导致血小板和（或）白细胞严重减少时，可适当输注浓缩血小板或浓缩白（粒）细胞。

第四节 白细胞疾病的输血

白细胞疾病中需要输血治疗的主要是白细胞及组织细胞增殖异常的血液病，如恶性血液病（白血病、多发性骨髓瘤、恶性组织细胞病等）、骨髓增生异常综合征（MDS）、骨髓纤维化症以及各种原因引起的急性粒细胞缺乏症。恶性血液病常引起成熟红细胞、血小板以及成熟粒细胞的减少，加上化学治疗过程中使上述改变进一步加重，如果不进行处理，常导致严重并发症的发生，如严重贫血、出血及感染，甚至造成死亡。因此，输血是治疗恶性血液病十分重要的辅助措施之一。

一、白血病的输血

（一）输血的指征和方法

1. 贫血

白血病患者病情严重，血红蛋白迅速下降，休息时仍有明显症状，有引起脑细胞缺氧、水肿及心肌缺氧，甚至心功能不全等并发症的可能，不但对患者有危险，而且也十分不利于化疗药物的应用。因为化疗药物对心、肝、肾均可能有毒性作用，在缺血、缺氧状态下，有可能诱发脏器功能明显损害，所以适当输入浓缩红细胞有助于改善症状及联合化疗的进行。当血红蛋白 < 40 g/L，休息时有明显贫血症状时，可输浓缩红细胞，每次以少量为宜。如遇准备进行异基因骨髓移植的白血病患者，输红细胞时，最好选用少白细胞的红细胞（如洗涤红细胞或用白细胞过滤器输血），以尽量减少因输入白细胞产生 HLA 抗体的可能，从而避免移植时这些抗体有可能对植入干细胞起排斥作用。

2. 粒细胞减少

化疗后白细胞明显减低，易引起感染而危及生命，一般情况下，只要进行隔离防护，避免感染，白细胞会逐渐上升。中性粒细胞减少的患者感染危险增高，当中性粒细胞 $< 1.0 \times 10^9$/L 时，感染的危险较高，当 $< 0.25 \times 10^9$/L 时，则危险更高。对于已有感染的中性粒细胞减少的患者，输粒细胞在理论上是合理的，但普遍应用较少，原因之一是过去很难收集到足量的粒细胞。在外周血中循环的中性粒细胞约 2.0×10^{10}/L，等于每天产量的 20% 左右，当感染时，中性粒细胞的消耗增加 7 倍，供者的全部循环的中性粒细胞只能提供患者每日所需的 20% 以下。美国癌症研究所也证实粒细胞输注能提高革兰阴性杆菌败血症患者的存活率。公认的结论是，对于中性粒细胞减少时间长达 1 天以上的革兰阴性杆菌败血症的患者，粒细胞输注是有用的。目前白血病患者革兰阴性杆菌败血症或真菌的感染率仍较高，且感染的病死率高达 20% ~ 30%，因此，白血病患者在严重感染时仍考虑输注粒细胞。白血病患者感染的第一征象是发热，也可以是感染的唯一症状。由于中性粒细胞减少，肺炎患者可以不出现肺部浸润，故胸部 X 线摄片可以为阴性，也可无痰；泌尿系统感染者可无脓尿；皮肤黏膜感染者可无局部红肿及疼痛。

粒细胞减少者常易感染革兰阴性杆菌及真菌。粒细胞减少的患者如发热持续不退，则一方面要积极寻找感染的证据，另一方面要积极应用抗生素。一般来说，粒细胞减少的持续时间低于 1 天者，感染常易控制，不需输粒细胞。粒细胞输注不用作预防。粒细胞显著减少的时间延长时，不管有无感染，可用粒细胞集落刺激因子（G-CSF），以期缩短中性粒细胞减少的时间及发热的天数和降低应用静脉注射抗生素的天数。静脉注射免疫球蛋白尚有争论，但人们习惯在中性粒细胞减少伴感染者中联合应用免疫球蛋白及抗生素。白血病患者骨髓移植也用免疫球蛋白，以期减少移植物抗宿主病（GVHD）及巨细胞病毒、细菌、真菌感染和降低间质性肺炎的发生。单纯粒细胞减少的患者一般不预防性应用免疫球蛋白。当中性粒细胞减少又可能存在感染的患者，建议按下述程序处理：①临床体检寻找感染的部位和证据。②进行胸部 X 线摄片。③尿液镜检及培养。④至少两次血培养。⑤放置导管者，其顶端进行细菌培养。⑥考虑做鼻、牙龈、直肠的细菌培养。⑦开始按经验选用足量和敏感的广谱抗生素，最好根据血液检测浓度调整剂量。⑧抗生素的应用至少 10 ~ 14 天或更长。⑨如果中性粒细胞减少时间延长，则考虑开始应用G-CSF 或粒-巨噬细胞集落刺激因子（GM-CSF）。⑩在联合应用广谱抗生素至少 72 小时之后，如果患者感染严重，症状体征不减，发热高于 38.5 ℃，粒细胞显著减少，特别是中性粒细胞 $<0.2 \times 10^9/L$ 者，则开始粒细胞输注。粒细胞输注量至少 $1.0 \times 10^9/L$，连用 4 次以上，最好用 7 次。

3. 血小板减少

白血病患者常有血小板减少，在化疗时常会加重血小板的减少，并因此诱发出血，而严重出血（如颅内出血）常导致死亡。但许多研究表明，血小板在 $20 \times 10^9/L$ 以下时，出血并无明显增多，只有当 $<10 \times 10^9/L$ 时，肉眼可见的出血才会明显增多。目前世界上的情况是 70% 的医院血小板输注用于预防出血，其中 60% 的医院定的输注血小板阈值为 $20 \times 10^9/L$。有 20% 的医院定的阈值高于或低于此。多数学者认为，在化疗过程中引起的血小板减少，如果患者没有明显出血及其他并发症，则当血小板 $<10 \times 10^9/L$ 时，应当进行预防性血小板输注。但当患者有其他并发症，如发热、感染、鼻出血、牙龈出血，局部处理无效、咯血、呕血、黑便、肉眼血尿、大量阴道出血、头痛、视网膜或中枢神经系统出血及其他较明显出血时，则血小板 $<20 \times 10^9/L$ 时就应当进行治疗性血小板输注。剂量为 2 U/10 kg 体重，一般用 8 ~ 16 U 血小板，每周 2 ~ 3 次。

4. 外科手术时的血小板输注

手术前后出血情况与术前血小板计数无关。普遍认为血小板 $>50 \times 10^9/L$ 时进行手术不需要进行预防性血小板输注。但中枢神经系统手术、视网膜手术，以及解剖结构上小血栓或血块可能引起严重损害或阻塞部位的手术，如输尿管等手术中，有需要保持血小板在较高一些的水平，如果血小板数量低于正常，则术前需要进行预防性血小板输注。

（二）输血的注意事项

（1）白血病患者可出现血型抗原的改变，所以在给白血病患者定血型时，应做正反定型。如两次定型不符，则要进一步做吸收放散试验，可以证实不凝集红细胞上有相应的血型抗原。正常的血型一经鉴定，即应输注同型血液，而不应当输 O 型血液。

（2）强烈化疗后输血有可能引起输血相关移植物抗宿主病（TA-GVHD），原因是化疗后患者自身免疫功能极度低下，输入的血中如果含免疫活性的淋巴细胞，而宿主本身又不能将之灭活，这些淋巴细胞将会攻击宿主而产生 GVHD，最好用白细胞过滤器输注以去除白细胞或预先用 γ 射线照射后输入。新型过滤器可滤除将近 6 个对数级的白细胞，不但可预防 GVHD，还可预防传染巨细胞病毒。不过，在遗传性免疫缺陷病患者或骨髓移植患者中，输血常致 TA-GVHD，而在白血病患者中则发病率不太清楚。因此，也不必输血时常规照射或用过滤器，但如果患者存在严重免疫功能低下时则要考虑采用。

（3）经静脉输入的粒细胞需要通过肺，可能有部分积聚在肺毛细血管中，如果患者有肺部炎症或本身有明显白血病浸润，有可能加重肺部炎症或引起肺血管阻塞，产生肺气体交换不良、呼吸困难，即成人呼吸窘迫综合征。故白血病并发肺炎者输浓缩粒细胞时要特别慎重，尽可能不输。

（4）白血病病情恶化或强化疗后易引起感染，特别是发生二重感染，如果不及时应用抗真菌药，则常易致死。过去常用两性霉素 B 治疗时，有研究发现在用两性霉素 B 的同时如输注浓缩白（粒）细胞会加重肺部反应，易出现成人呼吸窘迫综合征，所以尽可能不要两者合用。幸而近年来有了强有力且不良反应小的抗真菌药氟康唑，因此尽量避免使用两性霉素 B。

（5）输注浓缩白（粒）细胞速度放慢可减少不良反应的发生率和严重程度。一般速度不要超过 $1.0 \times 10^{10}/h$。

（6）血小板输注除临床需要外，还要考虑患者经济问题，要权衡利弊再作决定。另外，需要考虑的因素有：①同种免疫反应的不良反应：有研究表明，免疫与输注血小板数量无关。急性白血病患者强化疗后常需要用 10 ~ 20 U 血小板，在此剂量或较高剂量的情况下，同种免疫的发生率无明显改变，因此，没有必要为预防同种免疫的可能发生而限制这些患者的血小板输注。不过，许多资料表明，用少白细胞的血液制品可明显减少同种免疫的发生，必要时可考虑用白细胞过滤器输注血小板。②传播疾病：特别是艾滋病和肝炎。

二、其他白细胞疾病的输血

急性粒细胞缺乏症的输血可参照白血病患者粒细胞严重减少时的输血进行处理。多发性骨髓瘤、恶性组织细胞病、MDS及原发性骨髓纤维化症的输血原则基本同白血病。多发性骨髓瘤的高黏滞综合征较严重时可进行血浆置换。原发性骨髓纤维化症需要长期输血者，如输血间隔时间明显缩短时，则需认真检查有无食管静脉曲张或痔瘘等并发少量持续出血，是否有长期输血后引起同种免疫反应而使输血效果不佳，有无并发脾功能亢进所致红细胞破坏过多，是否已转变成其他恶性血液病，并迅速针对病因给予积极治疗。此外，如果每2周输浓缩红细胞2 U仍不能满足患者需要，而患者脾又较大，很可能是巨大的脾已引起脾脏内溶血，这种患者切脾可取得较好效果。

第三章

呼吸系统疾病

第一节 重症肺炎

一、概述

肺炎是指终末气道、肺泡及肺间质的炎症改变。其中，细菌性肺炎是肺炎及感染性疾病中最常见的类型之一。此病的诱发因素主要有病原微生物感染、理化因素、免疫损伤、药物及过敏等。本节讨论的是由病原微生物感染引起的重症肺炎。

重症肺炎是由各种病原微生物所致的肺实质性炎症，进而造成严重血流感染。临床上伴有急性感染的症状，多见于老年人，青壮年也可发病。临床表现为呼吸频率≥30 次/分钟、低氧血症、氧合指数（PaO_2/FiO_2）＜300 mmHg，需要机械通气支持，肺部 X 线摄片显示多个肺叶的浸润影，脓毒性休克，需要血管加压药物支持 4 小时以上，少尿，病情严重者可出现弥散性血管内凝血、肾功能不全而死亡。参考肺炎的分类，重症肺炎也可分为重症社区获得性肺炎（SCAP）和重症医院获得性肺炎（SHAP），SHAP 又可分为两类，入院后 4 天以内发生的肺炎称为早发型，5 天或以上发生的肺炎称为迟发型，两种类型 SHAP 在病原菌分布、治疗和预后上均有明显的差异。在 SHAP 中，呼吸机相关性肺炎（VAP）占有相当大的比例，而且从发病机制、治疗与预防方面均有其独特之处。此外，还包括医疗护理相关性肺炎（HCAP）。

二、病因

（一）易感因素

SCAP 最常见的基础病是慢性阻塞性肺疾病（COPD）；其次是慢性心脏疾病、糖尿病、酗酒、高龄、长期护理机构居住等；约有 1/3 的 SCAP 患者在发病前身体是健康的。SHAP 的发生与患者个体因素、感染控制相关因素、治疗干预引起的宿主防御能力变化等有关。患者相关因素包括多方面，如存在严重急性/慢性疾病、昏迷、严重营养不良、长期住院或围手术期、休克、代谢性酸中毒、吸烟、并发基础性疾病、中枢神经系统功能不全、酗酒、COPD、呼吸衰竭等。

（二）病原微生物

病原体可以是单一致病微生物，也可以是混合致病微生物。SCAP 最常见的病原体为肺炎链球菌、军团菌属、流感杆菌、革兰阴性肠杆菌（特别是克雷伯菌）、金黄色葡萄球菌、肺炎支原体、铜绿假单胞菌、呼吸道病毒及真菌。SHAP 早发型的病原体与 SCAP 类似；晚发型 SHAP 多见革兰阴性菌为铜绿假单胞菌、鲍曼不动杆菌、嗜麦芽窄食单胞菌、大肠埃希菌、肺炎克雷伯菌、阴沟肠杆菌、洋葱伯克霍尔德菌；革兰阳性菌为金黄色葡萄球菌、肠球菌属、凝固酶阴性葡萄球菌；真菌以念珠菌为主。

1. 肺炎链球菌

肺炎链球菌为革兰阳性双球菌，属链球菌的一种。有 20%~40%（春季可高达 40%~70%）的正常人鼻咽部分可分离出呼吸道定植菌：肺炎链球菌。肺炎链球菌可引起大叶肺炎，皆为原发性。

2. 军团杆菌

军团杆菌为需氧革兰阴性杆菌，以嗜肺军团菌最易致病。此类细菌形态相似，具有共同的生化特征，引起的疾病类似。

3. 流感嗜血杆菌

流感嗜血杆菌是一种没有运动力的革兰阴性短小杆菌。所致疾病分原发感染和继发感染两类，前者为急性化脓性感染，以小儿多见；后者常在流感、麻疹等感染后发生，多见于成人。

4. 克雷伯菌

克雷伯菌为革兰阴性杆菌。主要有肺炎克雷伯菌、臭鼻克雷伯菌和鼻硬结克雷伯菌。其中肺炎克雷伯菌对人致病性较强，是重要的条件致病菌和医源性感染菌之一。

5. 大肠埃希菌

大肠埃希菌为条件致病菌，属肠杆菌科，埃希杆菌属，革兰阴性，兼性厌氧，该菌为肠道正常菌群。

6. 金黄色葡萄球菌

金黄色葡萄球菌是人类的一种重要病原菌，隶属于葡萄球菌属，有"嗜肉菌"的别称，是革兰阳性菌的代表，可引起许多严重感染。

7. 铜绿假单胞菌

铜绿假单胞菌是条件致病菌，属于非发酵革兰阴性杆菌。为专性需氧菌。正常人皮肤，尤其是潮湿部位，如腋下、会阴部及耳道内，呼吸道和肠道均有该菌存在，但分离率较低。铜绿假单胞菌感染常在医院内发生，医院内多种设备及器械上均曾分离到本菌，通过各种途径传播给患者，患者之间的接触也为传播途径之一。

8. 鲍曼不动杆菌

鲍曼不动杆菌为非发酵革兰阴性杆菌，广泛存在于自然界、医院环境及人体皮肤。估计 0.5% ~ 7.6% 健康者的皮肤上带有鲍曼不动杆菌，住院患者则高达 20%，属于条件致病菌，甚至是造成重症监护病房（ICU）、医院内感染暴发的主要致病菌。

9. 肺炎支原体

肺炎支原体是人类支原体肺炎的病原体。支原体肺炎的病理改变以间质性肺炎为主，有时并发支气管肺炎，称为原发性非典型性肺炎。主要经飞沫传染，潜伏期 2 ~ 3 周。

10. 呼吸道病毒

呼吸道病毒包括导致重症急性呼吸综合征（SARS）的冠状病毒、新甲型 H_1N_1 流感病毒、H_3N_2 流感病毒、H_5N_1 流感病毒、H_7N_9 流感病毒、高致病性禽流感病毒等。

11. 真菌

在真菌感染方面，除了曲霉病、念珠菌病外，隐球菌病及肺孢子菌肺炎感染日益增多。隐球菌病最常见病原为新型隐球菌。

（1）念珠菌：病原主要为白色念珠菌，此菌正常情况与机体处于共生状态，不引起疾病。当某些因素破坏这种平衡状态时，白色念珠菌便由酵母相转为菌丝相，在局部大量生长繁殖，引起皮肤、黏膜甚至全身感染。另外，念珠菌属还有少数其他致病菌，如克柔念珠菌、类星形念珠菌、热带念珠菌等。

（2）曲霉：是腐物寄生性真菌，为条件致病性真菌。可导致各种感染、过敏反应和肺曲霉球等疾病，也可在人体内定植。大多数是在原有肺部疾患的基础上或因长期使用抗生素和激素后继发感染。

（3）新型隐球菌：又名溶组织酵母菌，是土壤、鸽类、牛乳、水果等的腐生菌，也可存在人口腔中，可侵犯人和动物，一般为外源性感染，但也可能为内源性感染，对人类而言，它通常是条件致病菌。

（4）肺孢子菌：肺孢子菌为单细胞生物，兼有原虫及真菌的特征，具有两种生活周期的形态特征：包囊和滋养体。主要通过呼吸道（空气、飞沫）传播，少数可为先天性感染，健康成人感染肺孢子菌呈亚临床表现，而血清中可检出肺孢子菌抗体，但当免疫功能受到抑制时，肺孢子菌则迅速大量繁殖，引起肺孢子菌肺炎。

三、发病机制

足够数量的具有致病力的病原菌侵入肺部，一方面可引起肺部上皮细胞及间质的结构、功能损害，从而引起呼吸困难、低氧血症、急性呼吸窘迫综合征（ARDS）甚至呼吸衰竭。另一方面是机体防御反应过度。一旦炎性细胞高度活化，进一步引起炎症介质的瀑布样释放，而机体的抗炎机制不足与之对抗，出现全身炎症反应综合征（SIRS）/代偿性抗炎反应综合征（CRS），其结果是全身炎症反应的失控，从而引起严重脓毒症、脓毒性休克，并可引起全身组织、器官的损害，出现多器官功能障碍综合征（MODS）。

四、临床表现

1. 一般症状与体征

寒战、高热，但也有体温不升者。可伴头痛、全身肌肉酸痛、口鼻周围出现疱疹。恶心、呕吐、腹胀、腹痛。体温在 39～41 ℃，脉搏细数，血压下降至 <90/60 mmHg。意识模糊、烦躁不安、嗜睡、谵妄、抽搐和昏迷、四肢厥冷、出冷汗、少尿或无尿。

2. 呼吸系统症状与体征

（1）咳嗽、咳痰、咯血：可为干咳、咳黏痰或脓性痰，有时咳铁锈痰或血痰，甚至咯血；伴发肺脓肿（厌氧菌感染）时可出现恶臭痰。

（2）胸痛：多为尖锐的刺痛，咳嗽及吸气时加重。

（3）呼吸困难：表现为气促、进行性呼吸困难、呼吸窘迫等。

（4）体征：呼吸急促无力或为深大呼吸，呼吸频率 >30 次/分钟，鼻翼扇动，口唇及肢端发绀。肺病变部位语颤增强，叩诊浊音或实音，肺泡呼吸音减弱，可闻及干湿啰音，部分患者可闻及胸膜摩擦音。

3. 并发症

炎症反应进行性加重，可导致其他器官功能的损害。常并发脓毒症、脓毒性休克、MODS。

五、辅助检查

1. 病原学检查

（1）血培养：严重感染伴血流感染者，于抗菌药物使用前，可在血液中培养出致病菌。因此，对所有重症患者均应留取两套血培养。

（2）有创检查：应用其他有创操作取得原本无菌部位的标本对肺炎诊断具有重要意义。有创检查包括：胸腔穿刺、经皮肺穿刺、支气管镜保护性毛刷、支气管肺泡灌洗、支气管吸取物定量及支气管镜。

（3）痰培养：痰培养在 24～48 小时可确定病原菌。重症肺炎患者如有脓痰则需要及时进行革兰染色涂片，出现单一的优势菌则考虑为致病菌，同时可解释痰培养的结果。与革兰染色相符的痰培养结果可进行种属鉴定和药敏试验。某些特殊染色，如吉曼尼兹染色，若见巨噬细胞内呈紫红色细菌应考虑为军团杆菌可能。诊断卡氏肺孢子虫病（PCP）的金标准是在肺实质或下呼吸道分泌物中找到肺孢子菌包囊或滋养体。

（4）抗原检测：对住院的重症肺炎患者及任何出现肺炎伴胸腔积液的患者均需要应用免疫层析法进行尿肺炎链球菌抗原检测。因病情严重及流行病学或临床怀疑军团菌感染患者，需要进行尿液及血清军团菌抗原检测。其中，尿军团菌Ⅰ型抗原检测是最快捷的诊断或排除诊断方法，试验阴性则表明军团菌感染可能性不大，但并不能完全排除。隐球菌荚膜多糖抗原，对隐球菌感染均有非常好的诊断特异性。

（5）血清学试验：对于肺炎支原体、肺炎衣原体和军团菌感染，血清学试验在流行病学研究中的作用比个体诊治更重要。如果在治疗过程中考虑有非典型病原感染可能（例如患者对 β 内酰胺类抗生素治疗无反应），那么血清学试验不应作为唯一的常规诊断试验，联合应用病原 IgM 抗体和聚合酶链式反应（PCR）检测可能是最敏感的检测方法。真菌痰培养阳性较低，有研究发现，通过测定真菌的细胞壁成分半乳甘露聚糖（GM）及其代谢产物 1，3-β-D 葡聚糖（G 试验）可提高对真菌感染的诊断能力。GM 试验对肺曲霉病的诊断价值非常大，其诊断的敏感度和特异度均高达 90% 左右。怀疑病毒感染者应进行病毒抗体检测。

（6）分子生物学试验：对于 CAP 患者，应用定量分子检测方法进行痰和血液中肺炎链球菌的检测可能有效，尤其是对于已经开始抗生素治疗患者，可以作为一个评估病情严重度的有用工具。在检测冬季流行常见的流感和呼吸道合胞病毒感染及非典型病原体方面，分子生物学试验提供了可行的检测方法，其结果可以及时地用于指导临床治疗。

2. 血常规检查

白细胞 $> 10 \times 10^9/L$ 或 $< 4 \times 10^9/L$，中性粒细胞多在 80% 以上，并有中毒颗粒，核左移。累及血液系统时，可有血小板计数进行性下降，导致凝血功能障碍。卡氏肺孢子虫病白细胞计数正常或稍高，约 50% 病例的淋巴细胞减少，嗜酸性粒细胞轻度增高。

3. 胸部 X 线摄片

早期表现为肺纹理增多或某一个肺段有淡薄、均匀阴影，实变期肺内可见大片均匀致密阴影。SARS 肺部有不同程度的片状、斑片状浸润性阴影或呈网状改变，部分患者进展迅速，呈大片状阴影；常为多叶或双侧改变，阴影吸收消散较慢；肺部阴影与症状、体征可不一致。卡氏肺孢子虫病影像学表现主要涉及肺泡和肺间质改变。

4. 胸部 CT 检查

主要表现为肺多叶多段高密度病灶，在病灶内有时可见空气支气管征象，于肺段病灶周围可见斑片状及腺泡样结节病灶，病灶沿支气管分支分布。

5. 血气分析

动脉血氧分压下降，动脉血氧分压（PaO_2）/吸入氧浓度（FiO_2）< 300 mmHg。早期产生呼吸性碱中毒，晚期出现代谢性酸中毒及高碳酸血症。

六、诊断

（一）重症肺炎的诊断

（1）出现意识障碍。

（2）呼吸频率 ≥30 次/分钟。

（3）呼吸空气时，血氧分压（PaO_2）< 60 mmHg、$PaO_2/FiO_2 < 300$ mmHg，需行机械通气治疗。

（4）动脉收缩压 $< 90/60$ mmHg，并发脓毒性休克。

（5）胸部 X 线摄片显示双侧或多肺叶受累或入院 48 小时内病变扩大 ≥50%。

（6）血尿素氮 > 7 mmol/L，少尿，每 4 小时尿量 < 20 mL/h 或每 4 小时尿量 < 80 mL 或并发急性肾功能衰竭需要透析治疗。

但晚发性发病（如入院 >5 天、机械通气 >4 天）和存在高危因素者，如老年人、慢性肺部疾病或其他基础疾病、恶性肿瘤、免疫受损、昏迷、误吸及近期呼吸道感染等，即使不完全符合重症肺炎规定标准，亦视为重症。

（二）肺炎发生的状态

1. 病程

根据肺炎发生的时间可有急性（病程 <2 周）、迁延性（病程 2 周~3 个月）和慢性（病程 >3 个月）肺炎。

2. 病理

根据肺炎的病理形态分为大叶性肺炎、支气管肺炎、间质性肺炎和毛细支气管炎。

3. 病原

由于微生物学的进展，同一病原可致不同类型的肺炎，部分肺炎可同时存在几种病原的混合感染，临床上主要区分为细菌、病毒、真菌和支原体等性质的肺炎。

4. 来源

根据肺炎发生的地点不同，可分为社区获得性和医院内获得性肺炎。

5. 途径

根据肺炎发生的方式不一，应特别分析肺炎属于吸入性（如羊水、食物、异物、类脂物等）、过敏性、外源感染性、血行迁徙性（如败血性）等。

6. 病情

根据肺炎发生的严重程度分为普通肺炎和重症肺炎。

七、鉴别诊断

1. 肺结核

与急性干酪性肺炎及大叶性肺炎的临床表现、胸部 X 线摄片特征颇相似，但前者患者的病程较长，对一般抗生素无效，痰中可找到结核分枝杆菌，以资鉴别。

2. 非感染性呼吸系统急症

由于本节主要讨论的是感染引起的重症肺炎，因此，在鉴别诊断时，亦需与一些非感染原因引起的呼吸系统急症进行鉴别，如吸入性损伤、非感染原因引起的 ARDS、急性放射性肺炎等。

八、治疗

（一）一般治疗

卧床休息，注意保暖，摄入足够的蛋白质、热量和维生素以及易于消化的半流质饮食。监测呼吸、心率、血压及尿量。高热时可予前额放置冰袋或酒精擦浴，不轻易使用阿司匹林或其他退热剂。剧烈咳嗽或伴胸痛时可予可待因 15 ~ 30 mg 口服。烦躁不安、谵妄者可服安定 5 mg 或水合氯醛 1 ~ 1.5 mg，不应用抑制呼吸的镇静剂。

（二）抗菌治疗

1. 初始经验性抗菌治疗

对于经验性治疗重症肺炎患者应采取重锤猛击和降阶梯疗法的策略，在获得细菌学培养结果之前，应早期使用广谱足量的抗生素，以抑制革兰阴性和革兰阳性的病原菌。抗生素应用原则是早期、足量、联合、静脉应用。查清病原菌后，可选用敏感抗生素。

早期经验性抗菌治疗参考因素应包括：①社区感染还是医院感染。②宿主有无基础疾病和免疫抑制。③多种药物耐药（MDR）和特殊（定）病原体发生的危险因素是否存在。④是否已接受抗菌药物治疗，用过哪些品种，药动学/药效学（PK/PD）特性如何。⑤影像学表现。⑥病情的严重程度、患者的肝肾功能以及特殊生理状态，如妊娠等。

（1）SCAP 治疗：合理运用抗生素的关键是整体看待和重视初始经验性治疗和后续的针对性治疗这两个连续阶段，并适时实现转换。一方面可改善临床治疗效果，另一方面避免广谱抗生素联合治疗方案滥用而致的细菌耐药。早期的经验性治疗应有针对性地全面覆盖可能的病原体，包括非典型病原体，因为 5% ~40% 的患者为混合性感染。2007 年美国胸科协会和美国感染性疾病协会（ATS/IDSA）建议的治疗方案：无铜绿假单胞菌感染危险因素的患者可选用：头孢曲松或头孢噻肟联合大环内酯类；氟喹诺酮联合氨基糖苷类；β 内酰胺类抗生素/β 内酰胺酶抑制剂（如氨苄西林/舒巴坦、阿莫西林/克拉维酸）单用或联合大环内酯类；厄他培南联合大环内酯类。含铜绿假单胞菌的患者可选用：具有抗假单胞菌活性的 β 内酰胺类抗菌药物包括（如头孢他啶、头孢吡肟、哌拉西林/他唑巴坦、头孢哌酮/舒巴坦、亚胺培南、美罗培南等）联合大环内酯类，必要时可同时联合氨基糖苷类；具有抗假单胞菌活性的 β 内酰胺类联合喹诺酮类；左旋氧氟沙星或环丙沙星联合氨基糖苷类。

（2）SHAP 治疗：SHAP 早发型抗菌药物的选用与 SCAP 相同，SHAP 迟发型抗菌药物的选用以喹诺酮类或氨基糖苷类联合 β 内酰胺类。如为耐甲氧西林金黄色葡萄球菌（MRSA）感染联合万古霉素或利奈唑胺；如为真菌感染应选用有效抗真菌药物；如流感嗜血杆菌感染首选第二、第三代头孢菌素、新大环内酯类、复方磺胺甲噁唑和氟喹诺酮类。

若有可靠的病原学结果，按照降阶梯简化联合方案调整抗生素，应选择高敏、窄谱、低毒、价廉药物，但决定转换时机除了特异性的病原学依据外，最重要的还是患者的临床治疗反应。如果抗菌治疗效果不佳，则应"整体更换"。抗感染失败常见的原因有细菌产生耐药、不适当的初始治疗方案、化脓性并发症或存在其他感染等。疗程长短取决于感染的病原体、严重程度、基础疾病及临床治疗反应等，一般链球菌感染者推荐 10 天；非典型病原体为 14 天；金黄色葡萄球菌、革兰阴性肠杆菌、军团菌为 14~21 天。SARS 对抗感染治疗一般无效。

（3）抗病原微生物治疗方案有：①铜绿假单胞菌可选择抗假单胞菌活性头孢菌素（头孢吡肟、头孢他啶）或抗假单胞菌活性炭青霉烯类（亚胺培南、美罗培南）或哌拉西林/他唑巴坦，同时联合用环丙沙星或左氧氟沙星或氨基糖苷类。②超广谱 β 内酰胺酶（ESBI）阳性的肺炎克雷伯菌、大肠埃希菌可选择头孢他啶、头孢吡肟或哌拉西林/他唑巴坦、头孢哌酮/舒巴坦或亚胺培南、美罗培南，可同时联合用氨基糖苷类。③不动杆菌可选择头孢哌酮/舒巴坦或亚胺培南、美罗培南，耐碳青霉烯不动杆菌可考虑使用多黏菌素。④嗜麦芽窄食单胞菌可选择氟喹诺酮类抗菌药物，特别是左旋氧氟沙星或替卡西林/克拉维酸或复方新诺明。⑤耐甲氧西林的金黄色葡萄球菌可选择万古霉素或利奈唑胺。⑥嗜肺军团菌可选择新喹诺酮类或新大环内酯类。⑦厌氧菌可选青霉素、甲硝唑、克林霉素、β 内酰胺类/β 内酰胺酶抑制剂。⑧新型隐球菌、酵母样菌、组织胞浆菌可选氟康唑，当上述药物无效时可选用两性霉素 B。⑨巨细胞病毒首选更昔洛韦或联合静脉用免疫球蛋白（IVIG）或巨细胞病毒高免疫球蛋白。⑩卡氏肺孢子虫首选复方磺胺甲噁唑［碘胺甲基异噁唑（SMZ）＋甲氧苄胺嘧啶（TMP）］，其中 SMZ 100 mg/（kg·d）、TMP 20 mg/（kg·d），口服或静脉滴注，每 6 小时一次。早期恶化（48~72 小时）或改善后有恶化，应加强针对耐药菌或少见病原菌治疗。

重症肺炎抗菌治疗疗程通常为 7~10 天，但对于多肺叶肺炎或肺组织坏死、空洞形成者，有营养不良及慢性阻塞性肺病等基础疾病和免疫性疾病或免疫功能障碍者、铜绿假单胞菌属感染者，疗程可能需要 14~21 天，以减少复发可能。

2. 抗真菌治疗

根据患者临床情况选择经验性治疗、抢先治疗或针对性治疗的策略。目前应用的抗真菌药物有多烯类、唑类、棘白菌素类等。多烯类如两性霉素 B，虽然广谱、抗菌作用强，但毒性很大，重症患者难于耐受，近年研制的两性霉素 B 脂质体毒性明显减轻，且抗菌作用与前者相当。唑类如氟康唑、伊曲康唑及伏立康唑等，氟康唑常应用于白色念珠菌感染，但对非白色念珠菌及真菌疗效较差或无效；伏立康唑对念珠菌及真菌均有强大的抗菌作用，且可透过血脑屏障。棘白菌素类如卡泊芬净，是通过干扰细胞壁的合成而起抗菌作用，具有广谱、强效的抗菌作用，与唑类无交叉耐药，但对隐球菌无效。对于病情严重、疗效差的真菌感染患者，可考虑联合用药，但需注意药物间的拮抗效应。抗真菌治疗的疗程应取决于临床治疗效果，根据病灶吸收情况而定，不可过早停药，以免复发。

3. 抗病毒治疗

抗病毒药物分为抗 RNA 病毒药物、抗 DNA 病毒药物及广谱抗病毒药物。

（1）抗 RNA 病毒药物：①M$_2$ 离子通道阻滞药，这一类药物包括金刚烷胺和金刚乙胺，可通过阻止病毒脱壳及其核酸释放，抑制病毒复制和增殖。M$_2$ 蛋白为甲型流感病毒所特有，因而此类药物只对甲型流感病毒有抑制作用，用于甲型流感病毒的早期治疗和流行高峰期预防用药。但该类药物目前耐药率很高。②神经氨酸酶抑制剂，主要包括奥司他韦、扎那米韦和帕拉米韦。各型流感病毒均存在神经氨酸酶，此类药物可通过黏附于新形成病毒微粒的神经氨酸酶表面的糖蛋白，阻止宿主细胞释放新的病毒，并促进已释放的病毒相互凝聚、死亡。③阿比多尔，是一种广谱抗病毒药物，对无包膜及有包膜的病毒均有作用，其抗病毒机制主要是增加流感病毒构象转换的稳定性，从而抑制病毒外壳血凝素（HA）与宿主细胞膜的融合作用，并能穿入细胞核直接抑制病毒 RNA 和 DNA 的合成，阻断病毒的复制，另外还可能具有调节免疫和诱导干扰素的作用，增加抗病毒效果。④帕利珠单抗，可用于预防呼吸道合胞病毒感染。

（2）抗 DNA 病毒药物：①阿昔洛韦，又称无环鸟苷，属核苷类抗病毒药物，为嘌呤核苷衍生物，在体内可转化为三磷酸化合物，干扰病毒 DNA 聚合酶，从而抑制病毒复制，故为抗 DNA 病毒药物。②更昔洛韦，又称丙氧鸟苷，为阿昔洛韦衍生物，其作用机制及抗病毒谱与阿昔洛韦相似。③西多福韦，是一种新型开环核苷类抗病毒药物，与阿昔洛韦不同的是，该药只需非特异性病毒激酶两次磷酸化催化，即可转化为活性形式，故对部分无法将核苷转化成单磷酸核苷（核酸）的 DNA 病毒有效。西多福韦具有强抗疱疹病毒活性，对巨细胞病毒感染疗效尤为突出，可用于免疫功能低下患者巨细胞病毒感染的预防和治疗。

广谱抗病毒药：①利巴韦林，广谱抗病毒药物，其磷酸化产物为病毒合成酶的竞争性抑制剂，可抑制肌苷单磷酸脱氢酶、流感病毒 RNA 聚合酶和 mRNA 鸟苷转移酶，阻断病毒 RNA 和蛋白质合成，进而抑制病毒复制和传播。②膦甲酸钠，为广谱抗病毒药物，主要通过抑制病毒 DNA 和 RNA 聚合酶发挥其生物效应。

（三）抗休克治疗

感染性休克属于血容量分布异常的休克，存在明显的有效血容量不足，治疗上首先应进行充分的液体疗法，尽早达到复苏终点：中心静脉压 8 ~ 12 cmH$_2$O、平均动脉压（MAP）≥65 mmHg，尿量≥0.5 mL/（kg·h），混合血氧饱和度（SvO$_2$）≥70%。在补充血容量后若血压仍未能纠正，应使用血管活性药物。根据病情可选择去甲肾上腺素等；若存在心脏收缩功能减退者，可联合应用多巴酚丁胺，同时应加强液体管理，避免发生或加重肺水肿，影响氧合功能及抗感染治疗效果。

（四）肾上腺糖皮质激素

肾上腺糖皮质激素具有稳定溶酶体膜，减轻炎症和毒性反应，抑制炎症介质的产生，对保护各脏器功能有一定作用。常用甲泼尼龙，主张大剂量、短程（不超过 3 天）治疗，必须在有效控制感染的前提下应用，在感染性休克中，糖皮质激素的应用越早越好，在组织细胞严重损害之前应用效果尤佳，一般建议应用氢化可的松 200 ~ 300 mg/d，分 2 ~ 3 次，疗程共 5 ~ 7 天。

（五）加强营养支持

重症肺炎患者早期分解代谢亢进，目前建议补充生理需要量为主，过多的热量补充反而对预后不利，且加重心脏负荷。病情发展稳定后则需根据患者体重、代谢情况而充分补充热量及蛋白，一般补充热量 30 ~ 35 kcal/kg，蛋白质 1 ~ 1.5 g/kg。改善营养状态，有利于病情恢复及呼吸肌力增强、撤离呼吸机。

（六）维持或纠正重要器官功能

随着病情进展，重症肺炎可引起多器官功能损害，常见有肾、消化道、肝、内分泌、血液等器官或系统的功能损害，故在临床上应密切监测机体各器官功能状况。一旦出现器官功能受损，根据程度的不同而采用相应的治疗措施。

第二节　哮喘急性重危发作

一、概述

支气管哮喘（哮喘）是常见慢性呼吸道疾病，具有反复急性发作的特点，严重发作可威胁生命。哮喘发病率各地不一，但均有不断增高趋势。20 世纪 90 年代，世界卫生组织哮喘全球防治创议（CINA）曾发布"哮喘防治策略"，之后曾多次修订，对推动和规范哮喘防治、减轻和减少反复急性发作、提高生活质量起到一定作用。许多国家和地区亦参照该文件，根据各自的具体条件制定相应指南。我国于2003年发布新修订的"支气管哮喘防治指南"，对哮喘急性发作期的治疗较以往版本有更详细的阐述。虽然哮喘治疗策略不断完善，哮喘治疗药物不断发展，但是哮喘的病死率仍高，估计全球哮喘死亡人数每年达180 000人，患者多死于哮喘急性重危发作。提高急性重危发作的救治水平，避免或减低因哮喘急性发作所致死亡，是当前关注的课题。

哮喘急性重危发作有2种类型。①哮喘急性发作：经常规治疗无效，症状进行性加重，最终危及生命。②哮喘急性重度发作：在数小时甚至数分钟内心、肺骤停，导致死亡（哮喘猝死）。发生原因往往与患者对哮喘认识不足，以及对规范化长期计划治疗依从性差有关。因此，推行哮喘规范化防治，加强患者教育宣传，增加治疗依从性，至关重要。另一方面，加强对哮喘急性发作严重程度的客观评价和及时正确抢救等，对于降低急性重危发作的病死率甚为关键。

二、病因

重症哮喘形成的原因较多，发生机制也较为复杂，哮喘患者发展成为重症哮喘的原因往往是多方面的。作为临床医生在抢救重症哮喘患者时应清醒地认识到，若要有效地控制病情，除对重症哮喘进行及时的诊治外，寻找每例患者发展成重症哮喘的病因并予以排除是非常重要的。目前已基本明确的病因主要有以下几点。

（一）变应原或其他致喘因素持续存在

哮喘是由于支气管黏膜感受器在特定的刺激后发生速发相及迟发相反应而引起支气管痉挛、气道炎症和气道高反应性，造成呼吸道狭窄所致。如果患者持续吸入或接触变应原或其他致喘因子（包括呼吸道感染），可导致支气管平滑肌的持续痉挛和进行性加重的气道炎症，上皮细胞剥脱并损伤黏膜，使黏膜充血水肿、黏液大量分泌，甚至形成黏液栓，加上气道平滑肌极度痉挛，可严重阻塞呼吸道，引起哮喘持续状态而难以缓解。

（二）β_2 受体激动剂的应用不当和（或）抗感染治疗不充分

目前已证实，哮喘是一种气道炎症性疾病，因此抗炎药物已被推荐为治疗哮喘的第一线药物。然而，临床上许多哮喘患者长期以支气管扩张剂为主要治疗方案，抗感染治疗不充分或抗感染治疗药物使用不当，导致气道变态反应性炎症未能有效控制，使气道炎症日趋严重，气道高反应性加剧，哮喘病情日益恶化。而且长期盲目地大量应用自 β_2 受体激动剂，可使自 β_2 受体发生下调，导致其"失敏"。在这种情况下突然停止用药，可造成气道反应性显著增高，从而诱发危重哮喘。

（三）脱水、电解质紊乱和酸中毒

哮喘发作时，患者出汗多和张口呼吸使呼吸道丢失水分增多；吸氧治疗时，加温湿化不足；氨茶碱等强心、利尿药使尿量相对增加；加上患者呼吸困难，饮水较少等因素，导致哮喘发作的患者常存在不同程度的脱水，因而造成组织脱水，痰液黏稠，形成无法咳出的黏液痰栓，广泛阻塞中小气道，加重呼吸困难，导致通气功能障碍，形成低氧血症和高碳酸血症。同时，由于缺氧、进食少，体内酸性代谢产物增多，可并发代谢性酸中毒。在酸中毒情况下，气道对许多平喘药的反应性降低，进一步加重哮喘病情。

（四）突然停用激素，引起"反跳现象"

某些患者因对一般平喘药无效或因医生治疗不当，长期反复应用糖皮质激素，使机体产生依赖性或耐受性，一旦某种原因，如缺药、手术、妊娠、消化道出血、糖尿病或治疗失误等导致突然停用糖皮质激素，可使哮喘不能控制并加剧。

（五）情绪过分紧张

患者对病情的担忧和恐惧一方面可通过皮质和自主神经反射加重支气管痉挛和呼吸困难，另一方面昼夜不眠可使患者体力不支。此外，临床医师和家属的精神情绪也会影响患者，促使哮喘病情进一步的恶化。

（六）理化因素和因子的影响

有些报道发现，一些理化因素如气温、湿度、气压、空气离子等，对某些哮喘患者可产生不同程度的影响，但迄今为止机制不清楚。有学者认为气候因素能影响人体的神经系统、内分泌体液中的 pH 值、钾与钙的平衡及免疫机制等。空气中阳离子过量也可使血液中钾与钙起变化，导致支气管平滑肌收缩。

（七）有严重并发症或伴发症

如并发气胸、纵隔气肿或伴发心源性哮喘发作、肾功能衰竭、肺栓塞或血管内血栓形成等，均可使哮喘症状加重。

三、临床表现

哮喘急性发作时的症状有呼吸困难、喘息、咳嗽、胸闷，中至重度发作者不愿或不能平卧，心情焦躁、烦躁不安、大汗淋漓、讲话不连贯，平时所用支气管舒张剂的剂量和次数增加。如果是由呼吸道感染诱发的哮喘发作，则有相应症状，如流涕、咽痛、声嘶、咳痰，痰为黏脓性或脓性状。体格检查时可见患者呼吸频率增快（严重时 >30 次/分钟）、呼吸窘迫、喘鸣，由于肺过度充气使胸廓前后径增大，运动幅度下降，辅助呼吸肌参与工作（胸锁乳突肌收缩、三凹征），两肺听诊可闻哮鸣音，呼气延长，亦可有干啰音，心率增快。哮喘发作加重可出现奇脉，吸气相收缩压下降（≥10 mmHg），奇脉明显（≥25 mmHg）时多为重症哮喘。患者若出现发绀，提示哮喘病情已属危重。此外，两肺哮鸣音消失和奇脉消失，除可能是经治疗病情改善的表现外，亦可以是病情极度恶化和危重的征象，须高度警惕，危重型哮喘气道内若有广泛的黏液栓塞和呼吸衰竭，可使两肺哮鸣音消失，称为"沉默胸"，同时还有胸腹矛盾运动，心动徐缓和意识障碍，如嗜睡、昏迷。

四、辅助检查

1. 实验室检查

患者血清与痰中嗜酸性粒细胞及其活性产物如嗜酸细胞阳离子蛋白（ECP）含量增加。呼出气中一氧化氮水平升高及尿中白三烯代谢产物（LTE_4）水平增高反映了气道炎症加重，在急性发作期更为明显。同时应检测血清钾和血糖，大剂量使用 β_2 受体激动剂和糖皮质激素，以及患者有脱水和呼吸性碱中毒时可引起低钾血症。全身使用糖皮质激素可引起血糖升高。

2. 肺功能测定

峰值呼气流速（PEF）和第 1 秒用力呼气流量（FEV_1）为最常用于诊断哮喘急性加重的肺功能指标。根据 PEF 和 FEV_1 下降的绝对值或占预计值的百分比来诊断并判断哮喘发作的严重程度，并可在使用支气管舒张剂治疗后，根据 PEF 或 FEV_1 的改善程度，来评估患者对治疗的反应，判断病情的严重性及预后，并以此来决定患者是否需住院治疗。

3. 动脉血气测定

在哮喘发作早期或轻度发作时，动脉血气是正常的（Ⅰ期）。呼吸急促和情绪焦虑紧张使通气过度，出现低碳酸血症（呼吸性碱中毒）（Ⅱ期）。如果气道阻塞加重，呼吸肌疲劳，则动脉血二氧化碳分压（$PaCO_2$）回至正常，为 $PaCO_2$ 假性正常，同时有 PaO_2 下降（Ⅲ期）。随着病情进展变得危重时，通气严重不足将导致 CO_2 潴留（呼吸性酸中毒），PaO_2 进一步降低，此时为Ⅱ型呼吸衰竭（Ⅳ期）。

哮喘急性发作时，如一直在进行肺功能（PEF 或 FEV_1）监测则并不需要常规测定动脉血气。但如患者气道阻塞症状严重或进行性恶化，必须作出将患者收住医院的决定时，应测定动脉血气。脉氧仪具有移动方便、可无创和持续监测的优点，尽管不能测定 $PaCO_2$，但也可依据氧饱和度（SaO_2）来判断有无缺氧及呼吸衰竭的发生。

4. 其他

胸部 X 线摄片检查显示两肺过度充气，当有黏液栓塞时可有灶性肺不张。有时危重型哮喘的原因为并发气胸和纵隔气肿，通过胸片可被检出。胸片还可发现并发的肺部感染。心电图检查可示窦性心动过速，严重哮喘发作时由于肺动脉高压使右心室负荷增大和两肺过度充气压迫心脏，心电图可表现有右心室肥厚和心脏显著顺钟向转位，此类心电图改变在哮喘完全缓解后可恢复。

多数哮喘患者的肺功能是在几天内逐渐恶化的，但也有少数患者的哮喘急性发作病情演变迅速，在几分钟到数小时内即可出现呼吸、循环衰竭危象。因此，有人将发生急性呼吸衰竭的哮喘分成两类，即急性严重哮喘和急性窒息性哮喘。

五、哮喘急性发作严重程度客观评估

哮喘急性重危发作的病死率为 1%~2%。正确估计病情严重度，及时正确治疗是成功救治的关键。对哮喘急性发作严重程度认识不足是影响预后的重要原因之一。患者往往习惯急性发作时在家自行吸入支气管舒张剂以缓解症状，并且治疗无效或疗效不持久时反复使用，忽视对每次急性发作严重程度的自我评估，亦很少意识到哮喘急性发作可能威胁生命，以致延误就医。医务人员在诊治患者时亦可能忽视必要的检查和客观评估，造成对发作严重程度估计不足。应详细询问病史，包括过去发作情况和近期用药情况，全面体检和必要的化验检查，尤应重视动脉血氧分析。"支气管哮喘防治指南"对哮喘病情的评估分两部分，即：①治疗前和治疗期间哮喘病情严重程度分级。②哮喘急性发作时病情的严重程度分级，见表 3-1。

表 3-1 哮喘急性发作时病情严重程度的分级

临床特点	轻度	中度	重度	危重
气短	步行、上楼时	稍事活动	休息时	
体位	可平卧	喜坐位	端坐呼吸	
讲话方式	连续成句	单词	单字	不能讲话
精神状态	可有焦虑，尚安静	时有焦虑或烦躁	常有焦虑、烦躁	嗜睡或意识模糊
出汗	无	有	大汗淋漓	
呼吸频率	轻度增加	增加	常 >30 次/分钟	
辅助呼吸肌活动及三凹征	常无	可有	常有	胸腹矛盾运动
哮鸣音	散在，呼吸末期	响亮、弥漫	响亮、弥漫	减弱乃至无
脉率（次/分钟）	<100	100~120	>120	脉率变慢或不规则
奇脉	无，<10 mmHg	可有，10~25 mmHg	常有，>25 mmHg	无，提示呼吸肌疲劳
使用 β_2 激动剂后 PEF 预计值或个人最佳值（%）	>80%	60%~80%	<60% 或 <100 L/min 或作用时间 <2 小时	
PaO_2（mmHg）	正常或轻度降低	≥60	<60	
$PaCO_2$（mmHg）	<45	≤45	>45	
SaO_2（%）	>95	91~95	≤90	
pH			降低	

急性发作时除按照临床表现进行分级外，还根据动脉血气分析作为分级的量化指标。①轻度：PaO_2 正常或轻度降低，$PaCO_2$ <45 mmHg，SaO_2 >95%。②中度：PaO_2 ≥60 mmHg，$PaCO_2$ ≤45 mmHg，SaO_2 为 91%~95%。③重度 PaO_2 ≤60 mmHg，$PaCO_2$ >45 mmHg，SaO_2 ≤90%。动脉血气分析的动态变化能较准确地反映病情。当 PaO_2 进一步降低而 $PaCO_2$ 由轻度因过度通气而降低，以后因气道阻塞加重和发生呼吸肌疲劳，肺通气量不足，因此 PaO_2 进一步降低，而 $PaCO_2$ 由降低而逐步增高，最终因体内二氧化碳潴留，$PaCO_2$ 明显增高，而发生通气衰竭，病情危重，有生命危险，须及时抢救。传统上认为哮喘持续状态表示病情危重，但是哮喘持续状态的定义为哮喘持续 >24 小时，药物治疗无效，症状进行性加重。该定义缺乏客观量化指标，而且将时间限定在 24 小时以上不够合理，因为哮喘急性重危发作可在数小时内危及生命，拘泥于时间标准，可能延误治疗。

六、治疗

(一) 一般综合治疗

1. 氧疗

重症哮喘常有不同程度的低氧血症存在，因此原则上均应吸氧。吸氧流量为 1~3 L/min，吸氧浓度一般不超过 40%。此外，为避免气道干燥，吸入的氧气应尽量温暖湿润。

2. β_2 受体激动剂

短效 β_2 受体激动剂吸入治疗药物能直接兴奋气道平滑肌和肥大细胞 β_2 受体，舒张气道平滑肌，缓解喘息症状。

对于重症哮喘患者不宜经口服或直接经定量气雾剂（MDI）给药，因为此时患者病情重，无法深吸气、屏气，也不能协调喷药与呼吸同步。因此，传统的压力型定量气雾剂（PMDI）和干粉吸入剂并不适用。可供选择的给药方式如下。

（1）持续雾化吸入：以高流量氧气（或压缩空气）为动力，雾化吸入 β_2 受体激动剂。一般情况下，成人每次雾化吸入沙丁胺醇或特布他林雾化溶液 1~2 mL，12 岁以下儿童减半，在第 1 小时内每隔 20 分钟重复一次。中高档呼吸机一般配备可进行雾化吸入的装置，故对于插管的危重患者，雾化吸入也可经呼吸机相连的管道给药。

（2）借助储雾罐使用 MDI 给予 β_2 受体激动剂，每次 2 喷，必要时在第 1 小时内每隔 20 分钟可重复一次。

（3）静脉或皮下给药：沙丁胺醇 0.5 mg 或特布他林宁 0.25 mg 皮下注射，以后再将沙丁胺醇 1 mg 加入 100 mL 液体内缓慢滴注（每分钟 2~8 μg）。无心血管疾病的年轻患者可皮下注射 1∶1 000 肾上腺素 0.3 mL，1 小时后可重复注射一次。注意：高龄、患有严重高血压、心律失常的患者或成人心率超过 140 次/分钟时应慎将 β_2 受体激动剂静脉或皮下使用。此外，尚应注意患者可能在来院前已反复自行使用短效 β_2 受体激动剂 PMDI 或干粉吸入治疗，导致呼吸道 β_2 受体功能下降，若继续使用大剂量雾化吸入剂非但无效，反可能增加不良反应的发生。

3. 糖皮质激素的应用

糖皮质激素是最有效的抗变态反应炎症药物。哮喘急性重危发作患者因严重支气管平滑肌痉挛和气道变应性炎症而引起支气管广泛阻塞，若单用短效 β_2 受体激动剂或氨茶碱等支气管舒张剂，仅能暂时缓解症状，但未能有效控制气道变应性炎症，因此，随病情发展，气道阻塞症状复现且更严重，甚至引起死亡，应该根据病情，及早联合使用糖皮质激素口服或静脉滴注。目前认为对哮喘急性重危发作应及早全身应用糖皮质激素与支气管舒张剂作联合治疗，这是因为糖皮质激素抗炎作用起效较慢，通常需经 4~6 小时才能显效，因此，两者联合使用可以达到即时舒张支气管平滑肌，并继而控制气道变应性炎症的作用。若按传统方法先用支气管舒张剂治疗无效后才用糖皮质激素治疗，则可导致病情已进一步加重，失去早期有效治疗的机会。建议对哮喘急性重危发作或过去急性发作时曾用糖皮质激素治疗，以及近期口服糖皮质激素者，应及时联合使用糖皮质激素和支气管舒张剂。

一旦确诊患者为重症哮喘，就应在应用支气管扩张剂的同时，及时足量自静脉快速给予糖皮质激素。糖皮质激素全身治疗的建议剂量为琥珀酸氢化可的松 400~1 000 mg/d 或甲泼尼 80~160 mg/d，也可用地塞米松 5~10 mg 静脉注射，每 6 小时可重复一次。无糖皮质激素依赖者，可在短期内（3~5 天）停药，有糖皮质激素依赖倾向者，应延长给药时间，待症状控制后，改为口服给药，并逐渐减少激素用量。地塞米松虽然抗炎作用较强，但由于在血浆和组织中半衰期长，对脑垂体肾上腺轴的抑制时间长，故应尽量避免使用或仅短时间使用。

4. 静脉给予氨茶碱

首剂量氨茶碱 0.25 g 加入 100 mL 葡萄糖注射液中静脉滴注或静脉推注（不少于 20 分钟），继而以 0.5~0.8 mg/（kg·h）的速度进行静脉持续滴注，建议成人每日氨茶碱总量不超过 1 g。由于茶碱治疗域狭窄，茶碱代谢有较大个体差异，因此对于老年人、幼儿及肝肾功能障碍、甲状腺功能亢进或同时使用西咪替丁、喹诺酮或大环内酯类抗生素等药物者，应监测氨茶碱血药浓度，使血药浓度维持 6 ~ 15 mg/L，以保证有效和安全，严重不良反应包括心律失常和血压下降，甚至死亡。

5. 抗胆碱能药物

吸入抗胆碱能药物，如溴化异丙托品，可阻断节后迷走神经传出支，通过降低迷走神经张力而舒张支气管，其扩张支气管的作用较 β_2 受体激动剂弱，起效也较缓慢，但不良反应很少。可与 β_2 受体激动剂联合吸入治疗，使支气管扩张作用增强并持久。尤其适用于夜间哮喘及痰多的患者。可用定量吸入器（MDI），每次 2 ~ 3 喷，每日 3 次或用 100 ~ 150 μg/mL 的溶液 3 ~ 4 mL 加入雾化器持续雾化吸入。

6. 纠正脱水

重症哮喘患者由于存在摄水量不足，加之过度呼吸及出汗，常存在不同程度的脱水，使气道分泌物黏稠，痰液难以排出，影响通气，因此，补液有助于纠正脱水，稀释痰液，防治黏液栓形成。根据心脏及脱水情况，一般每日输液 2 000 ~ 3 000 mL。

7. 积极纠正酸碱失衡和电解质紊乱

重症哮喘时，由于缺氧、过度消耗和入量不足等原因易于出现代谢性酸中毒，而在酸性环境下，许多支气管扩张剂将不能充分发挥作用，故而及时纠正酸中毒非常重要。建议在 pH < 7.2 时可使用碱性药物，每次给予 5% 碳酸氢钠溶液 150 mL 静脉滴注。如果要立即实施机械通气，补碱应慎重，以避免过度通气又造成呼吸性碱中毒。由于进食不佳和缺氧造成的胃肠道反应，患者常伴呕吐，常出现低钾、低氯性碱中毒，故应予以补充。

8. 针对诱发发作的因素和并发症或伴发症进行预防及处理

如及时脱离致敏环境；对于感染导致哮喘加重的患者，应积极针对性的抗感染治疗，包括使用抗生素，但抗生素的使用不能泛滥，除非有证据表明患者存在有肺部细菌性感染，否则不提倡常规使用抗生素。另外，也应对危重哮喘并发症或伴发症进行预防及处理，包括心律失常、颅内高压、脑水肿、消化道出血等。

（二）重症哮喘的机械通气治疗

对哮喘急性重危发作、出现急性呼吸衰竭者应做通气支持治疗。鼻（面）罩等非创伤性通气方式使用方便，有利于早期进行机械通气治疗，但意识障碍、自主呼吸弱者不宜使用。对无创通气治疗无效或不宜进行无创通气治疗者，应及时采取有创（经口、鼻气管插管或气管切开插管）机械通气治疗，以挽救患者于垂危。

哮喘患者行机械通气的绝对适应证为心跳呼吸骤停，呼吸浅表伴意识不清或昏迷。一般适应证为患者具有前述临床表现，经氧疗、全身应用糖皮质激素、支气管舒张剂等药物治疗后，临床表现仍继续恶化，尤其是 PaO_2 进一步降低，而 $PaCO_2$ 进行性升高，甚至 > 45 mmHg 伴酸中毒者，应及时使用辅助机械通气治疗。

1. 非侵入性正压通气（NIPPV）

由于气管插管具有一定的并发症，且可明显增加气道阻力，重症哮喘者应尽早应用鼻或口（鼻）面罩机械通气。最理想的是先使用简易呼吸囊随患者的呼吸进行较高氧浓度的人工辅助呼吸，待患者适应，酸中毒缓解后再行呼吸机辅助通气，则更为安全。现提倡持续气道正压通气（CPAP）联合压力支持通气（PSV），也称为双水平正压通气（BiPAP）。其方法为：起始 CPAP 水平为 0，PSV 为 10 cmH₂O。患者逐渐适应后，调节 CPAP 为 5 cmH₂O，以后 PSV 逐步增加以达到最大呼气潮气量（VT）≥7 mL/kg，呼吸频率 < 25 次/分钟。但问题在于：①在危重哮喘，紧扣面罩，患者常觉憋气更严重而不能耐受。②由于患者呼吸频率快、焦虑烦躁，人机协调不好。③胃肠胀气时增加胃内容物吸入的危险性。④张口呼吸时，易出现气道干燥。另外，面罩不利于分泌物清除。⑤不利于气道给药。

下列情况不宜进行 NIPPV：①收缩血压 < 90 mmHg 或应用升压药物。②心电图显示心肌缺血或严重心律失常。③昏迷、抽搐或需建立人工气道以清除分泌物。④危及生命的低氧血症。

2. 气管插管进行机械通气

对无创通气治疗无效或不宜行无创通气治疗者，应及时采取有创（经口、鼻气管插管或气管切开插管）机械通气治疗，以挽救患者于垂危。

推荐经口气管插管，理由是：经口插管相对容易，操作快，必要时给予镇静剂后再操作。经口气管插管口径相对较大，有利于减少阻力并便于吸痰。再者，哮喘插管上机时间一般较短，无需长期进行口腔护理。

为避免肺过度膨胀，甚至造成气压伤，故目前多主张低通气、低频率、可允许性高碳酸血症（PHC）的通气策略。虽然各类文献中并未阐明最高安全的 $PaCO_2$ 及最低安全的 pH 范围，但许多报道指出，$PaCO_2$ 80 ~ 100 mmHg 及 pH 值为 7.15 要比由于过高的通气压力所造成的肺损伤更为安全。也有学者认为，PHC 时主要注意的应当是 pH 值，而并非 $PaCO_2$ 水平。呼吸机的起始设置模式以容量控制通气（VCV）为宜，各参数可设置为：潮气量 8 ~ 10 mL/min，频率 10 ~ 15 次/分钟，每分通气量 ≤115 mL/kg（8 ~ 10 L），呼气末正压（PEEP）=0，吸呼比 1：3.0，通过调整吸气流速或采用流量触发方式，在保持较合适的每分通气量的前提下，尽可能保持吸气末平台 < 30 cmH_2O。应强调 PHC 是为避免并发症的一个过渡阶段，待肺过度充气缓解，胸廓运动幅度增大，气道压力降低时，则不必去追求允许性高碳酸血症的应用，要结合不同患者及其不同阶段的具体情况来妥善地应用机械通气。

3. 镇静剂、肌松剂的应用

对危重哮喘患者在使用气管插管或气管切开行机械通气时要重视镇静剂及肌松剂的应用。镇静剂能给患者以舒适感，防止人机对抗，降低氧耗和二氧化碳的产生。常用的镇静药物有地西泮（安定）、咪达唑仑和异泊酚等。如安定常用剂量为 10 mg 静脉注射；与安定比较，咪达唑仑是一种快速和相对短效的药物，注射部位疼痛和血管刺激少，可比安定产生更舒适的催眠作用，同时产生明显的抗焦虑作用。咪达唑仑达到中枢峰效应的时间为 2 ~ 4 分钟，其消除半衰期约 2 小时，多采用连续输注给药，先静脉注射负荷量 0.025 ~ 0.05 mg/kg 后，以 1.0 ~ 2.0 μg/（kg·min）维持。患者血压低时应慎用安定、咪达唑仑。异泊酚具有起效快、过程平稳、不良反应少、镇静水平易于调节的特点，此外，该药还有一定的支气管扩张作用，用法：连续输注给药约 50 μg/（kg·min），可根据患者镇静状态进行调节。有时尽管已用镇静剂，但人机对抗仍未解决，造成气道高压，甚至 PaO_2 下降，此时需应用肌松剂，但肌松剂不宜应用时间太长，特别是在同时使用大剂量糖皮质激素治疗的危重哮喘患者，以免产生甾体类肌松药综合征，导致撤机困难。

4. 关于机械通气的撤离

一旦气道阻力开始下降以及 $PaCO_2$ 恢复正常，镇静药及肌松剂已撤除，症状也明显好转，则应考虑撤机。

哮喘急性重危发作时经正确药物治疗病情可缓解，辅助机械通气治疗帮助患者避免因严重通气衰竭对生命的威胁，随着病情的好转，缺氧和 CO_2 潴留得到进一步纠正并恢复正常，在数天内即可撤除辅助机械通气治疗，抢救成功率较高。但应注意正确操作，避免可能发生的机械通气并发症。

（三）重症哮喘的非常规治疗

1. 硫酸镁静脉滴注

其作用机制尚未明了，可能与降低细胞内钙浓度致气道平滑肌舒张及其镇静作用有关。常用的方法有以下几种。

（1）静脉推注：25% 硫酸镁 5 mL 加入 40 mL 葡萄糖注射液中静脉注射，20 分钟左右推完。

（2）静脉滴注：25% 硫酸镁 10 mL 加入 5% 葡萄糖注射液 250 mL 中，滴速 30 ~ 40 滴/分钟。

使用该药时，应注意低血压、心率减慢的发生。

2. 吸入氮氧混合气

氮气密度较低，能使哮喘时小气道狭窄及黏膜表面分泌物增多所引起的涡流减轻，从而减低气道阻力，减少呼吸功、氧耗和二氧化碳产量。此外，氮能加强 CO_2 的弥散，从而使单位时间内 CO_2 排出量增加。已有多项研究报道，气管插管或非气管插管哮喘患者伴高碳酸血症性呼吸衰竭时，在吸入氮氧混合气（氮浓度为 60% ~ 80%）20 分钟内，$PaCO_2$ 显著降低，pH 增高。在治疗过程中需密切监测氧浓度。

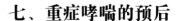

七、重症哮喘的预后

对于哮喘发作前身体基础状况好的患者来说预后良好，而并发肺心病、严重肺部感染、中毒性心肌炎及伴有严重并发症的患者则预后不良。为了减少因延误治疗出现严重的并发症，建议在医疗条件允许的情况下，插管上机宜早不宜迟，当患者出现呼吸肌疲劳的迹象，估计 $PaCO_2$ 开始超过患者基础 $PaCO_2$ 值时，就应准备插管上机，以免失去最佳抢救时机。

第三节　急性肺水肿

一、概述

急性肺水肿是由不同病因引起肺组织血管外液体异常增多，液体由间质进入肺泡，甚至出现呼吸道泡沫状分泌物的病理状态。临床表现为突然出现严重的呼吸困难，端坐呼吸，伴咳嗽，常咳出粉红色泡沫样痰，患者烦躁不安、口唇发绀、大汗淋漓、心率增快、两肺满布湿啰音及哮鸣音，严重者可引起晕厥及心脏骤停。

根据临床病因分类可将急性肺水肿分为心源性肺水肿和非心源性肺水肿。根据水肿发展的过程又可分为肺间质性肺水肿和肺泡性肺水肿。第一阶段是肺间质水肿：肺血管外液体增加，最初积聚于肺泡毛细血管膜的间隙中，然后流向肺泡管以上疏松的肺间质间隙，包括肺小血管、小气道周围及肺小叶间隙，此阶段称为"间质性肺水肿"；第二阶段是肺泡水肿：若间质内积液过多，张力增高，则可将毛细血管内皮和肺泡上皮从基底膜剥离开来，导致更多的液体渗出，并使液体进入肺泡内，形成肺泡性肺水肿。

由于急性心源性肺水肿和非心源性肺水肿的产生原因和发病机制不同，所以处理原则也不一样。肺水肿如果抢救不力，病情可迅速恶化，甚至死亡；若发现及时，抢救治疗及时有效，则预后良好。本节主要讨论急性心源性肺水肿。

二、病因

1. 诱发因素

有基础心脏病的患者，急性心源性肺水肿的发生常常由一些增加心脏负荷的因素所诱发，如急性感染、用力大便、情绪激动、过度劳累、急性心律失常、静脉输血、输液过多过快、水电解质紊乱等。

2. 常见病因

（1）心肌急性弥漫性损害导致心肌收缩力减弱：如急性广泛性心肌梗死、急性心肌炎等。

（2）急性机械性阻塞致心脏压力负荷过重及排血受阻：如严重高血压、主动脉瓣狭窄或二尖瓣狭窄等。

（3）急性心脏容量负荷过重：如急性心肌梗死或感染性心内膜炎、心脏外伤等引起心瓣膜损害、腱索断裂、乳头肌功能不全、室间隔穿孔等，此外静脉输血、输液过多过快时也可导致急性肺水肿发生。

（4）急性心室舒张受限：如急性大量心包积液所致的急性心脏压塞，导致心排血量减少和体循环淤血等。

（5）组织代谢增加和循环加速：如甲状腺功能亢进、严重贫血等。

三、发病机制

正常情况下，心腔两侧的排血量相当恒定。若右心排血量一时性超过左心室，其所增加的血量滞留在肺血管内，使肺扩张压力、肺静脉压和左心房充盈压均呈一时性增高，直至左心排血量作出相应的调节，使两侧心腔的排血量又处于平衡状态。如果左心的调节能力不能做出相应的反应，势必导致肺毛细血管静水压增高。当心肌严重受损和（或）左心负荷过重时，若左室舒张末压 > 12 mmHg，毛细血管

平均压 > 35 mmHg，肺静脉平均压 > 30 mmHg，可引起心排血量降低和肺淤血，肺毛细血管静水压超过血管内胶体渗透压及肺间质静水压，过多的液体从肺泡毛细血管进入肺间质甚至肺泡内，从而产生急性心源性肺水肿。

四、临床表现

1. 先兆症状

恐惧、面色苍白、心动过速、血压升高、出冷汗。

2. 间质性肺水肿

呼吸急促、端坐呼吸、咳嗽、胸闷、颈静脉怒张、喘鸣。听诊双肺可闻及干啰音或少量湿啰音。

3. 肺泡性肺水肿

更严重的呼吸困难，口唇、甲床发绀，咳嗽，咳出大量的粉红色泡沫痰；听诊双肺满布大、小水泡音及哮鸣音，心尖区可闻及奔马律、收缩期杂音；心界向左下扩大，可有心律失常和交替脉。晚期出现休克、意识模糊。

五、辅助检查

1. 胸部 X 线摄片

（1）肺水肿早期：胸部 X 线摄片主要特点是肺上部，特别是肺尖部血管扩张和淤血，有显著的肺纹理增加。

（2）间质性肺水肿：主要特点表现在 X 线片上肺血管、支气管、淋巴管的肺纹理增多、增粗和边缘模糊不清，可见到 Kerley 线，据其发病过程和程度不同又分成 A、B、C 线。A 线多见于肺上、中部，是参差不齐、走向肺门的不分叉、约长 4 cm 的线性阴影。B 线为短而轮廓清晰、水平走向的线状阴影，多见于肺下部的肋膈角。C 线为细而交错的线状阴影，可见于肺野的任何部位，但最常见于肺中央与基底部。A、C 线常见于急性发作的病例，而 B 线则常见于发病慢的病例。因间质内积液，故肺野密度普遍增高。

（3）肺泡性肺水肿：主要是肺泡状增密阴影，相互融合呈不规则片状模糊影，弥漫分布或局限于一侧或一叶，或见于肺门两侧，由内向外逐渐变淡，形成所谓"蝴蝶状"典型表现。

2. 动脉血气分析

（1）肺间质水肿：$PaCO_2$ 下降，pH 增高，呼吸性碱中毒。

（2）肺泡性肺水肿：$PaCO_2$ 升高和（或）PaO_2 下降，pH 下降，表现为低氧血症和呼吸性酸中毒。

3. 心电图检查

窦性心动过速或各种心律失常，心肌损害，左房、左室肥大等。

4. 心力衰竭标志物

B 型利钠肽（BNP）及其 N 末端 B 型利钠肽原（NT-proBNP），其临床意义如下。

（1）心力衰竭的诊断和鉴别诊断：如 BNP < 100 ng/L 或 NT-proBNP < 400 ng/L，心力衰竭可能性很小，其阴性预测值为 90%；如 BNP > 400 ng/L 或 NT-proBNP > 1 500 ng/L，心力衰竭可能性很大，其阳性预测值为 90%。如 BNP/NT-proBNP 水平正常或偏低，几乎可以除外急性心力衰竭的可能性。

（2）心力衰竭的危险分层：有心力衰竭临床表现，BNP/NT-proBNP 水平显著增高者，属高危人群。

（3）评估心力衰竭的预后：临床过程中这一标志物持续走高，提示预后不良。

5. 血流动力学监测

漂浮导管主要表现为左室舒张末压、肺毛细血管楔压（PCWP）增高，PCWP ≥ 18 mmHg。当 PCWP 在 18 ~ 20 mmHg 时为轻度肺淤血；当 PCWP 在 20 ~ 25 mmHg 时为中度肺淤血；当 PCWP 在 26 ~ 30 mmHg 时为严重肺淤血；当 PCWP 超过 30 mmHg 时出现肺水肿。

6. 超声心动图检查

左室射血分数降低，左室舒张末容积升高，室壁运动减弱等。

六、诊断

1. 病史

有引起急性心源性肺水肿的病因。

2. 症状和体征

发病急骤，突然出现严重呼吸困难，频繁咳嗽，咳粉红色泡沫样痰，伴烦躁不安、口唇青紫、大汗淋漓；双肺布满湿性啰音，伴有哮鸣音；心率增快，有奔马律、交替脉。

3. 辅助检查

胸部 X 线摄片提示肺间质水肿，肺门阴影呈蝴蝶状；BNP/NT-proBNP 升高明显；心脏超声提示收缩或舒张功能不全；血流动力学提示左室舒张末压增高等。

七、鉴别诊断

1. 急性心源性肺水肿与非心源性肺水肿的鉴别（表 3-2）

表 3-2　非心源性与心源性肺水肿的鉴别

项目	非心源性水肿	心源性肺水肿
病史	起病初期极少有心脏病发作 常有其他基础疾病	急性心脏病发作 半卧位或端坐呼吸
体征	常平卧，并不要求坐起 往往呈高流量状态（肢体末端温暖） 无奔马律 无颈静脉怒张 肺部有干性啰音	往往呈低流量状态（肢体末端冰冷） 有舒张早期奔马律 有颈静脉怒张 肺部有湿性啰音 心脏扩大
心电图检查	往往正常	可有心肌缺血或心肌梗死或心肌肥大改变
X 线检查	肺水肿呈肺周边分布	肺水肿呈肺门周围分布
心肌酶学改变	往往正常	可有心肌受损的酶学改变
PCWP	<18 mmHg	>18 mmHg
BNP	<100 pg/mL	>100 pg/mL

2. 急性呼吸窘迫综合征（ARDS）

有严重创伤、休克、感染等病史，表现为突发性、进行性呼吸窘迫、发绀，常伴有烦躁、焦虑表情、出汗等，其呼吸的窘迫特点不能用通常的氧疗法使其改善。早期体征可无异常或仅闻及双肺干啰音、哮鸣音，后期可闻及水泡音或管状呼吸音。胸部 X 线检查早期无异常，晚期可有大片浸润阴影，大片阴影中可见支气管充气征。强心、利尿治疗有效。

八、治疗

1. 监测

（1）无创监测：床边监护仪持续监测心率、呼吸频率、血压、心电图和血氧饱和度等。

（2）血流动力学监测：适用于血流动力学状态不稳定、病情严重且效果不理想的患者，如床边漂浮导管、有创动脉压力监测等。

2. 纠正缺氧

缺氧使毛细血管通透性增加，引起肺水肿，而肺水肿形成后更加重了肺毛细血管缺氧，形成恶性循环，故纠正缺氧是治疗肺水肿的首要措施。可将氧气先通过 70% 的酒精湿化后吸入，也可用 1% 硅酮溶液代替酒精，以降低泡沫的表面张力，减少泡沫破裂，改善肺通气功能。轻度缺氧患者可用鼻导管或面罩给氧，每分钟 6 ~ 8 L；重度低氧血症患者，采用无创或气管插管呼吸机辅助通气治疗，同时保证呼吸道通畅。

3. 改善静脉回流

患者应取半卧位或坐位，两下肢下垂，以减少静脉回流，减轻心脏负荷，缓解呼吸困难。也可用止血带轮流缚扎四肢，减轻肺水肿，从而有效地减少静脉回心血量，待症状缓解后逐步解除止血带，但此法禁用于休克及贫血患者。

4. 治疗原发病

消除诱因，如高血压可采取降压措施；选择有效抗生素控制感染；积极治疗各种影响血流动力学的快速性或缓慢性心律失常；应用硝酸酯类药物改善心肌缺血；糖尿病伴血糖升高者应有效控制血糖水平，又要防止出现低血糖；对血红蛋白低于 70 g/L 的贫血患者，可输注浓缩红细胞悬液。

5. 急性心源性肺水肿的药物治疗

（1）正性肌力药物：应用适当的正性肌力药物使左心室能在较低的充盈压下维持或增加心排血量，表现为剂量相关性的心肌收缩力增强，同时可以降低房颤时的心率，延长舒张期充盈时间，使肺毛细血管平均压下降。此类药物适用于低心排血量综合征。对伴有症状性低血压或心排血量降低伴有循环淤血的患者，可缓解组织低灌注所致的症状，保证重要脏器的血供。血压较低、对血管扩张药物及利尿剂不耐受或反应不佳的患者尤其有效。

药物种类和用法如下：①洋地黄类，此类药物能轻度增加心排血量和降低左心室充盈压；对急性心源性肺水肿患者的治疗有一定帮助。一般应用毛花苷 C 0.2 ~ 0.4 mg 缓慢静脉注射，2 ~ 4 小时后可以再用 0.2 mg，伴快速心室率的房颤患者可酌情适当增加剂量。②多巴胺，250 ~ 500 μg/min 静脉滴注。剂量个体差异较大，一般从小剂量开始，逐渐增加剂量，短期应用。③多巴酚丁胺，该药短期应用可以缓解症状，但并无临床证据表明对降低病死率有益。用法：100 ~ 250 μg/min 静脉滴注。使用时注意监测血压，常见不良反应有心律失常、心动过速，偶尔可因加重心肌缺血而出现胸痛。正在应用 β 受体阻滞药的患者不推荐应用多巴酚丁胺和多巴胺。④磷酸二酯酶抑制剂（米力农），首剂 25 ~ 50 μg/kg 静脉注射（5 ~ 10 分钟缓慢静脉注射），继以 0.25 ~ 0.50 μg/（kg·min）静脉滴注。此类药物可使心肌细胞内 cAMP 水平和 Ca^{2+} 增加，可使血管平滑肌细胞内 Ca^{2+} 减少，所以既可以增加心肌收缩力，同时还可以扩张动脉和静脉。常见不良反应有低血压和心律失常。剧烈咳嗽或伴胸痛时可予可待因 15 ~ 30 mg 口服。烦躁不安、谵妄者可服安定 5 mg 或水合氯醛 1 ~ 1.5 mg，不应用抑制呼吸的镇静剂。

（2）血管扩张剂：急性心源性肺水肿患者应用血管扩张药，可降低外周血管阻力和主动脉阻抗，提高左心室排血的效应，减低左心室充盈压，从而降低心脏前后负荷。收缩压 >110 mmHg 的急性心源性肺水肿患者通常可以安全使用；收缩压在 90 ~ 110 mmHg 的患者应谨慎使用；收缩压 < 90 mmHg 的患者禁忌使用。此类药在缓解肺淤血和肺水肿的同时不会影响心排血量，也不会增加心肌耗氧量。下列情况禁用血管扩张药物：收缩压 <90 mmHg 或持续低血压并伴症状，尤其有肾功能不全的患者，以避免重要脏器灌注减少；严重阻塞性心瓣膜疾病患者，如主动脉瓣狭窄，有可能出现显著的低血压，二尖瓣狭窄患者也不宜应用，有可能造成心排血量明显降低；梗阻性肥厚型心肌病。常用药物种类和用法如下：①硝酸酯类药物，此类药在减少每搏量和不增加心肌氧耗的情况下能减轻肺淤血，特别适用于急性冠状动脉综合征伴肺水肿的患者。静脉应用需经常测量血压，防止血压过度下降。硝酸甘油静脉滴注起始剂量 5 ~ 10 μg/min，每 5 ~ 10 分钟递增 5 ~ 10 μg/min，最大剂量 100 ~ 200 μg/min；或舌下含服，每次 0.3 ~ 0.6 mg。硝酸异山梨酯静脉滴注剂量 5 ~ 10 mg/h，亦可舌下含服，每次 2.5 mg。②硝普钠，适用于严重肺水肿、原有后负荷增加患者。临时应用从小剂量 10 μg/min 开始，可酌情逐渐增加剂量至 50 ~ 250 μg/min，静脉滴注，疗程不要超过 72 小时。由于其强效降压作用，应用过程中要密切监测血压，根据血压调整合适的维持剂量。停药应逐渐减量，并加用口服血管扩张剂，以避免反跳现象。③重组人脑钠肽（rhBNP），为了缓解因急性失代偿性心力衰竭而入院患者的呼吸困难，如果不存在症状性低血压，作为利尿剂治疗的一种辅助，可以考虑静脉内使用奈西立肽，其主要药理作用是扩张静脉

和动脉（包括冠状动脉），从而减低前、后负荷，在无直接正性肌力作用情况下增加心排血量。该药并非单纯的血管扩张剂，还可以促进钠的排泄，有一定的利尿作用；还可抑制肾素血管紧张素醛固酮系统（RAAS）和较高神经系统，阻滞急性心力衰竭演变中的恶性循环。

（3）利尿剂：急性心源性肺水肿应用利尿药治疗目的有两种：①使心脏前负荷减轻，缓解体循环和肺循环充血症状。②纠正由代偿机制造成的水钠潴留。首选呋塞米，先静脉注射 20 ~ 40 mg，继而静脉滴注 5 ~ 40 mg/h，其总剂量在起初 6 小时不超过 80 mg，起初 24 小时不超过 200 mg。应加用噻嗪类和（或）醛固酮受体拮抗药：氢氯噻嗪 25 ~ 50 mg，每日 2 次或螺内酯 20 ~ 40 mg/d。应注意低血压、低血容量、低血钾、低血钠等情况，并根据尿量和症状的改善状况调整剂量。

（4）镇静剂：主要应用吗啡。吗啡可消除患者的焦急情绪，又可反射性地扩张周围血管，减少回心血量，从而降低肺毛细血管静水压。用法为 2.5 ~ 5.0 mg 静脉缓慢注射，亦可皮下或肌内注射。伴二氧化碳潴留者则不宜应用，因可产生呼吸抑制而加重二氧化碳潴留，应密切观察疗效和呼吸抑制的不良反应。伴明显和持续低血压、休克、意识障碍、COPD 等患者禁忌使用。老年患者慎用或减量。亦可应用哌替啶 50 ~ 100 mg 肌内注射。

（5）支气管解痉剂：一般应用氨茶碱 0.125 ~ 0.25 g，以葡萄糖水稀释后静脉推注（10 分钟），4 ~ 6 小时后可重复一次；或以 0.25 ~ 0.5 mg/（kg·min）静脉滴注。亦可应用二羟丙茶碱 0.25 ~ 0.5 g 静脉滴注，速度为 25 ~ 50 mg/h。此类药物不宜用于冠心病，如急性心肌梗死或不稳定性心绞痛所致的急性二氧化碳患者，不可用于伴有心动过速或心律失常的患者。

6. 急性心源性肺水肿的非药物治疗

（1）主动脉内球囊反搏（IABP）：是机械性辅助循环方法之一，适用于严重二氧化碳潴留出现急性心源性肺水肿，甚至心源性休克的患者，可增加冠脉血流灌注，减少心肌做功，减轻心脏负荷，减少心肌氧耗，从而改善心功能。

（2）机械通气：急性心源性肺水肿患者行机械通气的指征：①出现心跳呼吸骤停，进行心肺复苏时。②并发 I 型或 II 型呼吸衰竭。机械通气的方式有无创呼吸机辅助通气、气管插管机械通气。

（3）血液净化治疗：急性心源性肺水肿出现高容量负荷，如严重的外周组织水肿，且对袢利尿剂和噻嗪类利尿剂抵抗；或伴有肾功能进行性减退，血肌酐 >500 μmol/L 者，可行血液净化治疗。

（4）心室机械辅助装置：急性心源性肺水肿经常规药物治疗无明显改善时，有条件的可应用此种技术。此类装置有体外模式人工肺氧合器（ECMO）、心室辅助泵（如可置入式电动左心辅助泵、全人工心脏）两种。

7. 急性心源性肺水肿的基础疾病治疗

（1）缺血性心脏病所致的急性心源性肺水肿：①抗血小板治疗，对于并发急性心肌梗死和不稳定性心绞痛的患者，应给予阿司匹林和氯吡格雷等强化抗血小板治疗；而对于无急性心肌梗死和不稳定性心绞痛的患者，口服阿司匹林即可。②抗凝治疗，对于急性心肌梗死和不稳定性心绞痛等患者，可根据相应指南给予低分子肝素或普通肝素等抗凝治疗。③改善心肌供血和减少心肌耗氧的治疗，应口服和静脉给予硝酸酯类药物。④他汀类药物治疗。⑤对于因心肌缺血发作而诱发和加重的急性心源性肺水肿（主要表现有胸痛、胸闷等症状，心电图有动态的缺血性 ST-T 改变），如果患者血压偏高、心率增快，可在积极控制心力衰竭的基础治疗上慎重应用口服或静脉注射 β 受体阻滞药，以利于减慢心率和降低血压，从而减少心肌耗氧量，改善心肌缺血和心功能。⑥对于 ST 段抬高急性心肌梗死，若在溶栓和急诊介入治疗时间窗内就诊并有溶栓和介入治疗指征，且在评价病情和治疗风险后，可予急诊介入治疗或静脉溶栓治疗。但此时介入治疗风险较大，必要时在应用 IABP 支持下行介入治疗更安全。⑦并发低血压和休克者，如有条件，可积极给予 IABP 或 ECMO 等机械辅助支持治疗，有助于提高抢救成功率。⑧除急诊介入治疗外，冠状动脉造影和血运重建治疗应在急性心肺水肿得到有效缓解后进行。

（2）高血压所致的急性心源性肺水肿：患者应在 1 小时内将平均动脉压较治疗前降低 25%，2 ~ 6 小时降至 160/110 mmHg，24 ~ 48 小时内使血压逐渐降至正常。优先考虑静脉给予硝酸甘油，亦可应用硝普钠。静脉给予呋塞米等袢利尿剂能起到辅助降压之效。乌拉地尔适用于基础心率很快、应用硝酸甘油或硝普钠后心率迅速增加而不能耐受的患者。

（3）心瓣膜病所致的急性心源性肺水肿：任何内科治疗和药物均不可能消除或缓解心瓣膜病变及其造成的器质性损害。此种损害可促发心肌重构，最终导致心力衰竭。在疾病逐渐进展过程中，一些因素，尤其伴快速心室率的房颤、感染、体力负荷加重等均可诱发心力衰竭的失代偿或发生急性心力衰竭。因此，对于此类患者早期采用介入或外科手术矫治是预防心力衰竭的唯一途径，部分无症状的心瓣膜病患者亦应积极考虑采用，以从根本上改善其预后。风湿性二尖瓣狭窄所致的急性肺水肿常由快速心室率的房颤诱发，有效地控制房颤的心室率对成功治疗急性心源性肺水肿极其重要。可应用毛花苷 C 0.4～0.6 mg 缓慢静脉注射，必要时 1～2 小时后重复一次，剂量减半。效果不理想者，可静脉加用 β 受体阻滞药，宜从小剂量开始（普通剂量的一半），酌情增加剂量，直至心室率得到有效控制。此外，还可静脉使用胺碘酮。药物无效者可考虑电复律。一旦急性心力衰竭得到控制，病情缓解，应尽早考虑介入术或外科手术，以解除瓣膜狭窄。

（4）急性重症心肌炎所致的急性心源性肺水肿：①积极治疗急性肺水肿，血氧饱和度过低患者予以氧气疗法和人工辅助呼吸。伴严重肺水肿和心源性休克者应在血流动力学监测下应用血管活性药物。②药物应用，糖皮质激素适用于伴有严重心律失常（主要为高度或三度房室传导阻滞）、心源性休克、心脏扩大的患者，可短期应用。α 干扰素和黄芪注射液用作抗病毒治疗。维生素 C 静脉滴注以保护心肌免受自由基和脂质过氧化损伤。由于细菌感染是病毒性心肌炎的条件因子，治疗初期可使用青霉素静脉滴注。但药物治疗的疗效因缺少临床证据而难以评估。③非药物治疗，严重的缓慢性心律失常伴血流动力学改变者应安置临时起搏器；伴严重泵衰竭患者可采用心室辅助装置；血液净化疗法有助于清除血液中大量的炎症因子、细胞毒性产物及急性肝肾功能损害后产生的代谢产物，避免心肌继续损伤。

第四节　急性肺损伤和急性呼吸窘迫综合征

一、概述

急性肺损伤（ALI）和急性呼吸窘迫综合征（ARDS）是由多种疾病引起的临床综合征，是急性呼吸衰竭的特殊类型。表现为呼吸窘迫、顽固性低氧血症和双侧肺部浸润性病变的 X 线征。ALI 和 ARDS 不是一个独立的疾病，它是连续的病理过程，其早期阶段为 ALI，重度的 ALI 即为 ARDS。ARDS 晚期多诱发或并发 MODS，病情凶险，病死率为 50%～70%。

二、病因

ALI 和 ARDS 的病因复杂多样，可涉及临床各科，大致可分为两大类，肺内因素与肺外因素，以肺外因素为多见。

1. 肺外因素

如脓毒症、急性重症胰腺炎、大量输血、休克、创伤（如多发性骨折、胸腹部外伤、烧伤）；心源性心肌梗死、心肺复苏后、体外循环；其他有羊水栓塞、一氧化碳中毒、肠梗阻、酮症酸中毒、中枢神经系统出血等。

2. 肺内因素

如重症肺炎、卡氏肺孢子虫肺炎、有害气体吸入、胃内容物误吸、肺挫伤等。

三、发病机制

各种病因作用于肺，导致肺的病理解剖和生理方面的改变，其确切发病机制尚未完全阐明。ALI 和 ARDS 是全身炎症反应综合征（SIRS）的一部分，故将 ALI 和 ARDS 视为 SIRS 在肺部的表现。另外，有害气体的吸入、胃内容物误吸等可直接损伤肺泡－毛细血管膜（ACM），造成肺毛细血管通透性增加，使水分甚至蛋白质聚积于肺间质和肺泡内，引起肺顺应性降低，功能残气量减少，通气/血流比值（V/Q）失调，肺内分流量增加和严重低氧血症等一系列病理生理改变，导致 ALI 和 ARDS。ALI 和 ARDS 病理改变的特征为非特异性、弥漫性肺泡损伤，病变最终导致肺间质和支气管周围纤维化。

四、临床表现

早期主要是原发病症状，并无典型的呼吸窘迫和明显的缺氧表现，易被忽视。一般在创伤、休克或大手术后 1~3 天，突然呼吸窘迫，呼吸频率常达每分钟 30~50 次，严重时患者烦躁不安，口唇和指甲发绀，呼吸困难进行性加重，吸氧不能改善症状。咯血、水样痰是 ALI 和 ARDS 的重要特征。病情后期可有发热、畏寒等肺部感染症状及嗜睡、谵妄、昏迷等，肺部听诊可闻及干、湿啰音。

1. 损伤期

损伤后 4~6 小时以原发病表现为主，呼吸增快，呼吸频率每分钟 >25 次，出现过度通气，但无呼吸窘迫。胸部 X 线摄片无阳性发现，PaO_2 尚属正常或正常低值。此期容易恢复。

2. 相对稳定期

损伤后 6~48 小时，逐渐出现呼吸困难、频率加快、低氧血症、过度通气、$PaCO_2$ 降低、肺部体征不明显。胸部 X 线摄片可见肺纹理增多、模糊和网状浸润影，提示肺血管周围液体积聚增多和间质性水肿。

3. 呼吸衰竭期

损伤后 48 小时，呼吸困难、窘迫，出现发绀，常规氧疗无效，也不能用其他原发心肺疾病来解释。呼吸频率可达每分钟 35~50 次，胸部听诊可闻及湿啰音。胸部 X 线摄片两肺有散在的片状阴影或磨玻璃样改变。血气分析 PaO_2 和 $PaCO_2$ 均降低，低氧血症更加明显，常呈代谢性酸中毒并发呼吸性碱中毒。

4. 终末期

极度呼吸困难和严重发绀，出现神经精神症状，如嗜睡、谵妄、昏迷等。胸部 X 线摄片显示：融合成大片状浸润阴影。血气分析严重低氧血症、二氧化碳潴留，常有混合性酸碱失衡，最终可发生循环功能衰竭。

五、辅助检查

1. 动脉血气分析

早期低氧血症是其特点，氧合指数（PaO_2/FiO_2）是诊断 ALI 和 ARDS 与判断预后的重要指标。早期 $PaO_2 < 60$ mmHg 或吸入氧气浓度（FiO_2）>50% 时，PaO_2 仍 <50 mmHg，$PaO_2/FiO_2 \leqslant 300$ mmHg，为 ALI；$PaO_2/FiO_2 \leqslant 200$ mmHg，为 ARDS。早期 $PaCO_2$ 正常或偏低，后期则出现增高。肺泡-动脉氧分压（$PA\text{-}aDO_2$）可增加至 100 mmHg，甚至 300 mmHg（正常值 <60 mmHg）。吸纯氧 15 分钟后，$PA\text{-}aDO_2$ 仍 >200 mmHg 有诊断意义。因为 ARDS 主要是换气功能障碍，$PA\text{-}aDO_2$ 虽是计算值，但其为判断换气功能障碍的重要指标之一，并能较准确的换算，故应予以采用。

2. 胸部 X 线摄片

发病 1 天后，即可见两肺散布大小不等、边缘模糊的浓密斑片状阴影。可融合成大片磨玻璃样影。发病 5 天后磨玻璃样影密度增加，心影边缘不清，呈"白肺"样改变（磨砂玻璃状）。值得注意的是，ARDS 的胸部 X 线摄片的改变常较临床症状迟 4~24 小时。另外，胸部 X 线摄片的改变受治疗干预的影响很大。

3. 肺 CT 检查

CT 可见肺渗出性改变和肺实变。CT 显示的病变范围大小常能较准确地反映气体交换的异常和肺顺应性的改变。

4. 血流动力学监测

ARDS 的血流动力学常表现为肺动脉楔压（PAWP）正常或降低，心排血量增高。通过 PAWP 监测，有助于 ARDS 与心源性肺水肿的鉴别诊断。也可直接指导 ARDS 的液体治疗，避免输液过多，也可防止容量不足。

六、诊断

诊断标准虽经多次修订但尚未统一。如果具有前述常见病因，且在短期内（多为 1~2 天）发生：①不能解释的呼吸困难。②不能解释的低氧血症。③肺水肿。应考虑 ALI 和 ARDS 的可能，此时需要密切观察病情，尤其是 PaO_2 的动态变化。中华医学会呼吸病学分会 1999 年 9 月（昆明）提出 ALL/ARDS 的诊断标准：①有发病的高危因素。②急性起病、呼吸频数和（或）呼吸窘迫。③ALI：$PaO_2/FiO_2 \leqslant$ 300 mmHg；ARDS：$PaO_2/FiO_2 \leqslant 200$ mmHg。④胸部 X 线检查显示两肺浸润阴影。⑤PCWP $\leqslant 18$ mmHg 或临床上能除外心源性肺水肿。凡符合以上 5 项即可诊断为 ALI 或 ARDS。

2011 年在德国柏林，欧洲危重症协会成立了一个全球性专家小组，主持修订了 ARDS 诊断标准（ARDS 柏林的诊断标准），随后又对其修订方法进行了解释，ARDS 柏林的诊断标准见表 3-3。

表 3-3　ARDS 柏林的诊断标准

指标	数值
起病时间	从已知临床损害以及新发或加重呼吸系统症状至符合诊断标准时间 ≤7 天
胸部影像学	双侧浸润影，不能用积液、肺不张或结节来完全解释
肺水肿原因	呼吸衰竭不能用心力衰竭或液体过度负荷来完全解释；如无相关危险因素，需行客观检查（如超声心动图）以排除静水压增高型肺水肿
氧合情况	轻度：PEEP 或 CPAP $\geqslant 5$ cmH_2O，200 mmHg $< PaO_2/FiO_2 \leqslant 300$ mmHg
	中度：PEEP $\geqslant 5$ cmH_2O，100 mmHg $< PaO_2/FiO_2 \leqslant 200$ mmHg
	重度：PEEP > 5 cmH_2O，$PaO_2/FiO_2 \leqslant 100$ mmHg

七、鉴别诊断

1. 充血性心力衰竭

与 ARDS 相比，充血性心力衰竭较少伴有发热和白细胞增多，较易并发胸腔积液。鉴别有困难时，应进行血流动力学测定。ARDS 时左房压正常，PAWP $\leqslant 12$ mmHg，出现充血性心力衰竭时 PAWP > 18 mmHg。虽然 PAWP $\leqslant 18$ mmHg 可排除心源性肺水肿，但 PAWP > 18 mmHg 却不能只诊断为心源性肺水肿而除外 ARDS，因为两者也可同时存在，如此时只诊断心源性肺水肿，势必造成 ARDS 漏诊。ARDS 与充血性心力衰竭的鉴别见表 3-4。

表 3-4　ARDS 与充血性心力衰竭的鉴别

特点	ARDS	充血性心力衰竭
双肺浸润性阴影	+	+
发热	+	可能
白细胞增多	+	可能
胸腔积液	−	+
PAWP	正常	高

2. 急性肺栓塞

①常有血栓性静脉炎、心脏病、肿瘤、羊水栓塞等病史。②除呼吸困难外，尚有胸痛、咯血、晕厥等临床表现，听诊肺动脉区第二心音亢进、胸膜摩擦音。③肺部阴影多见于下叶，可呈楔形改变。④心电图有右心受累的表现。⑤肺动脉造影有血管腔内充盈和肺动脉截断现象，即可明确诊断。

3. 特发性肺纤维化

该病以进行性呼吸困难和持续性低氧血症为临床特征，但多属慢性过程，少数呈亚急性；胸部 X

线摄片可见双肺弥漫性、网状、条索状和斑点状阴影，晚期有蜂窝状改变；肺功能检查呈限制性通气功能障碍和弥散功能减退；吸氧可改善低氧血症。

八、治疗

1. 纠正低氧血症

（1）氧疗：必须尽早给氧，最初时可经面罩以30%～50%的氧浓度给氧，维持 PaO_2 在80 mmHg左右。体位采取间断仰卧位和俯卧位，有助于 ALI 和 ARDS 患者的氧合和肺内分流。若无效，呼吸困难加重，PaO_2 继续下降，则可酌情选用无创机械通气；如病情严重，PaO_2 仍继续降低至60 mmHg以下，则需气管插管或气管切开机械通气。

（2）机械通气：机械通气是目前治疗 ALI 和 ARDS 最重要且无可替代的手段之一。研究发现，ARDS 时肺泡损伤的分布并不均匀，即部分区域肺泡闭陷，部分区域肺泡保持开放和正常通气，通常受重力影响在下肺区存在广泛的肺水肿和肺不张，而在上肺区存在通气较好的肺泡。肺 CT 扫描证实了不同体位下存在重力依赖性肺液体积聚现象，ARDS 时参与气体交换的肺容量减至正常肺容量35%～50%，严重 ARDS 甚至减至20%。使用常规潮气量，会导致通气肺泡的过度扩张，产生肺泡外气体、系统性气体栓塞和弥漫性肺损伤等所谓气压伤。基于以上认识，提出保护性通气策略，主要目的是防止呼吸机相关性肺损伤。保护性通气策略：①低潮气量，其平台压不应超过肺静态压力－容量曲线（PV 曲线）的上拐点（潮气量4～8 mg/kg，平台压<35 cmH_2O），防止肺泡过度膨胀。②允许性高碳酸血症，为符合低潮气量，故允许 $PaCO_2$ 升高。③高 PEEP，PEEP 水平高于 PV 曲线的下拐点，可维持在5～15 cmH_2O。保护性通气策略已经临床实践证实，并成为标准通气模式，可明显降低病死率。

（3）糖皮质激素：ALI 和 ARDS 使用糖皮质激素，至今仍无一致看法。大多数认为有积极作用，可保护肺毛细血管内皮细胞，维护肺泡Ⅱ型细胞分泌表面物质功能，保持肺泡稳定性；可抗炎和促使肺水肿吸收；可缓解支气管痉挛，抑制病程后期肺组织纤维化，维护肺功能。

2. 治疗肺水肿

（1）严格掌握补液：一般应适当控制补液量，以最低有效血容量来维持有效循环功能，使肺处于相对"干"的状态，必要时可用利尿剂。入量以静脉输液为主，出量以尿量为主，一般每日入量限于2 000 mL以内，亦可以每日静脉入量与尿量相当为原则，甚至出量稍大于入量，这对于肺水肿的控制十分有利，以免加重肺水肿。在疾病早期，血清蛋白无明显减少时，补液应以晶体为主。如低蛋白血症者，静脉输入血浆白蛋白，以求提高胶体渗透压，使肺内水肿液回到血管内，继而应用利尿剂排出体外，当然这最好在血流动力学比较稳定的情况下进行。

（2）强心药与血管扩张剂：当 ALI 和 ARDS 低氧血症时必然造成心肌缺氧、心功能不全，继而引起肺淤血、肺动脉高压、肺水肿等加重 ALI 和 ARDS。强心药可改善心功能，增加心排血量。血管扩张剂不仅减轻心脏前、后负荷，改善微循环，更重要的是降低肺动脉高压、减少肺循环短路开放、解除支气管痉挛，有利于通气改善和纠正低氧血症。

3. 营养支持

ARDS 时，机体因三大物质的分解代谢增强而出现负氮平衡及热量供给不足，影响损伤的肺组织修复，严重者导致机体免疫和防御功能下降，出现感染等并发症。应尽早进行肠内或肠外营养，以增强机体的抗病能力。一般中度危重患者每日需要热量30～40 kcal/kg，危重患者则需要40～50 kcal/kg。还应补充水溶性维生素和微量元素等。

第五节　急性呼吸衰竭

呼吸衰竭是由于肺通气不足、弥散功能障碍和肺通气/血流比值失调等因素，使静息状态下呼吸时出现低氧血症伴或不伴二氧化碳潴留，从而引起一系列生理功能和代谢紊乱的临床综合征。其诊断标准为：在海平面大气压下，于静息条件下呼吸室内空气，并排除心内解剖分流和原发于心排血量降低等情况后，动脉血氧分压（PaO_2）<8 kPa（60 mmHg）或伴有二氧化碳分压（$PaCO_2$）>6.65 kPa（50 mmHg），即为呼吸衰竭。呼吸衰竭可分两型。Ⅰ型（缺氧型）呼吸衰竭：PaO_2 降低，$PaCO_2$ 正常或降低；Ⅱ型（高碳酸型）呼吸衰竭：PaO_2 降低，同时 $PaCO_2$ 增高。根据呼吸衰竭发生的急缓，又可分为急性呼吸衰竭与慢性呼吸衰竭。急慢性呼吸衰竭除了在病因、起病的急缓、病程的长短上有较大的差别外，在发病机制、病理生理、临床特点、诊断和治疗原则上大同小异。

一、概述

急性呼吸衰竭是指患者由于某种原因在短期内呼吸功能迅速失去代偿，出现严重缺氧和（或）呼吸性酸中毒。其原因多为溺水、电击、创伤、药物中毒等，起病急骤，病情发展迅速，须及时抢救才能挽救生命。

二、病因

呼吸系统疾病，如严重呼吸系统感染、急性呼吸道阻塞性病变、重度或危重哮喘、各种原因引起的急性肺水肿、肺血管疾病、胸廓畸形、外伤或手术损伤、自发性气胸和急剧增加的胸腔积液导致肺通气和（或）换气障碍；急性颅内感染、颅脑外伤、脑血管病变（脑出血、脑梗死）等直接或间接抑制呼吸中枢；脊髓灰质炎、重症肌无力、有机磷中毒及颈椎外伤等可损伤神经-肌肉传导系统，引起通气不足。上述各种原因均可造成急性呼吸衰竭。

三、临床表现

急性呼吸衰竭的临床表现主要是低氧血症所致的呼吸困难和多器官功能障碍。

1. 呼吸困难

呼吸困难时患者主观感到空气不足，客观表现为呼吸用力，伴有呼吸频率、深度与节律的改变。有时可见鼻翼扇动、端坐呼吸。上呼吸道疾患常表现为吸气性呼吸困难，可有三凹征。呼气性呼吸困难多见于下呼吸道不完全阻塞，如支气管哮喘等。胸廓疾患、重症肺炎等表现为混合性呼吸困难。中枢性呼吸衰竭多表现为呼吸节律不规则，如潮式呼吸等。出现呼吸肌疲劳者，表现为呼吸浅快、腹式反常呼吸，如吸气时腹壁内陷。呼吸衰竭并不一定有呼吸困难，如镇静药中毒，可表现为呼吸匀缓、表情淡漠或昏睡。

2. 发绀

发绀是缺氧的典型表现，当动脉血氧饱和度<90%时，动脉血还原型血红蛋白增加，可在血流较大的耳垂、口唇、口腔黏膜、指甲等部位呈现青紫色的现象。另外应注意，因发绀的程度与还原型血红蛋白含量相关，所以红细胞增多者发绀更明显，贫血者则发绀不明显或不出现；严重休克等原因引起末梢循环障碍的患者，即使动脉血氧分压尚正常，也可出现发绀，称为外周性发绀。由于动脉血氧饱和度降低引起的发绀，称为中央性发绀。发绀还受皮肤色素及心脏功能的影响。

3. 精神神经症状

急性呼吸衰竭的精神症状较慢性呼吸衰竭明显，可出现精神错乱、躁狂、昏迷、抽搐等。如并发急性二氧化碳潴留，pH<7.3时，可出现嗜睡、淡漠、扑翼样震颤，以致呼吸骤停。严重 CO_2 潴留可出现腱反射减弱或消失、锥体束征阳性等。

4. 血液循环系统症状

一般患者会有心动过速、肺动脉高压，可发生右心衰竭，伴有体循环淤血体征。严重缺 O_2 和 CO_2 潴留可引起心肌损害，亦可引起周围循环衰竭、血压下降、心律失常、心搏停止。

5. 消化和泌尿系统表现

严重呼吸衰竭对肝肾功能都有影响，部分病例可出现丙氨酸氨基转移酶与血浆尿素氮升高；个别病例可出现尿蛋白、红细胞和管型。因胃肠道黏膜屏障功能损伤，导致胃肠道黏膜充血水肿、糜烂渗血或应激性溃疡，引起上消化道出血。

6. 酸碱失衡和水、电解质紊乱表现

因缺氧而通气过度可发生呼吸性碱中毒。CO_2 潴留则表现为呼吸性酸中毒。严重缺氧多伴有代谢性酸中毒及电解质紊乱。

四、诊断

除原发性疾病、低氧血症及 CO_2 潴留导致的临床表现外，呼吸衰竭的诊断主要依靠血气分析。结合肺功能、胸部影像学和纤维支气管镜等检查有助于明确呼吸衰竭的原因。

1. 动脉血气分析

动脉血气分析对于判断呼吸衰竭和酸碱失衡的严重程度及指导治疗具有重要意义。pH 可反映机体的代偿状况，有助于对急性或慢性呼吸衰竭加以鉴别。当 $PaCO_2$ 升高、pH 正常时，称为代偿性呼吸性酸中毒；而 PaO_2 升高、$pH < 7.35$，则称为失代偿性呼吸性酸中毒。需要指出，由于血气分析受年龄、海拔高度、氧疗等多种因素的影响，在具体分析时一定要结合临床症状。

2. 肺功能检测

尽管某些重症患者肺功能检测受到限制，但通过肺功能的检测能判断通气功能障碍的性质（阻塞性、限制性或混合性）及是否并发换气功能障碍，并可对通气和换气功能障碍的严重程度进行判断。呼吸肌功能测试能够提示呼吸肌无力的原因和严重程度。

3. 胸部影像学检查

包括普通胸部 X 线摄片、胸部 CT、放射性核素肺通气/灌注扫描、肺血管造影等。

4. 纤维支气管镜检查

对于明确大气道情况和取得病理学证据具有重要意义。

五、治疗

现代医学对呼吸衰竭的一般治疗原则是加强呼吸支持，包括保持呼吸道通畅、纠正缺氧和改善通气等；呼吸衰竭病因和诱发因素的治疗；加强一般支持治疗和对其他重要脏器功能的监测与支持。

1. 保持呼吸道通畅

对任何类型的呼吸衰竭，保持呼吸道通畅是最基本、最重要的治疗措施。气道不畅使呼吸阻力增加，呼吸功消耗增多，会加重呼吸肌疲劳；气道阻塞致分泌物排出困难将加重感染，同时也可能发生肺不张，使气体交换面积减少；气道如发生急性完全阻塞，会发生窒息，在短时间内导致患者死亡。

保持气道通畅的方法主要有：①若患者昏迷，应使其处于仰卧位，头后仰，托起下颌并将口打开。②清除气道内分泌物及异物。③若以上方法不能奏效，必要时应建立人工气道。人工气道的建立一般有 3 种方法，即简便人工气道、气管内插管及气管切开，后两者属气管内导管。简便人工气道主要有口咽通气道、鼻咽通气道和喉罩，是气管内导管的临时替代方式，在病情危重但不具备插管条件时应用，待病情允许后再行气管内插管或切开。气管内导管是重建呼吸通道最可靠的方法。若患者有支气管痉挛，需积极使用支气管扩张药物，可选用 β_2 肾上腺素受体激动剂、抗胆碱药、糖皮质激素或茶碱类药物等。在发生急性呼吸衰竭时，主要经静脉给药。

2. 氧疗

通过增加吸入氧浓度来纠正患者缺氧状态的治疗方法即为氧疗。对于急性呼吸衰竭患者，应给予氧疗。

（1）吸氧浓度的确定：吸氧浓度确定的原则是在保证 PaO_2 迅速提高到 60 mmHg 或脉搏容积血氧饱和度（SpO_2）达 90% 以上的前提下，尽量降低吸氧浓度。Ⅰ 型呼吸衰竭的主要问题为氧合功能障碍而通气功能基本正常，较高浓度（>35%）给氧可迅速缓解低氧血症而不会引起 CO_2 潴留。对于伴有高碳酸血症的急性呼吸衰竭，往往需要低浓度给氧。

（2）吸氧装置：具体如下。

1）鼻导管或鼻塞：主要优点为简单、方便；不影响患者咳痰、进食。缺点为氧浓度不恒定，易受患者呼吸的影响；高流量时对局部黏膜有刺激，氧流量不能大于 7 L/min。吸入氧浓度与氧流量的关系：吸入氧浓度（%）＝21＋4×氧流量（L/min）。

2）面罩：主要包括简单面罩、带储气囊无重复呼吸面罩和文丘里（Venturi）面罩，主要优点为吸氧浓度相对稳定，可按需调节，该方法对鼻黏膜刺激小；缺点为在一定程度上影响患者咳痰、进食。

3. 增加通气量、改善 CO_2 潴留

（1）呼吸兴奋剂：呼吸兴奋剂的使用原则：必须保持气道通畅，否则会促发呼吸肌疲劳，进而加重 CO_2 潴留；脑缺氧、脑水肿未纠正而出现频繁抽搐者慎用；患者呼吸肌功能基本正常；不可突然停药。主要适用于以中枢抑制为主、通气量不足引起的呼吸衰竭，以肺换气功能障碍为主所导致的呼吸衰竭患者不宜使用。常用的药物有尼可刹米和洛贝林，用量过大可引起不良反应。近年来这两种药物在西方国家几乎已被多沙普仑替代，该药对于镇静催眠药过量引起的呼吸抑制和 COPD 并发急性呼吸衰竭有显著的呼吸兴奋效果。

（2）机械通气：当机体出现严重的通气和（或）换气功能障碍时，以人工辅助通气装置（呼吸机）来改善通气和（或）换气功能，即为机械通气。呼吸衰竭时应用机械通气能维持必要的肺泡通气量，降低 $PaCO_2$；改善肺的气体交换效能；使呼吸肌得以休息，有利于恢复呼吸肌功能。

气管内插管的指征因病而异。急性呼吸衰竭患者昏迷逐渐加深、呼吸不规则或出现暂停、呼吸道分泌物增多、咳嗽和吞咽反射明显减弱或消失时，应行气管内插管机械通气。机械通气过程中应根据血气分析和临床资料调整呼吸机参数。机械通气的主要并发症为通气过度，造成呼吸性碱中毒；通气不足，加重原有的呼吸性酸中毒和低氧血症；出现血压下降、心排血量下降、脉搏增快等循环功能障碍；气道压力过高或潮气量过大可致气压伤，如气胸、纵隔气肿或间质性肺气肿；人工气道长期存在，可并发呼吸机相关性肺炎（VAP）。

近年来，无创正压通气（NIP-PV）用于急性呼吸衰竭的治疗已取得了良好效果。经鼻/面罩行无创正压通气，无须建立有创人工气道，简便易行，与机械通气相关的严重并发症的发生率低。但患者应具备以下基本条件：①清醒，能够合作。②血流动力学稳定。③不需要气管内插管保护，即患者无误吸、严重消化道出血、气道分泌物过多且排痰不利等情况。④无影响使用鼻/面罩的面部创伤。⑤能够耐受鼻/面罩。

4. 控制感染

主要是对感染途径的严格控制，如手、呼吸机、操作过程等，若患者伴有感染，则通过药敏试验选择最敏感的药物。采取各种手段以预防为先、防治结合、最优方案为理念控制病情。

5. 病因治疗

如前所述，引起急性呼吸衰竭的原发疾病多种多样，在解决呼吸衰竭本身造成危害的前提下，针对不同病因采取适当的治疗措施十分必要，也是治疗呼吸衰竭的根本所在。

6. 一般支持疗法

电解质紊乱和酸碱平衡失调的存在可以进一步加重呼吸系统乃至其他系统器官的功能障碍，并可干扰呼吸衰竭的治疗效果，因此应及时纠正。加强液体管理、防止血容量不足和液体负荷过大、保证血细胞比容（Hct）在一定水平，对于维持氧输送能力和防止肺水过多具有重要意义。呼吸衰竭患者由于摄入不足或代谢失衡，往往存在营养不良，需保证充足的营养及热量供给。

7. 改善微循环、肾等重要系统和脏器的功能

如果 SaO_2 无明显改善，则要视病情变化进行鼻/面罩通气或进行气管内插管通气。一般健康人体内存氧量约 1.0 L，平静时每分钟氧耗量为 200～250 mL。一旦呼吸停止，如果机体能保持血液循环，仍能借肺泡与混合静脉血 O_2 和 CO_2 分压差继续进行气体交换，这称为弥散呼吸。然而，由于 O_2 储存量有限，所以呼吸完全停止 8 分钟左右，机体内会出现严重的缺氧，导致脑细胞不可逆性损害。因此，应加强对重要脏器功能的监测与支持，及时将重症患者转入 ICU，特别要注意防治 MODS，预防和治疗肺动脉高压、肺源性心脏病、肺性脑病、肾功能不全、消化道功能障碍和弥散性血管内凝血（DIC）等。

第四章

循环系统疾病

第一节 房性心律失常

一、房性期前收缩

房性期前收缩又称房性早搏，是指心房的异位节律点提早发出的激动引起整个或部分心脏的过早除极。其电生理机制包括自律性增强、折返及心房内并行心律。可见于心脏正常的人群，也常见于各种器质性心脏病患者。

1. 心电图特点

提前出现的 P′波，与窦性 P 波不同，其后可伴或不伴有相应的 QRS 波；如 P′波下传，则 P-R 间期 ≥0.12 秒，QRS 波呈室上性，亦可出现宽大畸形的 QRS 波群，称为室内差异性传导；如 P′波未下传，称为受阻性房性期前收缩；期前收缩后代偿间歇一般不完全。

2. 治疗

房性期前收缩一般不需处理，主要是针对病因进行治疗。房性期前收缩频发、症状明显者，应充分休息，避免精神紧张和情绪激动，避免烟酒、浓茶和咖啡，必要时可给予 β 受体阻滞药或维拉帕米，心功能不全引起者宜用洋地黄类药物。

二、房性心动过速

房性心动过速简称房速，其电生理机制包括自律性增强和折返形成。

（一）自律性房性心动过速

自律性房性心动过速的发生与心房肌细胞自律性增高有关。

1. 病因

多见于基础心脏疾病患者及洋地黄中毒、低血钾患者，也可见于慢性肺部疾病。

2. 心电图特点

心房率通常为 150~200 次/分钟，P′波与窦性者形态不同，常并发房室传导阻滞，刺激迷走神经不能终止心动过速，具有"温醒"现象，即发作开始后心率逐渐增快。心电生理检查程序刺激通常不能诱发和终止心动过速。

3. 临床表现

患者可出现心悸、头晕、气短等症状，少数患者可出现心力衰竭。

4. 治疗

自律性房性心动过速并发房室传导阻滞时，心室率通常不致过快，无须紧急处理。由洋地黄中毒引起者，应停用洋地黄，低血钾者补充氯化钾，可口服苯妥英钠、β 受体阻滞药。非洋地黄中毒所致者，可选用洋地黄、β 受体阻滞药、普罗帕酮或Ⅲ类抗心律失常药物。应注意对原发病进行处理，如药物治疗效果不佳，亦可考虑导管消融治疗。

（二）折返性房性心动过速

折返性房性心动过速较为少见，通常发生于有心房扩大或心脏外科手术患者，主要是由于心房内某一局部不应期延长，形成了折返环路而致心动过速。心电图表现为 P′波与窦性者形态不同，P′-R 间期通常延长，发作时频率在 150～240 次/分钟。心房程序电刺激能诱发和终止心动过速。心房激动顺序与窦性者不同，刺激迷走神经通常不能终止心动过速发作。治疗主要针对病因进行，处理心动过速可选用腺苷、维拉帕米或 β 受体阻滞药。

（三）紊乱性房性心动过速

又称多源性房性心动过速，为一种不规律的房速，心电图特点是 P 波形态多变（3 种或 3 种以上）、频率不一、节律不整、P-R 间期亦不等，心房率在 100～130 次/分钟，大部分 P 波能下传心室。这种心律失常系触发活动所致，极易发展为心房颤动，常见病因是慢性肺部疾病、代谢或电解质紊乱、洋地黄过量。治疗首先应针对病因，如控制感染、纠正缺氧和电解质紊乱。对心率快者可选用洋地黄、维拉帕米等控制心室率。

总体来讲，房速多见于器质性心脏病患者，尤其是心房明显扩大者，应注意病因及诱因的治疗。终止房速发作可选用普罗帕酮、胺碘酮，但效果不肯定。房速无法终止时考虑控制心室率，可选用洋地黄、β 受体阻滞药、非二氢吡啶类钙拮抗药。慢性持续性房速是造成心动过速性心肌病的主要原因。对于临床表现和检查酷似扩心病的患者，伴有慢性持续性房速时要考虑心动过速性心肌病。应予以对症处理，情况稳定可考虑行射频消融根治房速。

三、心房扑动

心房扑动简称房扑，是一种快速的房性异位节律，频率在每分钟 250～350 次，它可以不同的比率传入心室，引起心室激动，呈 2：1～4：1 房室传导时，需要仔细鉴别。心电生理研究表明房扑是折返所致，可分为峡部依赖性房扑和非峡部依赖性房扑两种类型。

1. 病因

主要为各种器质性心脏病、二尖瓣及三尖瓣病变和其他原因引起的心房扩大及开胸手术后、心包炎等，偶见于正常人。

2. 心电图特点

P 波消失，代之以形态、极性、周长都固定一致的锯齿形 F 波，扑动波之间无等电位线，心房率大多在每分钟 250～350 次；心室率可规则或不规则，F 波与 QRS 波往往成 2：1～4：1 的比率，心室率常在每分钟 125～175 次。临床上有时可见到不纯性房扑，即房扑和心房颤动同时存在，其频率常快于单纯的房扑，F 波的形态可不断变化。

3. 临床表现

与房扑有关的症状主要取决于心室率以及是否伴有器质性心脏病。心室率过快时可出现心悸、头晕、气短、乏力，甚至晕厥等症状。并发缺血性心脏病的患者还可出现心绞痛。由于房扑时心房失去辅助泵的功能，同时也由于快速的心室反应，存在有器质性心脏病的患者可使心功能不全症状加重，出现心力衰竭的症状和体征。即使在无器质性心脏病患者中，过快的心室率持续较长时间，也可使患者出现心脏扩大和心力衰竭。房扑患者可出现肺循环栓塞和体循环栓塞，多数是因为房扑蜕变为房颤的结果。房扑本身也可以形成心房内血栓，产生体循环栓塞，包括脑卒中。

4. 治疗

（1）积极治疗原发疾病。

（2）复律治疗：房扑患者有严重的血流动力学障碍或出现心力衰竭，则应立即行直流电复律，电复律能量较小，50 J 左右的电能量即可达恢复窦律的目的；也可选择经食管或心房电极快速起搏。房扑持续时间超过 48 小时的患者，在采用任何方式的复律之前均应抗凝治疗。考虑用药物转复的患者，应先控制心室率，因为有些抗心律失常药物虽可减慢房扑频率，但却能加快心室率。静脉应用多非利特、普罗帕酮、索他洛尔有不同程度的复律效果，其中多非利特效果最佳。

（3）心室率控制：房扑时心室率较难控制，不能转复为窦律者，可使用 β 受体阻滞药或钙通道阻滞药（维拉帕米）控制心室率。

（4）抗凝治疗：有关房颤的抗凝治疗标准也适用于预防房扑的血栓栓塞并发症。

（5）导管射频消融术治疗：绝大多数峡部依赖性房扑可经导管射频消融治愈，成功率 90% ~ 95%，复发率也较低。对于非峡部依赖性房扑在三维标测系统指导下行导管射频消融治疗也有一定的成功率。

四、心房颤动

心房颤动简称房颤，是临床上最常见的持续性心律失常，约占所有住院心律失常患者的 1/3，患病率随年龄增加而增加。目前临床上将房颤分为首诊房颤、阵发性房颤、持续性房颤、长期持续性房颤及永久性房颤。

（一）病因

包括：①最常见于冠心病、高血压性心脏病、风湿性心脏病、先天性心脏病、心肌病、缩窄性心包炎等器质性心脏病。②睡眠呼吸暂停、肥胖、饮酒、外科手术、肺部疾病、甲状腺功能亢进。③少数病例无器质性心脏病证据，称为孤立性房颤。

（二）心电图特点

P 波消失，代以大小、形态、速率不同的 f 波，每分钟 350 ~ 600 次，心室率绝对不匀齐，其 QRS 波形态正常；如宽 QRS 波心动过速有极快速的心室率（每分钟超过 200 次），节律不整齐，QRS 波宽窄形态不一，往往提示经旁道前传。

（三）临床表现

往往取决于心室率的快慢及原有心脏病的情况，患者可有心悸、气急、头晕和胸部压迫感，严重者可伴血压下降或心力衰竭，血栓栓塞为心房颤动的常见并发症。体征一般表现为心率快、心律绝对不齐、心音强弱不一、脉搏短绌。根据患者的临床症状，可以将房颤症状分为 I ~ IV 级：I 级，无症状；II 级，轻度症状，正常的日常活动不受影响；III 级，重度症状，正常的日常活动受影响；IV 级，致残症状，不能进行正常的日常活动。

（四）治疗

应针对原发病及诱发因素积极进行治疗，如手术治疗心脏瓣膜病、治疗甲状腺功能亢进、治疗睡眠呼吸暂停、纠正水电解质酸碱失衡等。房颤主要治疗策略包括节律控制（恢复窦律 + 维持窦律）、心室率控制（减慢心室率）和抗凝治疗，常根据房颤发作时间长短选择不同策略。房颤急性发作期应及时评价血栓栓塞的风险并决定是否抗凝，如房颤患者准备复律或可能自行转律，应予以抗凝治疗。

1. 心室率控制

房颤发作心室率过快时，患者常出现心悸、心绞痛等不适症状，控制心室率适用于永久性房颤或急性房颤心室率快者。房颤患者心室率的控制以 80 次/分钟左右为宜。无心力衰竭、低血压、预激者可选用 β 受体阻滞药和非二氢吡啶类钙通道阻滞药，如有心力衰竭、低血压可选洋地黄类、胺碘酮。

（1）β 受体阻滞药：美托洛尔 25 ~ 100 mg，每天 2 次。不能用于哮喘、未稳定的心力衰竭患者。

（2）非二氢吡啶类钙通道阻滞药：地尔硫䓬 30 ~ 60 mg，每天 3 次；或维拉帕米 80 ~ 160 mg，每天 3 次，但不能用于心力衰竭患者。

（3）洋地黄类：适用于失代偿性心功能不全或静息室率快的房颤患者，地高辛 0.125 ~ 0.25 mg，每天 1 次。

如需迅速控制房颤患者的心室率，可使用这些药物的静脉制剂。心力衰竭的房颤患者如静脉注射毛花苷 C 仍不能控制快速室率，可静脉应用胺碘酮。

单一药物不能很好控制房颤患者心室率时可考虑联合用药。一般可选用 β 受体阻滞药加洋地黄或非二氢吡啶钙通道阻滞药加洋地黄。但应从低剂量开始，注意避免心动过缓和传导阻滞。

药物治疗不能有效控制室率而症状明显的房颤患者或怀疑有心动过速心肌病时，可考虑经导管射频消融房室结联合起搏治疗。但右室起搏影响心室收缩、舒张功能的同步性，对心功能不全的患者有不利影响，如有条件，应尽可能选择双心室起搏。

2. 节律控制

通过药物或物理方法使房颤患者恢复和维持窦律的策略，适用于阵发性持续性房颤、长期持续性房颤患者。复律方法包括直流电转复和药物转复两种。

(1) 电复律：体外同步直流电复律是安全有效的方法，电击能量为 100 ~ 200 J，即刻成功率可达80% ~ 90%。

房颤发作在 48 小时内，患者并发急性心肌梗死；心力衰竭或血流动力学不稳定，应首选电复律；房颤伴预激出现快速心室率或血流动力学不稳定者，应选择电复律。

持续性房颤转复为窦律后常易复发，通常给予药物维持窦律，因此，对于这些患者常在药物准备后行电复律。

(2) 药物复律：房颤发作在 7 天之内的患者，可选用伊布利特（无器质性心脏病患者）或胺碘酮（有器质性心脏病患者）静脉注射复律。对于没有器质性心脏病、心功能正常者也可用普罗帕酮 450 ~ 600 mg 顿服或 1.5 ~ 3 mg/kg 分次缓慢静脉注射。

房颤发作 > 7 天，单用药物转复成功率不高，药物可选用伊布利特静脉注射或胺碘酮口服：0.2 g，每日 3 次，服用 1 ~ 2 周，如未复律，可在此时行电复律。

7 天以上的持续性房颤转复为窦律后通常需要用药物维持。普罗帕酮、索他洛尔的脏器毒性较低，可用于无严重器质性心脏病、心功能正常者；胺碘酮、多非利特可用于冠心病和心力衰竭患者。由于这些药物长期使用均有不同程度的不良反应，因此应定期检查。

(3) 房颤复律时血栓栓塞的预防：房颤复律后可由于心房恢复收缩使陈旧血栓脱落或左房顿抑，形成新的血栓脱落，造成血栓栓塞，因此复律前应有效抗凝治疗。对于房颤持续时间 < 48 小时且无血栓栓塞风险的患者，可以考虑在复律前后应使用肝素/低分子肝素抗凝治疗。房颤发病 ≥ 48 小时或时间不清楚的患者，均应在复律前至少抗凝 3 周，复律后抗凝 4 周。对于房颤 > 48 小时，由于血流动力学不稳定需要立即复律的患者，应同时使用肝素（除非有禁忌证），首先静脉注射，70 ~ 80 U/kg，随后静脉滴注，15 ~ 18 U/（kg·h），剂量调节至活化部分凝血活酶时间（APTT）延长至对照值的 1.5 ~ 2 倍。电复律后改口服抗凝至少 4 周。

对于房颤 > 48 小时的患者，亦可考虑采用经食管超声心动图（TEE）检测左房或左心耳血栓来指导抗凝治疗。未检测到血栓的患者，在用普通肝素抗凝后（开始静脉注射，然后静脉滴注维持，剂量调节至 APTT 为对照值的 1.5 ~ 2 倍）即行复律治疗，复律后肝素和华法林合用，INR ≥ 2.0 时停用肝素，继续使用华法林至 4 周，再评估栓塞风险，高危者应长期抗凝治疗。复律后评估栓塞风险。TEE 检测到血栓的患者，应选择室率控制，并口服抗凝治疗，口服抗凝治疗 1 个月后复查。

在需要使用肝素抗凝时，亦可使用低分子肝素替代肝素进行抗凝治疗。

3. 抗凝治疗

(1) 血栓栓塞风险评估：房颤常并发血栓栓塞，其中以脑栓塞的危害最大，是房颤致死和致残的最主要原因。约 15% 的脑卒中发生于房颤患者，在 75 ~ 84 岁年龄组中则高达 25%，因此，对于血栓栓塞风险较高的房颤患者应积极给予有效抗凝治疗。瓣膜病伴房颤、具有血栓栓塞风险的非瓣膜病房颤患者（即除外风湿性二尖瓣狭窄、机械性或生物性心脏瓣膜，二尖瓣修补相关的房颤患者）、有其他抗凝指征的房颤患者（如肺栓塞、体循环栓塞等）均应抗凝治疗。

(2) 房颤患者卒中预防策略：主要是口服抗凝药物，可以是华法林，也可以是新型口服抗凝药物，如达比加群或利伐沙班、阿哌沙班等。中危患者长期使用华法林的疗效要优于使用阿司匹林、阿司匹林 + 氯吡格雷。抗血小板药物的治疗，如阿司匹林 + 氯吡格雷联合治疗或阿司匹林单药治疗，仅限于拒绝口服抗凝药物的低危患者。

（3）抗凝出血危险评估：在抗凝治疗开始前，应对房颤患者抗凝出血的风险进行评估（HAS-BLED评分），评分≤2分为出血低风险者，评分≥3分时提示出血风险增高，需要谨慎和常规检查随访。HAS-BLED用来确定出血风险，增加改善风险因素的意识（如血压、不稳定的INR和伴随药物），但不应将HAS-BLED评分增高视为抗凝治疗禁忌证。当评分增高时，应谨慎地进行获益风险的评估，制订适应的抗凝措施。

严重出血者应停用华法林，静脉注射维生素 K_1（5 mg）；输注凝血因子，随时监测INR。病情稳定后需要重新评估应用华法林治疗的必要性。

（4）房颤抗凝治疗的桥接问题：有栓塞高危因素患者一般在术前5天停用华法林，使用普通肝素或低分子肝素桥接。当INR＜2.0时（多在术前2天），可给予全量肝素或低分子肝素治疗，肝素用至术前6小时停药，低分子肝素用至术前24小时停药。术后根据情况在24～72小时重新开始抗凝治疗。心脏介入手术或周围血管介入无须停用华法林。

4. 经导管射频消融术治疗心房颤动

近年来，房颤经导管射频消融术成功率不断提高，使治愈房颤成为一种可能。目前房颤导管消融治疗的指征主要为无器质性心脏病或药物治疗无效或不愿接受药物治疗的阵发性和持续性房颤患者，对于长期持续性房颤也可以考虑在电生理中心进行导管消融治疗。

第二节 房室交界性心律失常

一、房室交界性期前收缩

房室交界性期前收缩又称房室交界性早搏，简称交界性早搏，冲动来自房室结上下部交界处，常能顺传到心室及逆传到心房。

1. 心电图特点

提前出现的QRS波群及T波形态与窦性者相同，P'为逆行性，可出现在QRS波群之前，P'-R＜0.12秒或出现在QRS波之后，R-P'＜0.20秒，有时埋于QRS波群之中，代偿间歇完全。

2. 临床表现

交界性期前收缩相对少见，可见于健康人或心脏病患者，临床意义与房性期前收缩相似。

3. 治疗

交界性期前收缩的治疗参见房性期前收缩。

二、房室交界性逸搏

房室交界性逸搏是指基本心搏延迟或阻滞时，交界区起搏点被动发出冲动产生的心搏，多见于窦房结发放冲动频率减慢或传导阻滞时。

1. 心电图特点

交界性逸搏的频率一般为40～60次/分钟。心电图表示为出现在较长间歇之后的一个QRS波群，P波缺失或呈逆行P波位于QRS波群之前或后方。交界性逸搏连续发生（3次或以上）形成的节律称为房室交界性心律。心电图表现为正常下传的QRS波群，频率40～60次/分钟，可有逆行P波或存在独立的心房活动，从而形成房室分离。

2. 治疗

交界性逸搏是一种生理性保护机制，对防止心室停顿有重要作用，治疗主要是针对原发病。

三、非阵发性房室交界性心动过速

非阵发性房室交界性心动过速的发生与交界区组织自律性增高或触发活动有关。

1. 心电图特点

发作时 QRS 波窄，心率在 70～120 次/分钟，有典型的"温醒"及"降温"现象（心动过速发作时逐步加快，终止时逐步减慢），不能被起搏终止；交界性激动控制心室，窦性激动控制心房，当两者频率相近时，心室可受到窦房结或交界性心律交替控制；可见到各种形式的房性融合波。

2. 临床表现

常提示存在严重的病理状态，如洋地黄中毒、低血钾、心肌缺血或出现于心脏手术之后，还可能在慢性阻塞性肺病伴低氧血症及心肌炎时出现。

3. 治疗

此类心动过速多为短暂发作，本身无须特殊处理。主要应针对原发病进行治疗，如洋地黄中毒者停药、补充钾盐等。非阵发性交界区心动过速持续发作时可以使用 β 受体阻滞药或钙通道阻滞药治疗。

四、阵发性室上性心动过速

阵发性室上性心动过速简称室上速，主要包括房室结折返性心动过速、房室折返性心动过速两类。

（一）房室结折返性心动过速

房室结折返性心动过速（AVNRT）是临床上较常见的阵发性室上速，多发生于没有器质性心脏病的患者，女性多于男性，频率常常为 140～250 次/分钟。阵发性心悸、头晕和四肢乏力是常见的临床表现。心电图特点：①慢-快型 AVNRT，AVNRT 的折返环位于房室交界区，由房室结自身和结周心房肌构成的功能相互独立的快径路和慢径路组成。典型的 AVNRT 为慢径路前向传导、快径路逆向传导，故称为慢-快型 AVNRT；由于快径路逆向传导至心房的时间较短（40 毫秒），心电图上 P 波多位于 QRS 波群中或紧随 QRS 波群之后（R-P 间期 <70 毫秒），而在 V₁ 导联上显示"伪 r 波"。②快-慢型 AVNRT，为快径路前向传导，慢径路逆向传导，占 AVNRT 的 5%～10%；慢径路逆向传导时间较长，心电图上 P 波位于下一个 QRS 波群之前，表现为长 R-P 心动过速。③慢-慢型 AVNRT，较少见，AVNRT 的折返环由两条传导速度较慢的径路组成；心电图上 P 波位于 QRS 波群之后，其 R-P 间期 >70 毫秒。

（二）房室折返性心动过速

是由于折返机制所致，折返途径由正常房室传导系统和房室旁路（肯氏束）组成。按折返途径，AVRT 又可分为顺传型 AVRT 和逆传型 AVRT 两个类型。顺传型 AVRT 指激动由正常房室传导系统下传，由旁路逆行传导；逆传型 AVRT 则正好相反。顺传型 AVRT 患者平时心电图可有典型的预激波群或正常，心动过速可被期前收缩诱发或终止。心电图特点：表现为正常的 QRS 波群，频率整齐，心率在 150～250 次/分钟，多数超过 180 次/分钟，逆行 P′波在 QRS 波之后，R-P′ < P′-R，R-P′ >70 毫秒，有时可伴有室内差异传导。

绝大多数室上性心动过速患者无器质性心脏病，多见于中青年，心动过速发作突然开始与终止，持续时间不定，易反复发作。患者可有心悸、眩晕，部分患者可有心绞痛、低血压或心力衰竭。

（三）治疗

1. 发作的终止，应在监护下进行

（1）迷走神经刺激：按压颈动脉窦；深吸气后，屏气同时用力做呼气动作或用压舌板等刺激咽喉部产生恶心感，可终止发作。

（2）抗心律失常药：血流动力学稳定的室上性心动过速可选用静脉抗心律失常药。腺苷或非二氢吡啶类钙通道阻滞药（如维拉帕米）可首选，国内应用三磷酸腺苷（ATP）较多，如 ATP 10 mg（不稀释），2 秒内静脉注射，如无效，3～5 分钟后重复静脉推注 10～20 mg；维拉帕米 5～10 mg 稀释后缓慢静脉注射；无效者 30 分钟后可重复。腺苷具有起效快和半衰期短的优点，但须注意应快速推注，有哮喘病史者不选用；亦可静脉注射普罗帕酮或 β 受体阻滞药，如普罗帕酮 70 mg，稀释后缓慢静脉注射，无效者 10 分钟后可重复；美托洛尔 5 mg，缓慢静脉注射，无效者 10 分钟后可重复，但应注意观察低血压和心动过缓等不良反应。器质性心脏病特别是心力衰竭时或存在上述药物的禁忌时可应用胺碘酮、洋地黄。

(3) 直流电复律：药物治疗无效或血流动力学不稳定者，可行直流电复律。

(4) 食管心房调搏：有明显低血压和心功能不全者，可选择食管心房调搏，通过超速抑制终止心动过速。有心动过缓史者优选食管调搏。

(5) 特殊情况：孕妇并发室上性心动过速，首先宜用刺激迷走神经方法或食管心房调搏，血流动力学不稳定时予以电复律。上述措施无效或不能应用时，可选腺苷、美托洛尔、维拉帕米。

2. 经导管射频消融术

室上性心动过速作为一线治疗方法，可达到根治目的，成功率为96%~99%，并发症约为0.9%。

第三节 室性心律失常

一、室性期前收缩

室性期前收缩又称室性早搏（PVC），简称室早，指起源于希氏束分叉以下部位的心肌提前激动，使心室提前除极，是最常见的心律失常之一。

1. 病因

①可见于正常人，尤其是老年人，室性期前收缩随年龄增加，发生率有增高趋势，在健康军人中采用标准12导联心电图记录到的PVC的患病率0.8%，20岁以下人群为0.5%，50岁以上人群为2.2%；伴有左室假腱索的健康人亦可产生室性期前收缩。②电解质紊乱（低钾或低镁）及药物（洋地黄类及某些抗心律失常药物）诱发。③冠心病（尤其是急性或陈旧性心肌梗死）、各种心肌病、心肌炎、心瓣膜病等。

2. 心电图特点

提早出现的宽大畸形的QRS波群，时限大于120毫秒；其前无相关的P波；ST-T与QRS波群主波相反；一般代偿间歇完全。当室早起源于左室，V_1导联QRS主波向上呈"右束支阻滞"图形，而起源于右室，则V_1导联QRS主波向下呈"左束支阻滞"图形；当室早起源于房室结附近时，QRS波群可无明显增宽；若室早逆向传导至心房则形成逆行P波，且代偿间歇不完全。室性期前收缩可孤立或规律出现，亦可呈二联律、三联律、插入性或成对出现。临床上常见的几种特殊类型有：①室性并行心律：室性期前收缩在同一导联形态相同但配对间期不同，相邻两室性期前收缩之间有倍数关系。②R on T室性期前收缩：室性期前收缩的QRS波落于前一T波波峰附近，易诱发室速和室颤。③舒张晚期室性期前收缩（R on P室性期前收缩）：室性期前收缩发生于下一个窦性P波之后，可伴随短阵室速，甚至可能演变为持续的快速性室性心律失常。

3. 临床表现

大多数情况下无明显症状，频发或患者敏感时常有心悸及心前区不适。室性期前收缩临床意义决定于基本病因、心脏病变的程度、全身状况及室性期前收缩出现的频率和性质，这些因素的不同，室性期前收缩对患者的影响及预后亦有很大差别，从仅有轻微症状到发生猝死。

4. 治疗

室性期前收缩的治疗目的在于改善症状，预防复发及猝死。治疗前应对室性期前收缩的类型、症状、原有基础疾病及心功能状况作全面了解，判断室性期前收缩对患者预后的影响，从而选择不同的对策。

（1）无器质性心脏病患者的室性期前收缩，尤其是偶发、单源室性期前收缩，一般预后良好，无症状者不需抗心律失常药物治疗；若室性期前收缩频发伴明显症状，治疗应以消除症状为目的，积极去除诱因（吸烟、咖啡、应激等），予镇静剂解除顾虑。β受体阻滞药对与交感神经兴奋有关的室性期前收缩有较好疗效，尤其适用于血压偏高、心率偏快者，可予美托洛尔25~50 mg每天2次。对于频发单源室性期前收缩严重影响生活质量、不能耐受药物或室性期前收缩负荷过重者（24小时室性期前收缩次数超过总心率10%以上），且超声心动图或MRI证实心脏形态或功能异常者，可考虑经导管射频消融治疗。

（2）有器质性心脏病伴心功能不全患者的室性期前收缩，原则上一般通过积极治疗原发病、改善心功能、纠正心肌缺血及水电解质紊乱等诱因，可酌情选用β受体阻滞药或胺碘酮等药物或考虑经导管射频消融治疗。

二、室性心动过速

室性心动过速简称室速，指连续3个以上的自发室性期前收缩，也可为程序刺激诱发至少连续6个以上的室性期前收缩，频率>100次/分钟。室速是严重的心律失常，病死率较高，多发生于器质性心脏病患者，亦可由电解质紊乱、药物、机械刺激等因素引起，极少数发生于无器质性心脏病者，预后良好。发作时常伴有心悸、胸闷等不适。严重者可引起血压下降或晕厥，其临床症状的严重程度取决于基础心脏病状况、心室率快慢及室速持续时间。室速的发生机制包括折返激动、触发活动、自律性增高三方面。

（一）心电图特点

连续3个或3个以上的室性期前收缩，QRS波群宽大畸形，时限≥0.12秒，节律大致规则，亦可有轻度或明显不齐，伴继发性ST-T改变，P波常埋入QRS内。室速特征性心电图改变有：①房室分离：P波与QRS波群无固定关系，且频率较慢。②心室夺获：室率较慢时，少数P波下传至心室，产生略提前的、形态正常的QRS波群。③室性融合波：窦性激动与室性激动同时或分别夺获心室，产生介于窦性与室性之间的心室激动。

（二）分类

目前对于室速一般按室速持续时间及血流动力学改变分为非持续性室速和持续性室速，根据室速发生时QRS形态是否一致分单形性室速和多形性室速。

1. 非持续性单形性室速

由连续3个或3个以上室性期前收缩构成的室性心律失常，频率>100次/分钟，30秒内自行终止，QRS形态一致。

2. 持续性单形性室速

每次发作持续>30秒或<30秒但伴有严重血流动力学障碍甚至意识丧失，QRS形态一致。可表现为特发性室速、不间断室性心动过速。

（1）特发性室速：无器质性心脏病的单形性室速又称特发性室速。见于中、青年人，常起源于心室流出道或左室后间隔。起源于右室流出道的特发性室速QRS波呈左束支传导阻滞和电轴正常或右偏；左心室特发性室速（分支型室速）QRS波呈右束支传导阻滞和电轴左偏。

（2）不间断室性心动过速：多数为持续性单形性室速，室率120～160次/分钟，血流动力学相对稳定，可维持数天或十余天不等，电复律难终止，一般药物治疗无效。可见于无器质性心脏病患者，也见于结构性心脏病，也可由抗心律失常药物引起。

3. 多形性室速

QRS波形态可变。持续性多形性室性心动过速可蜕变为室扑或室颤，血流动力学稳定或短阵发作者，应鉴别是否有QT间期延长。可分为QT间期延长的多形性室速（尖端扭转性室性心动过速）、QT间期正常的多形性室速和伴短联律间期的多形性室速。

（1）尖端扭转性室速（Tdp）：常表现为反复发作的阿斯综合征，重者发生心脏猝死。心电图显示QT间期延长（校正的QT间期女性>480毫秒，男性>470毫秒），可分为获得性和先天性QT间期延长综合征，获得性多见。

获得性QT间期延长的Tdp：常见药物如抗心律失常药物、大环内酯类抗生素、胃肠动力药、三环类抗抑郁药、抗真菌药物、抗原虫药，均可致QT间期延长，也可由电解质紊乱（如低血钾，低血镁）、心脏本身疾病（如心动过缓）、心肌缺血、心功能不全等引起，也可为颅内压升高、酗酒等所致。

先天性 QT 间期延长的 Tdp：为少见的遗传性疾病，突然运动、恐惧、疼痛、惊吓或情绪激动可诱发，少数可在安静或睡眠状态下发作。发作前心电图 QT 间期延长。

（2）QT 间期正常的多形性室性心动过速：较多见，常见于器质性心脏病、缺血、心力衰竭、低氧血症，电解质紊乱也可诱发。

（3）伴短联律间期的多形性室速：较少见，通常无器质性心脏病，有反复发作晕厥和猝死家族史，亦可自行缓解。诱发室速的室性期前收缩均有极短的联律间期（280～300 毫秒），心率可达 250 次/分钟，可转变为室颤。

（三）治疗

主要根据病因、临床表现、器质性心脏病的严重程度来决定治疗方案。治疗策略包括一般处理（积极去除病因、诱因、改善心肌缺血、纠正水电解质紊乱、停用促心律失常药物等）、抗心律失常药物和非药物治疗。现有的抗心律失常药物在随机临床试验中，只有 β 受体阻滞药显示对恶性室性心律失常或猝死的预防有益处，因此 β 受体阻滞药应作为恶性室性心律失常治疗的基石。

1. 非持续性单形性室速

（1）无器质性心脏病的非持续性室速无明显症状且发作不频繁者，应注意纠正可能存在的诱因，其治疗原则同室性期前收缩，症状明显者可用 β 受体阻滞药。

（2）有器质性心脏病的非持续性室速与患者心脏猝死相关，对无论是否并发心功能不全的心脏病患者，β 受体阻滞药都可有效地抑制室性期前收缩、室性心律失常，减少 SCD，可选用美托洛尔 12.5～50 mg 每天 2 次。除 β 受体阻滞药外，抗心律失常药物不应作为治疗室速和预防 SCD 的首选方法。β 受体阻滞药效果不佳或有应用禁忌时可考虑胺碘酮，但应密切观察不良反应且不宜长期使用。

2. 持续性单形性室速

有器质性心脏病的持续单形室速应注意处理基础心脏疾病，纠正诱因，血流动力学障碍者立即同步直流电复律，血流动力学稳定者可先用抗心律失常药物，也可电复律。

（1）稳定的持续性单形性室速：有器质性心脏病患者首选胺碘酮，利多卡因只在胺碘酮不适用或无效时或并发心肌缺血时作为次选药；无结构性心脏病的患者，可考虑静脉推注氟卡尼或 β 受体阻滞药、维拉帕米或胺碘酮。

（2）特发性室速：大多数特发性室速血流动力学稳定，对维拉帕米或普罗帕酮有效，静脉用药可有效终止发作，口服可预防复发，可予维拉帕米 5～10 mg 静脉注射，30 分钟后可重复。发作时间过长或有血流动力学改变者宜电复律，发作终止后建议患者行射频消融治疗。

（3）不间断室性心动过速：不间断室速较难终止，不宜选用多种或过大剂量的抗心律失常药物。只要血流动力学稳定，胺碘酮和 β 受体阻滞药联合治疗较安全。在胺碘酮负荷过程中可再试用电复律，也可试用射频消融治疗。

（4）持续性单形性室速、药物治疗无效、不能耐受或不愿长期药物治疗者和束支折返性室速者也可行射频消融治疗。

（5）并发严重器质性心脏病，药物不能控制的反复发作持续性单形性室速的患者，植入埋藏式心律转复除颤器（ICD）可改善其预后，降低病死率，如术后仍反复发作室速可考虑射频消融。

3. 多形性室速

任何情况下，反复发作的多形性室速，血流动力学不稳定时立即电复律，必要时予以镇静剂。多形性室速反复发作伴有晕厥者，可植入 ICD 改善其预后，降低病死率。

（1）尖端扭转性室性心动过速（Tdp）：对于获得性 QT 间期延长的 Tdp 患者，首先停用可使 QT 间期延长的相关药物；纠正腹泻、呕吐或代谢疾病引起的电解质异常，维持血钾 4.5～5 mmol/L，如有心动过缓或长间歇，推荐临时起搏治疗（70～90 次/分钟或更快频率），起搏前可试用异丙肾上腺素或阿托品提高心室率；静脉注射硫酸镁（1～2 g 缓慢静脉推注，后 0.5～1 g/h 静脉滴注），可以减少 Tdp 发作次数；部分患者上述治疗无效时，在临时起搏基础上加用 β 受体阻滞药和利多卡因。

对于先天性长 QT 综合征（LQTS）的患者，应询问家族史和既往发作史，除外获得性 QT 间期延长的因素，减少或避免诱发因素，禁用延长 QT 间期的药物，纠正电解质紊乱。室速不能自行终止者应给予电复律。药物治疗首选 β 受体阻滞药，普萘洛尔用至患者最大耐受量，对先天性 QT 间期延长综合征第 3 型利多卡因及美西律可能有效。急性期处理后应评估患者是否有植入 ICD 指征。

（2）QT 正常的多形性室性心动过速：应积极处理病因和诱因，偶尔出现者可口服 β 受体阻滞药，若室速发作频繁，可应用胺碘酮或利多卡因。

（3）伴短联律间期的多形性室速：血流动力学稳定者首选静脉应用维拉帕米，无效者选用胺碘酮，不稳定者立即电复律。口服维拉帕米或普罗帕酮、β 受体阻滞药预防复发，建议植入 ICD。

4. 室速/室颤风暴

24 小时内自发的持续性室性心动过速/心室颤动≥2 次，并需紧急治疗的临床症候群称为室速/室颤风暴。需纠正诱因。加强病因治疗，如血流动力学不稳定，应尽快电复律；抗心律失常药物首选胺碘酮，有时充分起效需数小时至数天，可考虑联合使用 β 受体阻滞药或利多卡因，胺碘酮无效或不适用时用利多卡因；如持续单形室速，频率<180 次/分钟且血流动力学稳定者，可植入心室临时起搏电极，在发作时快速刺激终止室速；给予镇静、抗焦虑药物，必要时行冬眠疗法；必要时予以循环辅助支持，如 IABP，体外膜肺氧合；若患者已安装 ICD，应调整好参数，以便更好识别或终止心律失常发作；可考虑急诊射频消融的可能性。

三、心室扑动和心室颤动

心室扑动简称室扑；心室颤动简称"室颤"，是最严重的致命的心律失常，心室丧失有效的整体收缩，表现为心室肌快而微弱的收缩及不协调的快速乱颤，使心脏丧失有效排血功能，导致心、脑、周围组织等灌注停止。室扑是室颤的前兆，室颤是循环衰竭的临终改变，也是心脏骤停最常见的表现形式。患者表现为意识丧失，大动脉搏动消失，听不到心音。

1. 心电图特点

室扑呈正弦波图形，波幅大而规则，频率 150～300 次/分钟；室颤波形、振幅、频率极不规则，波幅细小（0.2 mV），无法识别 QRS 波、T 波，频率 500 次/分钟。

2. 临床表现

室颤的发生大多与心室内形成多个折返中心有关，多见于冠心病严重心肌缺血、高度房室传导阻滞或快速性室性心律失常、严重低钾血症、洋地黄中毒、电击、溺水等。室扑、室颤的预后与患者基础病进程及室扑、室颤持续时间密切相关，对于原有心脏病不严重或无器质性心脏病者，经及时积极处理可能获得较好预后。

3. 治疗

室扑、室颤直接导致死亡，一旦诊断，应分秒必争行心肺复苏。对于特发性心室颤动的存活患者推荐植入 ICD。

第四节　心源性猝死

心源性猝死（SCD）是指由于心脏原因引起的、以意识突然丧失为前驱表现的生物学死亡。其特点为死亡发生的时间和形式具有不可预测性，从出现意识丧失到死亡，往往在 1 小时内。意识丧失的机制为心搏骤停导致突然失去有效的血流灌注。不管是看起来健康的人，还是已知有心脏疾病的人，都有可能突然发生心源性猝死，还可以是任何系统疾病终末期共同的最终致死原因。

一、病因

心源性猝死的发生与心脏的原发疾病关系密切，因此在不同的人群中，发生比例并不相同。在一般性人群中是散发的，发生率极低。在全球的范围内，心源性猝死的发病率缺乏确切的数字。实际上，在所有的自然死亡中，约12%属于猝死，其中90%和心脏原因相关。我国也缺乏心源性猝死的相关流行病学资料。根据美国对于急诊室抢救数据库和死亡证明的分析，总体发病率为0.1%~0.2%，美国每年因此而导致的死亡为30万左右。根据心源性猝死的发病特点，推测我国的总体发病率和美国相似，结合人群基数，心源性猝死的人数相当可观。在高危人群中，心源性猝死的发生率>30%。但是在人群绝对数量上，一般性人群的发生例数要远远高于高危人群。

在西方国家，冠心病是80%以上心源性猝死的病因，另外10%~15%是由心肌疾病所致。在我国情况类似，其中20%~30%的冠心病患者，其首次发病的临床表现就是心源性猝死，因此，一般将冠心病的危险因素直接作为心源性猝死的危险因素。现在研究发现，心源性猝死的危险因素还有自身的特点。

在年龄上，成人的冠心病随着年龄增加而增多。心源性猝死的高峰发病见于2个年龄段：出生到6个月以内和45~75岁。心源性猝死男性高于女性。

目前，研究者已经认识到，时间参数和心源性猝死相关。在流行病学分析中发现，人群心源性猝死的危险在时间上存在每日性、每周性和季节性3种模式。高危的时间一般在早上、每周一和冬季。在主要的心血管事件发生以后的16~18个月，生存曲线中心源性猝死的发生迅速下降。因此，发病后存在危险的时间依赖性，最有效的干预在事件的早期，与对照组比较，早期的有效干预，可以使各种心脏事件后存活人群的生存曲线在远期发生分离。

生活方式和精神因素也对心源性猝死的发生产生影响。30~59岁吸烟者的猝死危险，每10年增加2~3倍，同时，吸烟也可以导致冠心病患者猝死的比例增加。急性的精神社会压力是心源性猝死的危险因素。研究证实，心源性猝死的发生，受到社会和经济压力的影响。在健康、工作、家庭以及个人、社会等多个领域的研究中，发现急性冠脉事件发生者，在之前6个月，这些方面已经发生改变，在心源性猝死患者中尤为明显。

因此，心源性猝死的发生过程是在各种危险因素的作用下，导致心脏发生不同情况的病变和电活动改变，在一定的促发因素存在时突然发生。尽管认识到了这些危险因素，心源性猝死由于发生突然，进展迅速，有效的治疗是影响生存的重点。

二、心电图特点

心源性猝死的心电学表现有以下3种：①致死性快速性心律失常，主要指室颤（VF）和无脉性室性心动过速（PVT）。②缓慢性心律失常和心室停搏。③无脉性电活动（PEA）。

室性心律失常是心源性猝死时最常见的电活动机制，包括室颤和无脉性室性心动过速。如果出现宽QRS波群的持续性心动过速，首先要考虑是室性来源，往往属于高度危险。大多数宽QRS波群的心动过速都要作为急症紧急处理，而大多数的窄QRS波群的心动过速，处理的紧迫性相对要低。

器质性心脏病患者极易发生持续性室性心动过速，对于这一类患者，室性心动过速往往是致命性心律失常的前兆，可能发生心源性猝死。持续性室速表现为：QRS波群时限>0.12秒，平均向量与正向传导冲动的QRS向量相反；大多数的室速心率在140~200次/分钟，但也可以<140次/分钟或>200次/分钟；持续性室速在电活动上可以是稳定的（比如心率相对较慢的单一形态室速）；也可以是不稳定的（比如多形性室速或心率超过190次/分钟的单一形态室速）。心率较慢的单一形态室速往往耐受性较好；而心率快的室速常伴有低血压和低灌注，后者应作为致命性心律失常，可以导致猝死（如室速/室颤引起心脏骤停）。

在小部分患者中，心脏骤停最早出现的心律异常表现为严重的心动过缓、心搏停止或无脉电活动。这些异常心律，可能是心搏骤停的真正原因，也有可能是室速或室颤未得到合适治疗的结果。用电复律终止室速或室颤以后也可出现无脉电活动。如果存在缺氧等诱发因素，无脉电活动为继发性的；如果在原有心脏异常的基础上发生，则为原发性无脉性电活动。经过积极治疗以后，室性心动过速患者存活的可能性要比缓慢性心律失常或心脏无收缩状态高得多。无论何种原因，对于发生心源性猝死的患者来说，决定能否抢救成功的最主要因素是开始复苏到心律转复之间的时间间隔。

由于潜在的危险和治疗不同，区分室上性与室性心动过速十分重要。窄 QRS 波的心动过速往往是室上性的，但是室速偶尔在一两个导联上也会出现窄 QRS 波群，图形类似室上速。一些室内差异传导（如左右束支传导阻滞）的患者在发生室上速时也会出现宽大波群，此时 QRS 向量与正常窦性节律相似。临床上，可以根据 12 导联心电图，用 Brugada 四步法来对宽 QRS 的心电图图形进行鉴别诊断。室上速心率很快时，出现功能性束支传导阻滞可能导致 QRS 波增宽和短暂的电轴漂移。

目前认为，在以下两种情况，室上速可引起致命性心律失常，需要即刻治疗。一种情况是冠状动脉高度狭窄的患者，由于此时冠脉血流依赖于心肌舒张时间的长短，心率加快可引起心肌缺血，这种患者的心律失常需紧急治疗，必要时使用直流电复律来迅速减慢心率。另一种情况是预激综合征伴房颤的患者，由于旁道不应期较短，心室率可达 300 次/分钟以上，此时可能发生低血压、室速或室颤，需要立即治疗。

三、临床表现

心源性猝死根据病情进展情况可大致分为前驱期、发病期、心脏骤停期和生物学死亡期。

1. 前驱期

数月或数天内曾出现过明显的胸闷、心悸、乏力等临床不适症状，但多不典型。

2. 发病期

心血管状态发生异常变化，患者多出现剧烈胸痛、心悸并可伴有呼吸困难，严重时可引发眩晕。

3. 心搏骤停期

主要表现为意识丧失，多数患者可同时伴有四肢抽搐。心搏骤停发作时血液循环随即停止，但脑组织与脑血管尚且可以进行气体交换，血液中残存的氧气尚可刺激呼吸中枢，诱发叹息样、短促痉挛性呼吸，待氧气消耗殆尽之后，呼吸便会停止。血液循环完全终止后便会出现皮肤苍白、发绀、瞳孔散大固定，当憋尿肌和肛门括约肌逐步松弛后还可出现大小便失禁。

4. 生物学死亡期

大部分患者在心搏骤停后 4~6 分钟之内开始发生不可逆脑损害，最终过渡到生物学死亡。

心搏骤停的症状和体征依次可能为：①心音完全消失。②大动脉搏动消失，血压测不出。③突发意识丧失，10 秒内可出现一过性全身抽搐。④心脏停搏 20~30 秒内可出现叹息样呼吸，随即停止。⑤心脏停搏 3 秒后患者可迅速陷入昏迷。⑥瞳孔逐步散大固定，但此期尚未到生物学死亡，如予以适当的抢救，有复苏的可能。

四、治疗

（一）基本生命支持

发现心搏骤停或心源性猝死的患者，应该立即实施心肺复苏（CPR），包括基本生命支持（BLS）和高级生命支持（ACLS）。在 20 世纪 60 年代，发现有效的胸外心脏按压可以极大提高院外心源性猝死的存活率，实践证明，有效的 CPR 是猝死抢救的关键环节。在 BLS 中，"四早"组成了患者的生存链，即尽早识别和呼救、尽早 CPR、尽早除颤、尽早进入 ACLS。美国心脏协会和急救医学学会根据循证医学，为 BLS/ACLS 制定了实践指南，每隔 5 年更新一次。

一旦发现意识丧失的成年患者，应该立即拍击患者肩部，并呼叫患者，判断患者情况，如果患者没有反应，立即启动急救程序，呼叫其他救护人员，准备除颤仪等。判断意识的过程不能短于 5 秒，也不能超过 10 秒。在新版的心肺复苏指南中，将原有的 ABCD，即开放气道、人工呼吸、胸外心脏按压和除颤更新为 CABD，即将胸外心脏按压提前，以提高心肺复苏的成功率。其中，复苏的核心问题如下。

1. 胸外按压

胸外按压的频率为 100 次/分钟，按压和人工呼吸的比例为 30∶2，考虑到通气、给药等引起按压的暂停，建议按压要快速、有力。按压的定位是两乳头连线的中点。

2. 人工呼吸

使用"抬头举颌"法，开放气道，并去除气道内异物。每次有效吹气时间为1秒，如果条件具备，尽早气管插管，人工通气的频率为10~12次/分钟。

3. 电除颤和电复律

多数心脏骤停由室颤引起，且自行恢复正常者极少。有研究指出，房颤引发心脏骤停后患者能够成活主要取决于除颤的速度，除颤治疗每延迟60秒，患者成活的概率降低7%~10%。除颤的指征为室颤和无脉性室速。体重不超过90 kg的室颤患者，90%可通过360 J的直流电击恢复正常节律。初次电击不能使患者恢复有效节律提示预后不良。目前建议一次除颤成功，因此，如果使用单相波的除颤仪，初始电击能量为360 J，如果初始电击能量小于300 J则不能对心搏骤停患者产生任何效果；双相波的除颤仪为150 J，如果无法判断除颤仪的波形，初次除颤可以选择200 J的能量。在一次电击后，应再做5个循环的心肺复苏，再检查患者是否恢复了自主脉搏；如果仍无搏动，进行第二次电击，然后静脉用肾上腺素1 mg。如果还是没有脉搏，则在下一次电击前重复5个循环的心肺复苏。肾上腺素可每3~5分钟重复使用一次，其间穿插电除颤，但是大剂量的肾上腺素并不能产生更多效果。可一次静脉给予40 U血管升压素，作为替代肾上腺素的治疗方法。

胸前锤击目前已经很少使用，是否取消，还存在争议。研究认为，一次锤击将室速转变为窦性心律的成功率仅为11%~25%，极少数患者可以通过胸前锤击纠正室颤，这是因为胸前锤击造成的直接暴力可能导致心搏骤停或者心肌电机械分离，故尚有脉搏的室速患者禁止行胸前锤击。若患者突发心脏停搏，周围无监护仪器，无除颤仪，无脉搏，无自主意识，可在1分钟内行紧急抢救并予胸前锤击，具体操作要点包括：①拳头上举20~30 cm。②锤击点位于胸骨下1/3处。单次胸前锤击后产生的机械刺激可能作用于心脏，引起机械电活动，进而令心脏收缩，心律失常终止，正常心律和循环恢复。若心律失常患者意识尚清，可通过有意识地咳嗽增加胸腔内压力，传导机械刺激的方法纠正心律失常，这种方法又被称为咳嗽复律或咳嗽诱致心脏压缩法。

4. 静脉通道

尽早建立静脉通路对于心源性猝死患者的抢救而言至关重要。如果条件具备，应该在确认患者意识丧失时，在BLS同步立即开通静脉通道、给氧和监护，即"Ⅳ-O$_2$-Mornitor"。目前建议的给药途径有静脉途径、气管内途径和骨内途径。外周静脉给药，到达中央循环时间长，需要1~2分钟，因此，在每一次给药以后，需于10~20秒内经静脉快速推注20 mL生理盐水令末梢血管充盈，促进药物代谢。若患者自主循环丧失，宜行中心静脉穿刺并置管，快速补液扩充血容量，促进循环代谢。目前有研究指出，在抢救心源性猝死患者过程中宜首先行心肺复苏，并根据心电图情况选择合适的处理措施，快速开通气道，建立静脉通路，去甲肾上腺素、异丙肾上腺素等药物应在上述抢救措施效果不佳的情况下应用，而非作为首选应用药物。

（二）高级生命支持

ACLS指在院内进行的进一步抢救过程。包括气道建立和给氧，其中气管插管是最主要也是最重要的一种气道建立途径；除颤和病因处理。在进行高级生命支持的过程中，要注意发现SCD的可逆性原因并对其进行相应的处理。

与BLS的单人或者两人进行复苏不同，ACLS时提倡医疗团队进行操作。一个相互信任和高效合作的团队是心源性猝死救治成功的关键。一般抢救团队由6个人组成，包括一名医生作为组长，负责抢救的指挥和协调；一名医生管理气道；一名医生负责胸外心脏按压，在保证按压暂停时间最短的前提下，每5个循环左右，可以和管理气道的医生进行互换；一名医生或者护士负责静脉给药，在每次组长给予医嘱以后，实施医嘱，并口头大声重复医嘱；一名医生负责除颤，服从组长指挥，实施除颤；一名医生或者护士对抢救过程中所有的医嘱进行记录，同时记录抢救过程。

在AGLS中，各成员服从一个组长的统一指挥，有效合作，在遇到疑问时及时交流，进行建设性的沟通十分重要。在发生心源性猝死以后，医生立即形成一个有效的团队是困难的。因此，要对重点科室的医生进行ACLS的培训，反复进行配合，培养团队精神。

（三）药物使用

心肺复苏期间，应尽早建立静脉通道，给予适当的药物。现已肯定，药物可在电除颤前（直到除颤仪充电为止）或随后给予，给药时机的重要性小于要求胸部按压的最小中断。药物主要为血管升压药和抗心律失常药。

1. 血管升压药

肾上腺素、去甲肾上腺素及异丙基肾上腺素三联用药在新版指南中已废止。无论何种原因，发生猝死以后建议使用的血管升压药物为肾上腺素、血管升压素和阿托品 3 种。肾上腺素为首选用药，适用于所有类型的心搏骤停患者。用法为每次静脉注射 1 mg，每 3~5 分钟重复 1 次，剂量可以加倍。血管升压素为仅次于肾上腺素的、证实有效性高的药物，在美国使用较多，也是心肺复苏指南的第二种推荐用药，可以用于所有类型的心搏骤停患者，用法为 40 U 一次性静脉注射，单剂量可代替第一次或第二次剂量的肾上腺素，国内由于情况不同，可以根据情况使用。阿托品的适应证为已经证实的心室停搏和无脉性电活动，用法为每次静脉注射 1 mg，可重复给予至总剂量 3 mg。

2. 抗心律失常药

在心肺复苏的指南中，推荐使用的是胺碘酮、利多卡因和镁剂。首次剂量血管升压药使用后，尤其在第二次或第三次电除颤后持续存在室颤/无脉性室速时，可考虑给予抗心律失常药。有证据表明，此时胺碘酮优于利多卡因。胺碘酮对于多次直流电击和使用肾上腺素后仍然持续室颤或无脉室速的患者或心脏复律后再发室颤或室速的患者，能保持或者增加心脏电活动稳定。胺碘酮使用方法为：静脉注射 150 mg，必要时重复 1~2 次，之后 6 小时以 1 mg/min 速度滴入，第一个 24 小时的最大累积剂量为 2 200 mg。胺碘酮不需要常规用于对除颤反应良好并能保持稳定节律的患者，但对于除颤和给氧后，室速或室颤复发者，推荐使用胺碘酮。也有研究表明，如果有充分临床证据证实心搏骤停是由急性冠脉综合征引起时，利多卡因（首次 1~1.5 mg/kg 静脉注射；如 VF/无脉 VT 持续，每 5~10 分钟静脉注射 0.5~0.75 mg/kg，最大剂量为 3 mg/kg）比胺碘酮更有效。如果不考虑急性心肌缺血或者耐药性或复发性心律失常，则应该使用胺碘酮。急性高钾血症引起的耐药室颤、低钙血症，以及可能由于过量使用钙通道阻滞药而引起的心搏骤停，用 10% 的葡萄糖酸钙（5~20 mL，以 2~4 mL/min 速度静脉推注）可能起效。除了上述情况之外，在心搏骤停复苏过程中，即便钙离子浓度很低，也不应该常规使用钙剂。镁剂（硫酸镁）的适应证为尖端扭转性室速、低镁诱发的心搏骤停。一般用 1~2 g 加入 10 mL 葡萄糖注射液，静脉推注，推注时间大于 5 分钟。一些多形性室速（尖端扭转性室性心动过速）、快速单一形态室速、室扑（心率＞260 次/分钟）和耐药性室颤对硫酸镁或 β 受体阻滞药（美托洛尔静脉用 5 mg，最大剂量为 20 mg）反应良好。

（四）心搏停止、心动过缓或无脉电活动引起的心源性猝死的治疗

对心搏停止、心动过缓或无脉电活动引起的心搏骤停所采取的治疗措施与快速心律失常（室颤/室速）引起的心搏骤停不同。一旦确定心搏停止或者无脉性电活动，采取措施维持循环和呼吸状态（如持续的胸外按压、气管插管和建立静脉通道），再次确认心脏节律，使用药物或者起搏器，保证稳定的心脏节律。

心搏停止、心动过缓或无脉电活动时，往往存在可逆因素，如低血容量、低氧血症、心脏压塞、张力性气胸、酸中毒、药物过量、低温和高钾血症，应当积极寻找这些因素，并尽快纠正。研究发现，此时肾上腺素和阿托品作用有限。有效的体外起搏系统的发展，可以在没有专科医生的情况下，对心动过缓或心搏停止进行心脏起搏，可以起到一定的效果，但是其效果还缺乏循证医学证据。在院内，体外起搏只能作为初步的抢救措施，如果心搏骤停持续存在，可以用经静脉放置的起搏电极，使用临时起搏器。从目前的资料看，心搏停止或者无电活动的患者，即使放置了临时起搏装置，预后仍然很差。

（五）终止复苏的参考指征

心源性猝死发生以后，如果进行有效的胸外按压以及人工通气，患者可以一直维持重要脏器的有效灌注，但是如果患者心跳或者呼吸未恢复并有瞳孔散大、四肢无肌张力、无任何反射活动、脑电图无电

活动征象，可以诊断为脑死亡。持续复苏没有必要，由于脑死亡患者，持续呼吸循环的维持也不会增加患者的生存率。但是，对心源性猝死的患者终止复苏，牵涉到多方面的问题，在国内并没有统一的标准。若患者心搏骤停，已无自主呼吸、心跳，心肺复苏时间超过 30 分钟，且出现了以下情况，建议停止抢救：①瞳孔散大固定，对光反射消失。②仍无自主呼吸。③深反射消失，心电图平直。

五、心源性猝死的预防

对于原发疾病的认识和高危因素的干预，是预防心源性猝死的重点。随着心肺复苏在我国的逐渐普及，心源性猝死抢救后的幸存者也会逐年增加。长期治疗的目标是减少心源性猝死的复发率和总病死率。植入型除颤仪（ICD）可以在院外自行识别致命性心律失常并除颤，现在已经积累了越来越多的临床证据。在 20 世纪 90 年代末期，有学者发表了一项抗心律失常药物和 ICD 的心源性猝死的高危人群中的对比研究（AVID），发现 ICD 组 2 年的病死率是 18%，抗心律失常的药物组为 25%，在发生事件的人群中应用 ICD，相对危险降低 27%。如果把相对危险降低外推到总的目标人群，则总人群致死性事件的绝对危险降低 7%。目前，国外循证医学证据表明：对于二级预防，胺碘酮的治疗要优于 I 类抗心律失常药物，ICD 的植入要优于胺碘酮。因此，国外 ICD 已经成为心源性猝死二级预防的首选治疗。考虑到心源性猝死的病因，在中国，可以先明确冠脉病变并进行相应的干预以后，必要时在电生理检查的指导下植入 ICD。

目前的临床证据支持在特定心脏疾病的患者中，使用 ICD 进行一级预防，例如在肥厚性心肌病的患者或者存在猝死的家族史的患者中使用 ICD。但是，对于在高危人群中普遍使用 ICD，还存在争议。研究发现，对于心脏事件以后的患者，ICD 的获益均来源于射血分数≤35% 的患者，而对那些高射血分数的患者，ICD 治疗并不优于胺碘酮。一级预防的用药方面，对于特定的患者，可以使用胺碘酮和 β 受体阻滞药。

心源性猝死的就地救治要重于预防，应该在全民普及心肺复苏的操作，让目击者就地进行心肺复苏，才能最大限度地提高心源性猝死的抢救成功率。

第五章

消化系统疾病

第一节　胃良性肿瘤

胃良性肿瘤占胃肿瘤的 3%~5%，可分为上皮性肿瘤如腺瘤、乳头状瘤，间叶性肿瘤如平滑肌瘤、脂肪瘤、神经鞘瘤、神经纤维瘤、脉管性肿瘤、纤维瘤、嗜酸细胞性肉芽肿等。胃息肉是一个描述性的诊断，指黏膜表面存在突向胃腔的隆起物，通常指上皮来源的胃肿瘤。

一、胃息肉

胃息肉属临床常见病，目前随着高分辨率内镜设备的普及应用，微小胃息肉的检出率已有明显增加。国外资料显示，胃息肉的发病率较结肠息肉低，占所有胃良性病变的 5%~10%。

（一）组织学分类

根据胃息肉的组织学可分为肿瘤性及非肿瘤性，前者即胃腺瘤性息肉，后者包括增生性息肉、炎性息肉、错构瘤性息肉、异位性息肉等。

1. 腺瘤性息肉

即胃腺瘤，是指发生于胃黏膜上皮细胞，大都由增生的胃黏液腺所组成的良性肿瘤，一般起始于胃腺体小凹部。腺瘤一词在欧美指上皮内肿瘤增生成为一个外观独立且突出生长的病变，而在日本则包括所有的肉眼类型，即扁平和凹陷的病变亦可称为腺瘤。腺瘤性息肉约占全部胃息肉的 10%，多见于 40 岁以上男性患者，好发于胃窦或胃体中下部的肠上皮化生区域。病理学可分为管状腺瘤（最常见）、管状绒毛状和绒毛状腺瘤。可根据病变的细胞及结构异型性将其病理学分为低级别上皮内瘤变与高级别上皮内瘤变。80% 以上的高级别上皮内瘤变可进展为浸润性癌。

内镜下观察，胃腺瘤多呈广基隆起样，亦可为有蒂、平坦甚至凹陷型。胃管状腺瘤常单发，直径通常 <1 cm，80% 的病灶 <2 cm。表面多光滑；胃绒毛状腺瘤直径较大，多为广基，典型者直径 2~4 cm，头端常充血、分叶，并伴有糜烂及浅溃疡等改变。胃绒毛状腺瘤的恶变率较管状腺瘤为高。管状绒毛状腺瘤大多系管状腺瘤生长演进而来，有蒂或亚蒂多见，无蒂较少见，瘤体表面光滑，有许多较绒毛粗大的乳头状突起，可有纵沟，呈分叶状，组织学上呈管状腺瘤基础，混有绒毛状腺瘤成分，一般超过息肉成分的 20%，但不到 80%，直径大都在 2 cm 以上，可发生恶变。

2. 增生性息肉

较常见，以胃窦部及胃体下部居多，好发于慢性萎缩性胃炎及 Billroth Ⅱ 式术后的残胃背景。组织学上由幽门腺及腺窝上皮的增生而来，由于富含黏液分泌细胞，表面可覆盖黏液条纹及白苔样黏液而酷似糜烂。多为单发且较小（<1 cm），小者多为广基或半球状，表面多明显发红而光滑；大者可为亚蒂或有蒂，头端可见充血、糜烂等改变。有时可为半球形簇状。增生性息肉不是癌前病变，但发生此类病变的胃黏膜常伴有萎缩、肠上皮化生及上皮内瘤变等，且部分增生性息肉患者可在胃内其他部位同时发生胃癌，应予以重视。通常认为增生性息肉癌变率较低，但若息肉直径超过 2 cm，应行内镜下完整

切除。

3. 炎性息肉

胃黏膜炎症可呈结节状改变，凸出胃腔表面而呈现息肉状外观。病理学表现为肉芽组织，而未见腺体成分。胃炎性纤维性息肉是少见的胃息肉类型，好发于胃窦，隆起病灶的顶部缺乏上皮黏膜，其本质为伴有明显炎性细胞浸润的纤维组织增生。炎性息肉因不含腺体成分，无癌变风险，临床随诊观察为主。

4. 错构瘤性息肉

临床中错构瘤性息肉可单独存在，也可与黏膜皮肤色素沉着和胃肠道息肉病共同存在。单独存在的胃错构瘤性息肉局限于胃底腺区域，无蒂，直径通常小于 5 mm。组织学上，错构瘤性息肉表现为正常成熟的黏膜成分呈不规则生长，黏液细胞增生，腺窝呈囊性扩张，平滑肌纤维束从黏膜肌层向表层呈放射状分割正常胃腺体。

5. 异位性息肉

主要为异位胰腺及异位十二指肠腺（又称布伦纳腺）。异位胰腺常见于胃窦大弯侧，也可见于胃体大弯。多为单发，内镜下表现为一孤立的结节，中央可见凹陷。组织学上胰腺组织最常见于黏膜下层，深挖活检不易取得阳性结果；有时也可出现在黏膜层或固有肌层。如被平滑肌包围时即成为腺肌瘤。十二指肠腺腺瘤多见于十二指肠球部，亦可见于胃窦。

（二）临床表现

胃息肉可发生于任何年龄，患者大多无明显临床症状或可表现为上腹饱胀、疼痛、恶心、呕吐、胃灼热等上消化道非特异性症状。疼痛多位于上腹部，为钝痛，一般无规律性。较大的息肉表面常伴有糜烂或溃疡，可引起呕血、黑便及慢性失血性贫血。贲门附近的息肉体积较大时，偶尔可产生吞咽困难，而幽门周围较大的息肉可一过性阻塞胃流出道，引起幽门梗阻症状。很少见的情况是，若胃幽门区长蒂息肉脱入十二指肠后发生充血水肿而不能自行复位时，则可能产生胃壁绞窄甚至穿孔。体格检查通常无阳性发现。

（三）诊断

胃息肉较难通过常规问诊及体格检查所诊断。粪便隐血试验在 1/5～1/4 的患者可呈阳性结果。上消化道钡剂造影对直径 1 cm 以上的息肉诊断阳性率较高，由于该项检查对操作水平要求较高，常可因钡剂涂布不佳、体位及时机不当、未服祛泡剂导致气泡过多等原因导致漏诊误诊。内镜与活组织病理学检查相结合是确诊胃息肉最常用的诊断方法。

胃镜直视下可清晰观察息肉的部位、数量、形态、大小、是否带蒂、表面形态及分叶情况、背景黏膜改变等特征。胃镜检查中使用活检钳试探病灶，可感知病变的质地。观察中需注意冲洗去除附着的黏液、泡沫等，适当注气，充分暴露病变。判断息肉是否带蒂时，宜更换观察角度，内镜注气以舒展胃壁，并进行反复确认。

内镜观察后应常规对病灶行组织病理学检查。活检取材部位应选择息肉头端高低不平、色泽改变、糜烂处。若存在溃疡，宜取溃疡边缘。需取得足够组织量以便病理制片，并充分考虑到取材偏倚及病灶内异型腺体不均匀分布。约半数息肉中，活检标本与整体切除标本的组织病理学不一致，故内镜完整切除有助于最终明确诊断。鉴于未经活检而直接切除的息肉可存在癌变风险，切除后可用钛夹标记创面，并密切随访病理结果及切端情况。

胃息肉的其他诊断方法包括变焦扩大内镜、超声内镜及胃增强 CT。变焦扩大内镜可将常规内镜图像放大 200 倍，可清晰观察腺管开口及黏膜细微血管形态。胃病变的变焦扩大内镜分型有多种，其与病理学的相关性不如结肠黏膜凹窝分型。超声内镜在鉴别病变的组织学起源方面具有重要作用，应用 30 MHz 的超声微探头可清晰显示胃壁 9 层不同的层次结构。从超声图像判断，胃上皮性息肉病变通常局限于上皮层与黏膜层，固有肌层总是完整连续。增强 CT 检查可发现较大的胃息肉，一定程度上可与胃壁内肿块、腔外压迫及恶性肿瘤相鉴别。

（四）鉴别诊断

1. 黏膜下肿瘤

内镜下观察到广基、边界不清晰的隆起灶时，需注意同黏膜下肿瘤相鉴别。桥形皱襞，指胃黏膜皱襞在胃壁肿瘤顶部与周围正常组织之间的牵引改变，呈放射状，走向肿瘤时变细，是黏膜下肿瘤的典型特征。当鉴别存在困难时，宜行超声内镜检查。此外，可试行活组织检查，黏膜下肿瘤几乎不可能被常规活检取得，而仅表现为一些非特异性改变，如黏膜炎症等。少数情况下，需要同胃腔外压迫相鉴别。

2. 恶性肿瘤

0-Ⅰ型、0-Ⅱa型早期胃癌可表现为息肉样、扁平隆起型改变，但肠型隆起型早期胃癌通常＞1 cm，表面多见凹凸不平、不规则小结节样、糜烂、出血或不规则微血管走行常见，活检钳触碰或内镜注气过程中易出血。弥漫型胃癌极少呈现为0-Ⅰ型和0-Ⅱa型。若内镜下观察到病灶周围的蚕食像及皱襞杆状膨大等改变，应高度疑及早期胃癌。全面、准确的活检病理是最佳鉴别方法。胃类癌多为1 cm左右扁平隆起，一般不超过2 cm，可多发，周围缓坡样隆起，中央时可见凹陷伴有发红的薄白苔，深取活检可获阳性结果。

3. 疣状胃炎

疣状胃炎又称隆起糜烂型胃炎，是临床常见病，多发于胃窦及窦体交界处，呈中央脐样凹陷的扁平隆起灶，胃窦黏膜背景可见有增生肥厚呈凹凸结节、萎缩、血管透见、壁内出血等炎症改变。较大的疣状灶需要通过活检鉴别。

（五）治疗

采取良好的生活方式，积极治疗原发疾病，如慢性萎缩、化生性炎症，有助于预防胃息肉的发生。散发的、＜5 mm的胃底腺息肉通常认为是无害的。胃息肉大多可通过内镜切除而痊愈。切除方法包括活检钳咬除、热活检钳摘除、热探头灼除、圈套后电外科切除、氩离子凝固术（APC）、激光及微波烧灼、尼龙圈套扎后圈套切除、黏膜切除术（EMR）、黏膜下剥离术（ESD）等多种。较小的息肉可选择前3种方法。圈套切除是较大息肉的最常用方法，并可与黏膜下注射、尼龙圈套扎等其他方法合用，切除后创面可用APC或热探头修整。EMR术适用于＜2 cm扁平隆起病灶的完整切除，更大的病变完整切除则需要行ESD术，术前需于病变底部行黏膜下注射，以便抬举病灶，常用的注射液有0.9%氯化钠注射液、1∶10 000肾上腺素、50%葡萄糖注射液、透明质酸钠、Glyceol（10%甘油果糖与5%果糖的氯化钠注射液）等，上述溶液中常加入色素，以便于观察注射效果。有多种操作器械可进行EMR和ESD，具体使用因不同操作者喜好而定。需要强调的是，若病变疑及胃癌，则需一次性完整切除，较大的病变应展平后固定于软木板上，浸于10%甲醛溶液中送病理行规范取材、连续切片，尤其是应注意所有切片的切缘情况。若病理学提示病变伴有癌变，则按胃癌根治标准处理。

内镜治疗后应规范服用胃酸抑制药及胃黏膜保护药，并定期随诊。内镜治疗主要并发症为出血、术后病变残余及穿孔。通常切除术后的黏膜缺损能很快愈合，出血通常为暂时性。创面过深、不慎切除肌层、电凝电流过大、时间过长，可导致急慢性穿透性损伤而致穿孔。预防性应用尼龙圈及钛夹可减少穿孔风险。切除后当即发生的急性穿孔可试行钛夹夹闭、非手术治疗及密切观察，延迟发生的穿孔几乎均需外科手术治疗。

以下情况可行外科手术：内镜下高度疑及恶性肿瘤；内镜下无法安全、彻底地切除病变；息肉数量过多，恶变风险较高且无法逆转者；创面出血不止，内科治疗无效者；创面穿孔者。外科术式可选择单纯胃部分切除术、胃大部切除术、胃癌根治术、腹腔镜下胃切除术等。

二、胃平滑肌瘤

胃平滑肌瘤在过去的大部分时间内均被认为是最常见的胃间叶性肿瘤。随着胃肠间质瘤（GISTs）的发现，绝大多数既往诊断的胃平滑肌瘤均被归入GISTs的范畴。尽管如此，胃平滑肌瘤仍是一类确实存在的疾病，但由于经病理证实的例数不多而缺乏人口统计学、临床特点或大体特点方面有意义的大宗资料。

组织病理学方面，胃平滑肌瘤由少量或中等量的温和梭形细胞构成，可能存在灶状的核异型性，核分裂象较少。细胞质嗜酸，呈纤维状及丛状。胃平滑肌瘤患者通常一般情况良好，无特殊不适主诉或可因并存的上消化道其他疾病而产生相应的非特异性症状。

内镜下胃平滑肌瘤一般多为 2~3 mm，大者可达 20 mm，多见于胃底及胃体上部，大多为单发，少数可为多发。表面黏膜几乎总是非常光滑地隆起，呈半球形改变。体积较大、黏膜表面出现明显溃疡时，应疑及恶性 GISTs 或平滑肌肉瘤。内镜检查的重点在于从多个方向观察肿瘤，注意毛细血管透见的程度、用靛胭脂染色观察黏膜表面，以排除上皮来源病变，用活检钳试探肿物的软硬程度及有无活动性，并与胃壁外压迫相鉴别。

超声内镜因可用于明确肿瘤的组织学起源而占有重要地位。超声内镜下肿瘤来源于胃壁 5 层结构中的第 4 层，呈现均匀的低回声团块，其余层次均完整连续。近年来开展的超声内镜引导下细针抽吸活检术（EUS-FNA）和切割针活检术（EUS-TCB）可提供细胞学和组织病理学诊断。肿瘤大小超过 1 cm 时易被增强 CT 发现。增强 CT 或 MRI 可用于评价恶性平滑肌瘤（平滑肌肉瘤）的侵犯和转移情况。

胃平滑肌瘤的鉴别诊断主要包括：①与胃肠间质瘤（GISTs）及其他间叶性肿瘤相鉴别，GISTs 是最常见的胃肠道间叶性肿瘤，其特征为免疫组化 KIT 酪氨酸激酶受体（干细胞因子受体）阳性（CD117 阳性），在 70%~80% 的病例中可见 CD34 阳性。而平滑肌瘤仅有结蛋白和平滑肌肌动蛋白阳性，CD117 和 CD34 均阴性。其他间叶性肿瘤亦可表现为局限性的隆起病变，超声内镜检查可提供有价值的诊断线索，确诊依赖细胞学或组织病理学。②与平滑肌肉瘤相鉴别，平滑肌肉瘤多发于老年人，为典型的高度恶性肿瘤，其免疫组化指标同平滑肌瘤，但体积通常 >2 cm，镜下核分裂象 >10/10HPF，可伴周围组织侵犯、转移等恶性生物学特征。③与胃息肉相鉴别，表面光滑、外形半球状的胃息肉时可表现为形似黏膜下肿瘤。超声内镜是鉴别此两种疾病的最准确方法。④与胃腔外压迫相鉴别，胃腔外压迫多见于胃底，亦见于胃的其他部位，大多为脾压迫所致，此外胆囊、肝等亦可造成。

胃平滑肌瘤为良性肿瘤，恶变率低。对单发、瘤体直径 <2 cm 者一般无需特殊治疗，临床观察随访大多病情稳定。或可行内镜下挖除治疗，但需注意出血或穿孔风险。对于多发、直径 >2 cm、肿瘤表面溃疡出血或伴有消化道梗阻症状、细胞病理学疑有恶变者，应予手术切除。手术方式可根据具体情况而定，选择肿瘤局部切除术、胃楔形切除术、胃大部切除术等，术中宜行冷冻切片排除恶性肿瘤。近年来开展的腹腔镜下胃部分切除术，创伤较小，疗效不逊于传统开腹手术。

三、其他胃良性肿瘤

（一）胃黄斑瘤

胃黄斑瘤较多见，通常认为是由于慢性黏膜炎症引起胃黏膜局灶性破坏，残留的含脂碎屑被巨噬细胞吞噬并聚集而成的泡沫细胞巢结构。内镜下表现为稍隆起的黄色病变，表面呈细微颗粒状变化，通常直径 <10 mm。与高脂血症等疾病无特定关系，临床予观察随访。

（二）胃脂肪瘤

胃脂肪瘤是比较少见的黏膜下肿瘤，胃脂肪瘤的发病率低于结肠。多数起源于黏膜下层，呈坡度较缓的隆起性病变，也可为带蒂息肉样病变，蒂常较粗，头端可伴充血。有时略呈白色或黄色。活检钳触之软，有弹性，即 Cushion 征阳性。超声内镜下呈均质中等偏高回声，多数来源于胃壁 5 层结构的第 3 层。临床通常无需处理，预后良好。

（三）胃神经鞘瘤

胃神经鞘瘤多见于老年人，通常位于胃壁的黏膜肌层或黏膜下层。内镜下观察，肿瘤多发于胃体中部，也见于胃窦和胃底部，胃小弯侧较大弯侧多见。大多单发，表现为向胃腔内隆起的类圆形黏膜下肿瘤，外形规则，少数以腔外生长为主。肿瘤生长缓慢，平均直径 3 cm，有完整的包膜。CT 检查呈边缘光整的类圆形低密度影，肿瘤较大，发生出血、坏死时中央可呈不规则低密度灶，增强后无强化或边缘轻度强化。环状强化是神经鞘瘤的重要 MRI 征象。该肿瘤无特异性症状或可因生长较大而产生溃疡、出血、梗阻、腹部包块等症状和体征。由于消化道神经鞘瘤存在一定的恶变概率，故需手术切除，预后佳。

（四）神经纤维瘤

起源于神经纤维母细胞，组织学上可见 Schwann 细胞、成纤维细胞和黏多糖基质。肿瘤通常为实质性，没有包膜，囊性变和黄色瘤变少见，CT 增强扫描常表现为均匀强化。肿瘤一般无特异性症状，常在上消化道钡剂或胃镜检查时偶尔发现，多位于胃体，小弯侧较大弯侧多见。由于肿瘤无包膜，故可侵犯周围邻近组织，但远处播散较少见。恶变率较低。除非肿瘤存在广泛播散，均应积极手术治疗，预后较佳。

（五）胃脉管性肿瘤

包括血管球瘤、淋巴管瘤、血管内皮瘤、血管外皮细胞瘤等，以血管球瘤最常见。该肿瘤由人体正常动静脉吻合处的血管球器结构中各种组织成分增生过度所致，好发于皮肤，发生于胃者少见。多见于胃窦，表现为直径 1~4 cm、小而圆的黏膜下层来源肿瘤，由于含有大量平滑肌成分，故质地坚硬，易被误认为恶性肿瘤。临床症状如上腹疼痛不适、黑便等，多为肿瘤压迫胃黏膜所致。外科切除疗效良好，预后佳。

第二节　急性胰腺炎

急性胰腺炎（AP）是胰酶对胰腺组织自身消化导致的化学性炎症，常呈急性上腹痛，伴血淀粉酶升高，轻者病程 1 周左右，预后良好；重症患者可发展为多器官功能障碍，病死率高达 15%。

一、病因

（一）胆管疾病

胆石症、胆管感染等胆管疾病至今仍是急性胰腺炎的主要病因。当结石嵌顿在壶腹部、胆管内炎症、胆石移行时损伤 Oddi 括约肌等，将使胰液不能正常进入十二指肠，导致胰管内高压。胆囊结石伴发感染时，细菌毒素、炎症介质通过胆胰间淋巴管交通支扩散到胰腺。

（二）酒精

酒精可通过缩胆囊素（CCK）介导，促进胰液分泌，大量胰液遇到相对狭窄的胰管，将增加胰管内压力。此外，过度饮酒还可使大量胰酶在腺泡细胞内提前活化或当其在胰腺内氧化过程中产生大量活性氧（ROS），继而激活核因子 B 细胞的 κ-轻链增强（NF-κB）等炎症介质，引发急性胰腺炎。

（三）胰管阻塞

胰管结石、蛔虫、狭窄、肿瘤（壶腹周围癌、胰腺癌）可引起胰管阻塞和胰管内压升高。胰腺分裂症系胰腺导管的一种常见先天发育异常，即腹胰管和背胰管在发育过程中未能融合，其在人群中的发生率大概为 10%。当副胰管经狭小的副乳头引流大部分胰腺的胰液时，引流不畅可导致胰管内高压。

（四）手术与创伤

腹腔手术、腹部钝挫伤等直接或间接损伤胰腺组织或导致胰腺微循环障碍，可引起急性胰腺炎。经内镜逆行胰胆管造影（ERCP）插管时导致的十二指肠乳头水肿、注射造影剂压力过高等也可引发本病。

（五）代谢障碍

高脂血症与急性胰腺炎有病因学关联，但确切机制尚不清楚。可能与脂球微栓影响微循环及胰酶分解三酰甘油致毒性脂肪酸损伤细胞有关。Ⅰ型高脂蛋白血症见于小儿或非肥胖、非糖尿病青年，因严重高三酰甘油血症而反复发生急性胰腺炎。

甲状旁腺肿瘤、维生素 D 过多等所致的高钙血症可致胰管钙化、促进胰酶提前活化而促发本病。

（六）药物

可促发急性胰腺炎的药物有噻嗪类利尿药、硫唑嘌呤、糖皮质激素、磺胺类等，多发生在服药最初的 2 个月，与剂量无明确相关。

（七）感染

可继发于急性流行性腮腺炎、传染性单核细胞增多症、柯萨奇病毒、肺炎衣原体感染等，常随感染痊愈而自行缓解。

（八）其他

十二指肠球后穿透溃疡、邻近十二指肠乳头的肠憩室炎等炎症可直接波及胰腺。各种自身免疫性的血管炎、胰腺血管栓塞等血管疾病可影响胰腺血供。遗传性急性胰腺炎罕见，是一种有 80% 外显率的常染色体显性遗传病，其发病被认为是阳离子胰蛋白酶原基因突变所致。少数病因不明者，称为特发性急性胰腺炎。

二、发病机制

在上述病因作用下，胰管内高压及胰腺微循环障碍都可使胰腺腺泡细胞内的 Ca^{2+} 水平显著上升。细胞内钙的失衡，一方面使含有溶酶体酶的细胞器质膜脆性升高，增加胞内溶酶体与酶原颗粒融合；另一方面使消化酶原与溶酶体水解酶进入高尔基器后，出现"分选"错误；溶酶体在腺泡细胞内激活酶原，使大量胰酶提前活化，超过生理性的对抗能力，发生针对胰腺的自身消化。活化的胰酶、自身消化时释放的溶酶体水解酶及细胞内升高的 Ca^{2+} 水平，均可激活多条炎症信号通路，导致炎症反应，其中 NF-κB 被认为是炎症反应的枢纽分子，它的下游系列炎症介质如肿瘤坏死因子-α（TNF-α）、白介素-1（IL-1）、花生四烯酸代谢产物（前列腺素、血小板活化因子）、活性氧等均可增加血管通透性，导致大量炎性渗出；促进小血管血栓形成，微循环障碍，胰腺出血、坏死。

三、病理

（一）急性水肿型

此型较多见，占 90% 以上。病变可累及部分或整个胰腺，以尾部为多见。胰腺肿大变硬，间质充血、水肿、炎细胞浸润是其组织学特点。

（二）急性出血坏死型

胰腺肿大变硬，腺泡及脂肪组织坏死以及血管坏死出血是本型的主要特点。肉眼可见胰腺内有灰白色或黄色斑块的脂肪组织坏死病变，出血严重者，则胰腺呈棕黑色并伴有新鲜出血。脂肪坏死可累及肠系膜、大网膜后组织等。常见静脉炎、淋巴管炎和血栓形成。

急性出血坏死型既可由急性水肿型发展而来，也可在发病开始即发生出血及坏死。急性出血坏死型胰腺炎的炎症易波及全身，故可有其他脏器，如小肠、肺、肝、肾等脏器的炎症病理改变；由于胰腺大量炎性渗出，常有腹腔积液、胸腔积液等。

四、临床表现

临床上将急性胰腺炎分为下列两种类型。①轻症急性胰腺炎（MAP）：具备急性胰腺炎的临床表现和生化改变，而无器官功能障碍和局部并发症。②重症急性胰腺炎（SAP）：在 MAP 的基础上出现其他器官功能障碍甚至衰竭，病程 1 个月左右，可出现局部并发症，如假性囊肿或胰腺脓肿。

（一）MAP 的症状及体征

腹痛为主要和首发症状，常在饮酒、脂餐后急性起病，多位于中上腹及左上腹，也可波及全腹，常较剧烈，部分患者腹痛向背部放射。多数患者病初伴有恶心、呕吐。可有轻度发热、中上腹压痛、肠鸣音减少。患者因呕吐、胰腺炎性渗出，可呈轻度脱水貌。

（二）SAP 的症状

腹痛持续不缓解、腹胀逐渐加重。

（三）后期并发症

1. 胰腺假性囊肿

重症急性胰腺炎胰内或胰周坏死、渗液积聚，包裹成囊肿，囊壁缺乏上皮，故称假性囊肿，多在重症急性胰腺炎病程进入 4 周后出现。胰腺假性囊肿通常呈圆形或卵圆形，也可呈不规则形，大小为 2 ~ 30 cm，容量为 10 ~ 5 000 mL。小囊肿可以无症状，大囊肿可以出现相应部位的压迫症状。一般当假性囊肿 < 5 cm 时，约半数患者可在 6 周内自行吸收。假性囊肿可以延伸至邻近的腹腔，如横结肠系膜、肾前、肾后间隙以及后腹膜。

2. 胰腺脓肿

胰腺内或胰周的脓液积聚，外周为纤维囊壁。患者常有发热、腹痛、消瘦等营养不良症状。

3. 肝前区域性门脉高压

胰腺假性囊肿压迫脾静脉或脾静脉栓塞导致胃底静脉曲张、破裂出血。

五、辅助检查

1. 白细胞

白细胞总数增加，以中性粒细胞升高为主，常有核左移现象。

2. C 反应蛋白（CRP）

CRP 是一种能与肺炎球菌 C 多糖体反应形成复合物的急性时相反应蛋白。在各种急性炎症、组织损伤、细菌感染后数小时迅速升高。CRP 对急性胰腺炎诊断不具特异性，主要用于评估急性胰腺炎的严重程度。CRP 正常值 < 10 mg/L，当 CRP > 150 mg/L 时，提示重症急性胰腺炎。

3. 淀粉酶

淀粉酶主要由胰腺及唾液腺产生。急性胰腺炎时，血清淀粉酶于起病后 6 ~ 12 小时开始升高，48 小时开始下降，持续 3 ~ 5 天。血清淀粉酶超过正常值 3 倍可诊断急性胰腺炎。胆石症、胆囊炎、消化性溃疡等急腹症时，血清淀粉酶一般不超过正常值 3 倍。血清淀粉酶高低与病情程度无确切关联，部分重症急性胰腺炎血清淀粉酶可不升高。正常时约有 3% 淀粉酶通过肾脏排泄，急性胰腺炎时尿淀粉酶也可升高，但轻度的肾功能改变将会影响检测的准确性和特异性，故对临床诊断价值不大。当患者尿淀粉酶升高而血淀粉酶不高时，应考虑其来源于唾液腺。此外，胰源性胸腔积液、腹腔积液、胰腺假性囊肿中的淀粉酶常明显升高。

4. 脂肪酶

血清脂肪酶于起病后 24 ~ 72 小时开始升高，持续 7 ~ 10 天，对就诊较晚的患者有诊断价值，其敏感性和特异性均略优于血淀粉酶。

5. 影像学检查

腹部超声波是急性胰腺炎的常规初筛影像学检查，在没有肠胀气的条件下，可探及胰腺肿大及胰内、胰周回声异常。然而急性胰腺炎时，常有明显胃肠道积气，腹部超声波对胰腺形态学变化多不能作出准确判断。对于重症急性胰腺炎后期，腹部超声波也是胰腺假性囊肿、脓肿诊断、定位的重要方法。

腹部增强 CT 被认为是诊断急性胰腺炎的标准影像学方法。其主要作用有：①确定有无胰腺炎。②对胰腺炎进行分级。③诊断、定位胰腺假性囊肿或脓肿。

六、诊断

患者在入院后 48 小时内应明确诊断，急性胰腺炎的诊断内容应包括下列内容。

（一）确定急性胰腺炎

一般应具备：①急性、持续中上腹痛。②血淀粉酶增高，超过正常值 3 倍。③胰腺炎症的影像学改变。④排除其他急腹症。部分患者可不具备第 2 条。

（二）确定轻症抑或是重症

多数重症患者经历了不同时间的轻症阶段，因此，在起病 72 小时内，对轻症患者应密切观察病情变化，及时发现 SAP 的症状及体征，动态了解相关实验室检测数据及胰腺形态的改变。

出现下列任一情况，应考虑重症急性胰腺炎：①出现全身炎症反应综合征。②出现器官衰竭。③起病后 72 小时的胰腺 CT 评分 ≥6 分。④APACHE Ⅱ 评分 ≥8，可被视为重症。

（三）寻找病因

住院期间应使 >80% 患者的病因得以明确，尽早解除病因有助于防止病情向重症发展及避免日后复发。进食常作为诱因促发本病，潜在的病因需仔细排查。详细了解病史对寻找病因甚为重要。胆管结石是急性胰腺炎的首要病因，若病史及体征高度提示胆源性急性胰腺炎，则应逐级采用腹部超声、磁共振腹胆管成像（MRCP）、超声内镜（EUS）、ERCP 等使之明确。在应激状态下，血三酰甘油常升高。当血三酰甘油 >11 mmol/L 时，可考虑为急性胰腺炎的病因。

（四）确定并发症

近期并发症包括腹膜炎、败血症、急性肝损伤、ARDS、应激性溃疡、肾功能不全、胰性脑病等。后期并发症多在急性胰腺炎后 1 个月甚至更长时间得以诊断。

七、鉴别诊断

作为常见的急腹症之一，急性胰腺炎须与消化性溃疡、胆石症、急性肠梗阻、心肌梗死等鉴别。鉴别时应抓住各疾病的特点进行甄别，收集相关证据。

八、治疗

急性胰腺炎的治疗原则在于去除潜在的病因和控制炎症。

MAP 经内科治疗后多在 5~7 天内康复。SAP 则需在内科治疗的基础上根据病情给予器官支持，后期并发症可通过内镜或外科手术治疗。如诊断为胆源性急性胰腺炎，宜在本次住院期间完成内镜治疗或在康复后择期行胆囊切除术，避免日后复发。

（一）常规内科治疗

1. 监护

由于急性胰腺炎患者病情变化较多，细致的监护对及时了解病情发展很重要。病程初期监测内容除体温、血压、呼吸、心率、意识等生命体征外，腹痛、腹胀、肠蠕动、腹膜炎体征、血氧饱和度、尿量、粪便、胃肠减压引流物、有无黄疸及皮肤瘀斑等均应逐日记录。入院初即应检测前述反映病理生理变化的实验室指标，以后根据病情决定复查的间隔时间。有心律失常者应予心电监测。

对重症患者应给予肺、肾、循环、肝、肠等器官的功能支持，医院的重症监护室（ICU）可为此提供良好的条件。由训练有素、多学科组成的 SAP 专门治疗小组对患者选择最佳的多学科综合治疗至关重要。

2. 补液

补液是维持血容量、水、电解质平衡的主要措施。重症患者胰周有大量渗液集聚，如果心功能容许，在最初的 48 小时，静脉补液量及速度为 200~250 mL/h。补液不充分被认为是胰腺炎向重症发展的重要原因之一。补液量及速度也可根据中心静脉压（CVP）进行调节。急性胰腺炎时常有明显腹胀、麻痹性肠梗阻，用股静脉插管测量的 CVP 可受腹腔压力影响而异常升高，不能代表真正的 CVP，应予注意。重症患者还应根据病情补充白蛋白、血浆或血浆代用品，提高血浆胶渗压，才能有效维持脏器功能。

3. 吸氧

动脉氧饱和度宜 >95%。

4. 镇痛

未控制的严重腹痛可加重循环不稳定。由于吗啡可增加 Oddi 括约肌压力，故临床常用哌替啶止痛，每次 50 ~ 100 mg，肌内注射。胆碱受体拮抗药（如阿托品）可诱发或加重肠麻痹，也不宜使用。胃肠减压可在一定程度上减轻腹胀。

5. 预防和抗感染

胰腺感染是病情向重症发展、甚至死亡的另一重要原因。导致胰腺感染的主要细菌来自肠道。预防坏死胰腺的感染可采取：①为减少肠腔内细菌过生长，可采用导泻，促进肠蠕动和清洁肠道。导泻药物可选硫酸镁，每次口服 5 ~ 20 g，同时饮水 100 ~ 400 mL；也可用磷酸钠等洗肠液，中药（大黄、番泻叶）导泻在临床也广为应用。在此基础上，口服抗生素（如诺氟沙星、多黏菌素等）清除肠腔内细菌。②尽早肠内营养，维持肠黏膜屏障的完整，减少细菌移位。③预防性全身给予抗生素（喹诺酮类或头孢类抗生素）。

当患者出现胰腺或全身感染，致病菌主要为革兰阴性菌和厌氧菌等肠道常驻菌，应选择喹诺酮类或头孢类抗生素，联合应用针对厌氧菌的甲硝唑。严重败血症或上述抗生素疗效欠佳时应使用亚胺培南等。要注意真菌感染的可能，可经验性应用抗真菌药。

6. 减少胰液分泌

旨在降低胰管内高压，减少胰腺的自身消化。常用措施如下。

（1）禁食、胃肠减压：食物和胃液是胰液分泌的天然刺激物，禁食和胃肠减压则有助于减少胰液分泌。

（2）抑制胃酸：可用 H_2 受体拮抗药或质子泵抑制药。

（3）生长抑素及其类似物：生长抑素是胃肠黏膜 D 细胞合成的 14 肽，它可抑制胰泌素和胆囊收缩素（CCK）刺激的胰腺基础分泌，使基础胰液分泌减少，胰液、碳酸氢盐、胰蛋白酶产量明显减少。生长抑素 250 ~ 375 μg/h 静脉滴注；生长抑素类似物奥曲肽 25 ~ 50 μg/h 静脉滴注。MAP 一般持续静脉滴注 2 ~ 3 天，SAP 用药时间约 1 周甚至更长。

7. 营养支持

轻症患者只需短期禁食，通过静脉补液提供能量即可。重症患者在短期肠道功能恢复无望、为避免胰液分泌时，应先予肠外营养。根据血电解质水平补充钾、钠、氯、钙、镁、磷，注意补充水溶性和脂溶性维生素，采用全营养混合液方式输注。

病情趋向缓解时，应尽早过渡到肠内营养。经口、胃或十二指肠给予的营养剂将促进胰酶和碳酸氢盐分泌，而经空肠者则不刺激胰液分泌。为此，初期肠内营养可借助内镜将鼻饲管置入空肠，并给予已充分消化的专用空肠营养剂。开放饮食从少量、无脂、低蛋白饮食开始，逐渐增加食量和蛋白质，直至恢复正常饮食。

（二）内镜治疗

对起因于胆总管结石性梗阻、急性化脓性胆管炎、胆源性败血症及胆管蛔虫的急性胰腺炎应尽早行 EST 等内镜治疗，取出胆管结石、蛔虫等，放置鼻胆管引流，行胆管紧急减压，既有助于阻止急性胰腺炎病程，又可迅速控制感染。这种在 ERCP 基础上发展的内镜下微创治疗效果肯定，创伤小，可迅速缓解症状、改善预后、缩短病程、节省治疗费用，属对因治疗，可缩短病程，避免急性胰腺炎复发。

适宜选用内镜治疗的其他导致急性胰腺炎的病因包括肝吸虫、胰管结石、慢性胰腺炎、胰管先天性狭窄、壶腹周围癌、胰腺癌、Oddi 括约肌功能障碍及胰腺分裂等。对重症急性胰腺炎的后期并发症如胰腺假性囊肿和脓肿也可予以内镜治疗。

确定急性胰腺炎行 ERCP 治疗的指征应根据不同影像学资料确定。

（1）B 超、MRCP 或 EUS 发现胆总管结石、胆总管直径 >0.7 cm 或胆囊切除术后胆总管直径 >0.8 cm、胆管蛔虫、胰管扩张、扭曲、狭窄等，这些均为 ERCP 治疗的明确指征。

（2）B 超阴性，血三酰甘油 <11 mmol/L，排除酒精、高钙血症、药物、病毒感染等因素，应行 MRCP 或 EUS。

（3）MRCP/EUS 阴性，但有下列情况，应行 ERCP：①总胆红素（TB）升高，直接胆红素（DB）＞60%，谷丙转氨酶（ALT）升高，腹痛伴畏寒、发热。②复发性胰腺炎。③胆囊切除术后，间歇发作性胆绞痛症状。④曾有胆管手术史。⑤胆囊小结石。

（4）ERCP 发现胆总管微胆石、胆泥、Oddi 括约肌功能障碍、胰腺分裂、胰管狭窄、壶腹周围癌、胰腺癌，这些均为 ERCP 治疗的明确指征。

（三）外科治疗

多数急性胰腺炎不需外科干预，即使是重症急性胰腺炎也应尽可能采用内科及内镜治疗。临床实践表明，重症急性胰腺炎时经历大的手术创伤将加重全身炎症反应，增加病死率。当重症患者内科及内镜治疗不能阻止胰腺进一步坏死时，可行经皮腹膜后穿刺引流，必要时以微创方式清除胰腺坏死组织。

第三节　慢性胰腺炎

慢性胰腺炎（CP）是以胰腺慢性炎症、纤维化、萎缩、钙化为特征，最终导致胰腺内外分泌功能不足的疾病。临床常表现为腹痛、腹泻、营养不良等。

一、病因

CP 是多因素相互作用导致的疾病，仅一种危险因素很难引起 CP。

（一）酒精

由于约 70% 成年 CP 患者有酗酒史，因此长期过度饮酒一直都被认为是慢性胰腺炎的首要病因。然而根据慢性胰腺炎的病理及影像学标准，只有不到 10% 的酗酒者最终会发展成慢性胰腺炎。临床实践观察到，多数长期大量饮酒者并无 CP 的客观证据，仅表现为餐后腹胀、脂餐后腹泻等消化不良症状。进一步的动物实验表明，单纯长期摄入酒精并非导致慢性胰腺炎而是导致脂肪沉积等退行性变，伴有明显胰腺外分泌功能不足。

复发性急性胰腺炎常导致胰腺纤维化、胰管阻塞，导管扩张，胰腺组织萎缩而进展为 CP。当患者胆、胰管异常持续存在，饮酒可诱发复发性急性胰腺炎，推动炎症慢性化。

（二）基因突变

目前认为，慢性胰腺炎与以下 3 种基因突变有关。

1. 与散发的特发性胰腺炎有关的两种基因突变

囊性纤维化跨膜转导调节因子基因的突变，可能与胰管阻塞或腺泡细胞内膜的再循环或转运异常有关；胰蛋白酶促分泌抑制剂基因编码胰蛋白酶促分泌抑制剂的基因，突变位点为 N34S，其突变的后果是削弱了对抗正常腺泡内自身激活的少量胰蛋白酶的第一道防线。其发病年龄较遗传性胰腺炎晚，并发症和需外科手术的机会较少，但最主要的区别是无家族病史。

2. 与遗传性胰腺炎有关的基因突变

阳离子胰蛋白酶原基因编码人类胰蛋白酶原，它的突变使胰蛋白酶原容易被激活而常发生复发性胰腺炎，逐渐进展为 CP。遗传性胰腺炎家系，主要集中在欧美地区，其 PRSSI 的两种突变（R122H 和 N291）系常染色体显性遗传，外显率 80%。其临床特征为幼年发病的复发性急性胰腺炎，常进展为慢性胰腺炎并伴有高胰腺癌发病率。患者家族中至少还有另 2 例胰腺炎患者，发病可以相隔 2 代甚至几代。

一般认为，所有的慢性胰腺炎可能都有基因异常基础，其作用大小不等，取决于胰腺炎的类型。是否对所有 CP 患者常规筛查基因突变，尚未达成共识，但对于有家族史的早发 CP 患者（＜35 岁）进行筛查是合理的。

（三）自身免疫

1961 年，Sarles 等描述了自身免疫性胰腺炎（AIP）。约 60% 的病例与其他自身免疫疾病有关，包括原发性硬化性胆管炎、原发性胆汁性肝硬化、自身免疫性肝炎和干燥综合征。淋巴细胞浸润是其主要的组织学特征之一。临床上，循环中免疫球蛋白 G（尤其是免疫球蛋白 G4）可上升至较高水平，尤其是在有胰腺肿块的情况下，且大多数患者对类固醇治疗有效。

值得一提的是，如果通过大鼠尾静脉注射能识别胰淀粉酶的 $CD4^+T$ 细胞，大鼠胰腺则会形成类似人类 AIP 的组织学特征。此实验结果支持 $CD4^+T$ 细胞在 AIP 发病中起重要作用的观点。

（四）吸烟

不少严重酗酒者也吸烟，所以很难将酗酒和吸烟的影响完全分开。吸烟不仅通过烟碱影响胰液分泌模式，而且诱导炎症反应，并通过其他成分发挥致癌作用。

（五）B 组柯萨奇病毒

此病毒可引起急性胰腺炎，且病毒滴度越高，引起急性胰腺炎的可能性越大，若此时缺乏组织修复，则可能进展为慢性胰腺炎。这种缺陷与巨噬细胞（M_1）和 1 型辅助性 T 细胞的优先活化有关。在 B 组柯萨奇病毒感染期间，饮酒可加重病毒诱导的胰腺炎，阻碍胰腺受损后的再生，饮酒剂量越大，持续时间越长，胰腺的再生就越困难。因此，酒精可能会通过增强组织内病毒感染或复制，影响组织愈合和使胰腺炎症慢性化。

（六）营养因素

人体内及动物实验认为，食物中饱和脂肪酸及低蛋白饮食可促进慢性胰腺炎或胰腺退行性病变的发生。

二、病理

慢性胰腺炎的病理特征主要有：胰腺实质散在的钙化灶，纤维化，胰管狭窄、阻塞及扩张，胰管结石，胰腺萎缩，炎性包块，囊肿形成等。

三、临床表现

慢性胰腺炎的组织及功能变化大多不可逆转，但临床表现也不总是进行性恶化。症状常呈慢性过程，间歇加重。

（一）腹痛

约 80% 的慢性胰腺炎患者自诉腹痛，其发生的频率、性质、方式和严重程度均无固定特征。腹痛常位于上腹部，为持续性钝痛，可放射至背部，持续时间从数天至数周不等，前倾坐位可一定程度上缓解疼痛。如果患者的慢性炎症或假性囊肿主要局限在胰头，疼痛则多在腹中线右侧；若炎症病变主要在胰尾，疼痛则多在左上腹。如果慢性胰腺炎并发假性囊肿、胰管梗阻、明显胰头炎性包块及胰腺癌，疼痛将更剧烈，持续时间更长。

腹痛是慢性胰腺炎最严重的临床问题，可使食欲缺乏，摄食减少，导致消瘦、营养不良，是慢性胰腺炎手术治疗最常见的适应证。也有部分患者虽然有导管内钙化、导管扩张和假性囊肿等，但却没有腹痛。因此，不能通过 CT 扫描或 ERCP 发现的异常来判断患者是否有疼痛。

（二）糖尿病

一般认为，80% 以上的胰腺受损时，可出现糖尿病。慢性胰腺炎进入晚期后，对糖的不耐受更为明显。由于胰高血糖素可随着胰岛细胞的损伤而同时减少，因此，慢性胰腺炎常并发脆性糖尿病。外源性补充胰岛素易导致低血糖，而胰高血糖素储备不足又常妨碍血糖恢复至正常水平，使临床治疗难度增加。

（三）脂肪泻

理论上认为，当胰腺外分泌功能减退至正常的 10% 以下时，可能发生脂肪泻。严重慢性胰腺炎或胰管完全梗阻时，可有脂肪泻症状，患者可能会排出油腻的粪便甚至油滴（苏丹Ⅲ染色阳性），大便每天 3～4 次。多数患者因腹痛而畏食，脂肪泻不明显，常表现为大便不成形，每天次数略多，腹胀。

（四）营养不良

患者常消瘦明显、贫血、肌肉萎缩、皮肤弹性差、毛发枯萎，易患呼吸道、消化道、泌尿道等感染。

（五）并发症

1. 复发性胰腺炎

通常是间质性炎症，偶尔也可能是坏死性胰腺炎。假性囊肿见于约 25% 的 CP 患者。假性囊肿压迫胃时，可引起一系列症状，如食欲减退、恶心、呕吐和早饱感；压迫胆总管时，可导致黄疸；压迫十二指肠时，引起腹痛或呕吐。约 10% 病例的假性囊肿与假性动脉瘤有关，可导致危及生命的大出血。脾静脉栓塞可导致胃底和食管下段静脉曲张，是 CP 患者并发消化道出血的原因之一。当假性囊肿伴发感染时，临床表现为腹痛、发热、白细胞增多。

2. 十二指肠梗阻

约 5% 的 CP 患者并发有十二指肠狭窄。其常常由胰头纤维化引起，也可能由胰腺脓肿或假性囊肿造成。十二指肠梗阻最重要的症状是呕吐。另外，还可能有腹痛、黄疸等表现。

3. 胰腺癌

CP 是胰腺癌发生的危险因素之一。其并发胰腺癌的风险约为 4%。因此，对 CP 患者腹痛加重或明显消瘦时，应警惕胰腺癌的存在。

四、诊断

当临床表现提示 CP 时，可通过影像技术获得胰腺有无钙化、纤维化、结石、胰管扩张及胰腺萎缩等形态学资料，收集 CP 的证据，并进一步了解胰腺内外分泌功能，排除胰腺肿瘤。

1. 腹部 X 线平片

腹部 X 线检查简单、无创、价格便宜。弥漫性胰腺内钙化是慢性胰腺炎的特异性 X 线表现，但仅见于晚期慢性胰腺炎。而胰腺的局灶性钙化并非慢性胰腺炎所特有，还见于创伤、胰岛细胞瘤或高钙血症，故该检查对早期慢性胰腺炎不够敏感。

2. 腹部 B 超检查

可显示钙化、胰腺萎缩或明显的胰管扩张，但肠道内气体可能妨碍对胰腺的观察，其灵敏度因此而受到影响。

3. 腹部 CT 检查

CT 是 CP 疑似患者的首选检查。它可以显示胰腺内钙化、实质萎缩、轮廓异常、胰管扩张或变形等慢性胰腺炎特征，还能发现慢性胰腺炎并发的假性囊肿、血栓、假性动脉瘤等，能有效地检测到炎症或 >1 cm 的瘤样肿块。CT 诊断典型的慢性胰腺炎灵敏度为 74%～90%。

4. 磁共振胰胆管成像

可显示主胰管和胆总管，并重建胆管及胰管系统，可了解胰腺实质状况，其缺点是不能直接显示结石。与 ERCP 相比，MRCP 具有无创的优点，因此在临床使用广泛。

5. 超声内镜检查

可显示慢性胰腺炎的异常表现，如主胰管扩张、直径 <2 cm 的小囊肿及胰腺实质的非均匀回声。其灵敏性、特异性至少与 CT、ERCP 相当，甚至可能更高。胰腺实质的非均匀回声是慢性胰腺炎的特异性表现，而 CT、MRCP 却难以显示这方面病变。更重要的是，EUS 引导下的细针穿刺有助于胰腺的炎性包块和肿瘤的鉴别诊断。

6. ERCP

慢性胰腺炎的主要表现是主胰管及其分支的变化。最常见的变化包括导管扩张、狭窄、变形、充盈缺损和假性囊肿，晚期呈"湖泊链"的典型表现。ERCP 是识别胰管病变最灵敏的检测方法，其灵敏性和特异性分别为 67%～90% 和 89%～100%。由于 ERCP 的有创性，该方法多用于上述影像学结果不甚明确时。

7. 胰腺外分泌功能评价

消化不良、消瘦、脂肪泻都从临床的角度反映了胰腺外分泌功能不足，粪便的苏丹 Ⅲ 染色有助于了解是否存在脂肪泻。

下列试验有助于评价患者胰腺外分泌功能状态，但因检测方法较烦琐，灵敏度欠佳，尚未在临床成为常规检测手段。①胰腺功能间接试验：包括胰腺异淀粉酶检测、血清胰蛋白酶放免测定、N-苯甲酰-L-酪氨酰-对氨基苯甲酸试验、粪便中糜蛋白酶、弹性蛋白酶及脂肪的含量分析等。这些检测常在胰腺外分泌功能损失达到 90% 后才能呈阳性结果，因此无助于慢性胰腺炎的早期诊断。②胰腺功能直接试验：给患者注射促胰液素或胆囊收缩素/雨蛙肽后，通过十二指肠降段置管，收集胰液，分析这些胰腺外分泌刺激物对胰液、胰酶产量的影响能力。研究表明，在诊断轻中型胰腺炎时，这些胃肠多肽激发试验比其他试验更准确、灵敏。

8. 胰腺内分泌功能评价

慢性胰腺炎时，胰岛细胞受损，A 细胞分泌的胰高血糖素和 B 细胞分泌的胰岛素都严重不足。当空腹血糖浓度 >140 mg/dL 或餐后 2 小时血糖 >200 mg/dL 时，可诊断糖尿病，也表明胰腺内分泌功能的明显不足。

五、鉴别诊断

1. 胆管疾病

常与 CP 同时存在并互为因果。因此，在作出胆管疾病诊断时应想到 CP 存在的可能。临床常依靠超声、CT、MRCP、ERCP 等进行鉴别。

2. 胰腺癌

胰腺癌常并发 CP，而 CP 也可演化为胰腺癌。胰腺包块的良、恶性鉴别因缺乏特征性影像学改变，又难以取到组织活检，而在短期内鉴别诊断常较困难。血清肿瘤标志物 CA19-9 >1 000 μmol/mL 时，结合临床表现及影像学改变，有助于胰腺癌的诊断。

3. 消化性溃疡及慢性胃炎

二者的临床表现与 CP 有相似之处，依靠病史、胃镜及超声、CT 等检查，鉴别一般不困难。

4. 肝病

当患者出现黄疸、脾大时，需与肝炎、肝硬化与肝癌鉴别。

5. 小肠性吸收功能不良

临床可有脂肪泻、贫血与营养不良，可伴有腹部不适或疼痛、腹胀、胃酸减少或缺乏、舌炎、骨质疏松、维生素缺乏、低血钙、低血钾等表现。D-木糖试验有助于了解有无吸收不良，CP 患者主要呈消化不良，故 D-木糖试验结果正常。

6. 原发性胰腺萎缩

多见于老年患者，常表现为脂肪泻、体重减轻、食欲缺乏与全身水肿，影像学检查无胰腺钙化、胰管异常等，部分患者 CT 仅显示胰腺萎缩。若能取到活体组织标本，显微镜下可见大部分腺泡细胞消失，胰岛明显减少，均被脂肪组织替代，纤维化病变及炎症细胞浸润较少，无钙化或假性囊肿等病灶。

六、治疗

（一）疼痛

目前，对慢性胰腺炎疼痛治疗推荐阶梯式止痛疗法。首先需要评估疼痛频率、严重度、对生活和其他活动的影响程度。可忍受的疼痛或即使有剧痛但不频繁者，应劝患者戒烟、戒酒，给予低脂饮食，补充胰酶，同时抑酸。疼痛严重或发作频繁者及有服用麻醉药止痛倾向的患者，可在上述治疗的基础上根据患者影像学异常进行内镜治疗，如括约肌切开术、胰管取石术和胰管内支架置入术。内镜治疗无法解决的胰管结石、胰管狭窄及胰腺囊肿则建议外科治疗，胰管的形态学变化决定了不同的手术方式。值得注意的是，目前尚无足够证据表明随着治疗方式有创性的增加，慢性胰腺炎疼痛的缓解率因此而提高。腹腔神经丛阻断术似乎对慢性胰腺炎的效果也有限。

（二）脂肪泻

每餐至少补充 30 000 U 的脂肪酶，能有效缓解脂肪泻。还可用质子泵抑制药或 H_2 受体阻滞药抑制胃酸分泌，提高胰酶的效应。脂肪泻严重的患者可用中链三酰甘油代替饮食中的部分脂肪，因为中链三酰甘油不需要分解而直接被小肠吸收。此外，应寻找是否伴有细菌过生长、贾第鞭毛虫病和小肠功能紊乱。

（三）糖尿病

口服降糖药仅对部分患者有效。如果需要胰岛素治疗，则目标通常是控制从尿液中丢失的糖，而不是严格控制血糖。因而，慢性胰腺炎相关性糖尿病患者需要的胰岛素剂量常常低于胰高血糖素分泌不足或胰岛素抗体缺失所致的糖尿病患者。只有高脂性胰腺炎患者才需要严格控制血糖，因为对于这些患者而言，糖尿病是原发病，控制这些患者的血糖有助于控制其血清三酰甘油水平。

第六章

泌尿系统疾病

第一节 急性肾小球肾炎

急性肾小球肾炎又称急性肾炎综合征（简称急性肾炎），是由多种疾病引起的一组临床综合征，其共同的临床特点为：急性发作的血尿、蛋白尿、水肿和高血压，可以伴有一过性肾功能不全。急性肾炎综合征可见于各种肾小球疾病，主要包括：①感染性疾病，急性感染后肾小球肾炎（APIGN）最为常见，其中以急性链球菌感染后肾炎（APSGN）最为典型。此外，偶见于其他细菌或病原微生物感染之后，如病毒、立克次体、螺旋体、支原体、真菌、原虫及寄生虫等引起的相关性肾炎。②原发性肾小球疾病，如 IgA 肾病和非 IgA 系膜增生性肾炎、膜增生性肾炎以及新月体肾小球肾炎的起病时或病程的某个阶段。③继发性肾小球疾病，如系统性红斑狼疮、过敏性紫癜以及部分小血管炎和冷球蛋白血症等全身系统性疾病的肾脏受累。

一、病因

APSGN 多由感染诱发，以 A 族 β 溶血性链球菌最为常见，依据链球菌细胞壁 M 蛋白免疫性质的不同，可将其分为若干型，其中 1 型、2 型、3 型、4 型、18 型、25 型、49 型、55 型、57 型和 60 型为致肾炎菌株。1 型、4 型是咽峡炎后 APSGN 的主要致病菌株，脓皮病后 APSGN 多见于 49 型，而 2 型、55 型和 57 型则与猩红热后 APSGN 有关。此外，β 溶血性链球菌 C 族和 G 族感染后偶可发生 APSGN。

肾炎相关链球菌纤溶酶受体（NAPlr）是一种具有甘油三磷酸脱氢酶（GAPDH）活性的纤溶酶结合蛋白，作为可能的肾炎致病抗原备受关注。APSGN 患者的早期组织活检中可以检测到 NAPlr 沉积。有报道显示，92% 的 APSGN 患者及 60% 无并发症链球菌感染患者的恢复期血清中检测到 NAPlr 抗体。Oda 报道肾小球 NAPlr 阳性的 APSGN 患者中有显著肾小球纤溶酶活性，而阴性患者中未发现。肾小球纤溶酶和 NAPlr 在肾组织内的一致性分布证实了 NAPlr 的肾炎致病性与其纤溶酶结合活性相关。目前认为 NAPlr 被链激酶激活，与肾小球结合，捕获纤维蛋白溶酶，从而造成肾小球基底膜损害。也有学者认为，NAPlr 通过激活补体途径，产生肾小球基底膜局部炎症，促进内皮下免疫复合物沉积。

最近备受关注的另一个致病抗原是链球菌热原性外毒素 B（SpeB）。SpeB 是由化脓性链球菌分泌的阳离子外纤溶酶结合受体。其酶原前体是由肾炎致病链球菌所分泌。多个独立的研究均提示，在大多数 APSGN 患者恢复期血清中发现高 SpeB 抗体滴度，并且肾小球内也检测到 SpeB。SpeB 沉积于肾小球基底膜上皮侧，而且存在于急性链球菌感染后肾小球肾炎特征性的驼峰，与免疫球蛋白和 C3 呈共定位，形成原位免疫复合物，证明高 SpeB 是急性链球菌感染后肾小球肾炎的主要致病抗原。

二、发病机制

目前 APSGN 的发病机制仍不十分清楚。这是由于人类是 A 组链球菌唯一的宿主和携带者，因此制备适当的动物模型较为困难。目前已有的研究结果认为可能的致病机制为：①抗原 - 抗体免疫复合物沉积于肾小球并激活补体或者抗原直接种植于肾小球。②链球菌片段与肾脏结构之间的分子模拟机制。③正常肾脏结构改变引发的自身免疫反应。④链球菌相关的肾小球纤溶酶活性。

（一）免疫复合物的作用

APIGN 的基本发病机制是免疫复合物在肾小球的沉积，这种沉积类似于兔子急性血清病模型。①循环免疫复合物：67% 的 APSGN 患者可通过 C1q 结合测定方法检测到血清循环免疫复合物水平。然而，循环免疫复合物在无并发症的 A 组链球菌感染患者中同样出现，并且循环免疫复合物水平与 APSGN 的临床表现并不相关。免疫成分沉积的顺序不支持预先形成的免疫复合物在肾小球的沉积。②原位免疫复合物：SpeB 与免疫球蛋白和 C3 呈共定位，形成原位免疫复合物，进而进一步致病。

（二）补体活化作用

（1）补体旁路途径激活在发病机制中发挥更为重要的作用。血清补体检查及肾小球免疫荧光沉积类型说明旁路途径的 C3 活化在 APSGN 中占优势。典型的免疫沉积为 IgG、C3、备解素和 C5。这些沉积均不包含经典途径的成分 C1q 和 C4。C5b-9（膜攻击复合物）及其调节蛋白（S 蛋白）代表着补体活化的最终产物，定位于 C3 的分布区域，说明补体是在原位活化而不是在循环中即沉积之前活化的。

（2）一些患者可能存在经典途径的活化，其证据是起病后前 2 周内有一过性的血清 C1q、C2 和（或）C4 水平的下降和循环 C1-抑制因子-C1r-C1s 复合物或 C4d 片段的出现。这些发现说明了经典途径的活化，反映了急性期循环免疫复合物的形成，而有别于肾小球免疫沉积。

（三）细胞免疫与炎症

免疫复合物在肾小球沉积，可激活补体系统，趋化炎性细胞，尤其是中性粒细胞积聚，这些炎性细胞和病变的肾小球细胞可产生一系列炎性介质，如细胞因子、活性氧等，使肾小球内发生弥漫性炎症反应，并可出现毛细血管内凝血。此外，CD4$^+$ 淋巴细胞和单核细胞亦可在肾小球和肾间质浸润。动物实验证实，单核细胞浸润与蛋白尿存在时间关系，且抗巨噬细胞血清和细胞毒药物环孢素治疗可消除蛋白尿，提示细胞免疫在 APSGN 发病机制中亦起关键作用。上述免疫反应还可启动一些非免疫因素，如激肽释放酶和前列腺素使肾小球毛细血管通透性增加、尿蛋白排泄增多等，也参与了 APSGN 的发病过程。

（四）纤溶酶的作用

因为链球菌的多种成分都具有将纤溶酶与肾小球结合的生物活性，故与纤溶酶结合可能是链球菌多种组分或产物引发急性链球菌感染后肾小球肾炎的最后共同途径，随后引发补体活化、单核细胞趋化、肾小球基底膜降解等最终致病。

（五）自身免疫机制

除链球菌本身成分直接参与发病外，自身免疫在急性肾小球肾炎的发病中可能也发挥一定作用，其依据是部分患者血清中可检出高滴度的类风湿因子及肾活检组织中有抗 IgG 沉积。抗 IgG 的产生可能是链球菌通过其神经氨酸酶的作用，使自身免疫球蛋白脱氨酸化，从而诱发自身免疫反应。

三、病理

（一）光镜检查

APSGN 特征性病理改变为弥漫性毛细血管内增生性肾小球肾炎，病变几乎累及所有的肾小球。光镜下病变特点有：①系膜细胞和内皮细胞增生。②毛细血管内多形核白细胞浸润。③上皮下致密物呈驼峰样或锥形沉积，即驼峰。当细胞增生明显时，肾小球体积增大，毛细血管腔狭窄并有不同程度阻塞，严重时增生的系膜可将肾小球分隔成小叶状。部分病例可见肾小球上皮细胞节段性增生，胞质内充满许多透明小滴。大部分 APSGN 患者少见或无肾小管、间质及血管病变。在较严重病例，可形成上皮性新月体，但新月体累及肾小球 >50% 者较少见，后者可表现为急进性肾小球肾炎。

（二）免疫荧光检查

可见肾小球毛细血管壁和系膜区有颗粒状 IgG 和 C3 沉着，有时也可见 IgA 和 IgM。然而即使是在病程早期行肾活检仍有约30%的APSGN仅有C3而无IgG的沉积。免疫荧光改变可分为三型：①星空型，病变早期（起病2周内），IgG和C3呈弥漫、颗粒状、不规则分布于肾小球毛细血管壁和系膜区。②系膜型，即病变恢复期，IgG和C3主要沉积于系膜区。③花环型，部分病例IgG和C3沿肾小球毛细血管壁周边沉积，系膜区较少，这种"花环型"与更多且更大的上皮侧驼峰及更高程度的蛋白尿有关。

（三）电镜检查

与光镜所见相似，病变早期上皮下可见细颗粒、均质的电子致密物沉积，其基底部靠近致密层，但不与之相连。起病4~6周或以后，驼峰状电子致密物逐渐被吸收而消退。驼峰亦可见于其他感染性肾炎，如感染性心内膜炎、过敏性紫癜以及膜增生性肾小球肾炎。

四、临床表现

典型的APSGN表现为急性肾炎综合征，即起病急、肉眼血尿、水肿和高血压。病程分为三个阶段：潜伏期、急性期及恢复期。一部分患者呈亚临床型，临床症状很轻，只有轻微的尿改变及血清补体C3水平下降，仅在流行病学调查时被发现。近年来，老年APSGN有所增多，临床表现不典型，症状重，病死率高，应引起重视。

（一）潜伏期

一般为3~33天，平均7~14天，潜伏期相当于致病抗原初次免疫后诱导机体产生免疫复合物所需的时间。大部分患者的前驱感染为呼吸道（常为咽炎）或皮肤感染，呼吸道感染者的潜伏期较皮肤感染者短。然而，亚临床病例亦存在，很多患者通过家庭成员或接触者的感染而确定。研究指出，20%的APSGN患者无症状家庭成员亦存在APSGN。

（二）急性期

临床症状的发生率常因地域及病例入选标准的不同而存在一定的差异。

1. 血尿

除一些少见的不典型病例外，几乎所有患者均出现血尿，其中有25%~60%的患者出现茶色或洗肉水样的肉眼血尿。尿沉渣检查显示畸形红细胞及白细胞可确定急性肾炎的存在；可见红细胞管型。

2. 蛋白尿

蛋白尿亦较常见，患者均有不同程度的蛋白尿，尿蛋白0.5~3 g/d，少数呈肾病综合征范围蛋白尿，部分患者因尿蛋白极少，就诊时已转阴。但肾病综合征的发生率较低，文献报道其发生率一般仅为2%~10%。低白蛋白血症较常见。

3. 水肿

由水钠潴留导致，常出现于颜面部等组织疏松处。严重者可出现双侧或单侧的肺水肿，而这些患者常以呼吸困难、呼吸道水肿、呼吸窘迫为首发症状而被误诊为肺炎、心力衰竭等，从而延误诊断及治疗，部分患者进展为呼吸衰竭。

4. 高血压

有80%~90%的患者存在不同程度的高血压，考虑与水钠潴留、容量负荷过重有关。研究证实，舒张压与液体潴留程度（通过利尿前后体重的变化来评估）呈正比关系。高血压的脑部并发症包括头痛、精神状态改变及视力改变，发生于30%~35%的儿童患者。高血压常在1~2周恢复，罕见需要长期治疗的患者。最近有学者应用血管损伤标志物主动脉脉波速率（PWV）进行研究，发现所有APSGN儿童患者均出现高血压、臂踝脉搏波速率（baPWV）升高，但大部分患者可迅速恢复正常，而未恢复正常的患者推测其既往已存在肾脏疾病。

5. 肾功能异常

急性期常出现肾小球滤过率（GFR）下降。有60%~65%的患者出现血尿素氮（BUN）升高。内生肌酐清除率（Ccr）<90 mL/（min·1.73 m^3）的发生率为20%。与其他肾小球肾炎一致，类似于肾

前性氮质血症，钠排泄分数均 <1%。肾素水平（血浆肾素活性）出现下降，与液体潴留有关。

6. 贫血

APSGN 可出现贫血。个别病例可出现重度贫血。虽然传统认为 Hb 的下降是由于水容量的增多导致血液稀释，但也存在其他原因。病例报道 APSGN 早期可出现自身免疫性溶血性贫血。因此，鉴别贫血的性质也应受到临床医师的重视。

7. 其他特殊临床表现

（1）神经系统症状：APSGN 还可累及中枢神经系统导致脑病，表现为恶心、呕吐、认知障碍、癫痫发作及视觉障碍等。可能与高血压、尿毒症毒素及脑血管炎有关。APSGN 导致的可逆性后部白质脑病也有报道，后者是以头痛、视觉障碍、意识和精神障碍为主要临床症状，以可逆性后部白质损害为主要神经影像学表现的临床综合征，其发生机制复杂，可能与高血压、液体潴留及免疫抑制药的细胞毒性有关。迅速控制高血压后神经症状可得到有效控制。目前仅有个案报道，且均见于儿童。

（2）眼色素层炎：是外源性或内源性抗原导致的免疫性炎症。到目前为止，已有 20 例链球菌感染后眼色素膜炎的报道，常发生于链球菌的系统性感染，但均无并发感染后肾炎。最近有学者报道了首例 APSGN 并发眼色素膜炎的儿童患者。因此也应引起临床医师的注意。

（3）其他：APSGN 临床表现的不典型病例还包括主要以亚临床表现为主的病例和那些表现为急性起病、伴高血压及水肿但尿检正常的患者。很多病例报道患者出现极端表现，常为高血压危象，但是无尿检异常。由于部分患者尿检可在短时间内恢复，因此连续的尿检可能有助于急性肾炎的诊断。另外一些患者可并发典型的过敏性紫癜皮疹，这些患者 APSGN 的诊断依赖于肾活检。

（三）恢复期

常发生在出现利尿反应（不管是自发的利尿或经药物利尿）后，水肿消退、血压正常及蛋白尿和肉眼血尿消失时。大部分研究发现，蛋白尿的消失要早于血尿的消失，而 Travis 等的研究结果是相反的。在恢复期，大部分患者 C3 水平恢复正常，但恢复期持续低补体血症并不能完全排除 APSGN 的可能性。APSGN 可发生于之前已经诊断为 IgA 肾病（经活检）的患者。由于 IgA 肾病是最常见的肾小球肾炎，其与 APSGN 的关系更像是两种疾病同时发生于一个人。

（四）并发症

1. 心力衰竭

主要由于水钠潴留、血容量增加所致。轻者仅表现为呼吸、心率增快，肝大；重者可出现端坐呼吸、颈静脉怒张、咳泡沫样痰、两肺底满布湿啰音，甚至出现胸腔积液、腹腔积液。

2. 高血压脑病

多见于儿童，主要由于高血压时脑血管痉挛致脑缺血水肿或脑血管高度充血致脑水肿所致，表现为剧烈头痛、呕吐、嗜睡、意识不清，严重时有惊厥、昏迷。

3. 急性肾功能衰竭

患者尿量减少，甚至少尿或无尿，血中肌酐和尿素氮明显增高，并可有高血钾、代谢性酸中毒等急性肾功能衰竭的表现。

五、辅助检查

（一）尿液检查

尿常规可见红细胞，多为畸形红细胞；蛋白尿，75% 的患者 24 小时尿蛋白量 <3.0 g；常见肾小管上皮细胞管型、白细胞管型、透明管型及颗粒管型。此外，还可见红细胞管型，提示肾小球有出血渗出型炎症，是急性肾炎的重要特点。

（二）血常规检查

白细胞可正常或增多。轻度贫血，为正常血红蛋白、正常细胞性贫血。红细胞沉降率于急性期增快。

（三）血生化检查

急性期肾小球滤过率下降，临床表现有一过性氮质血症。血钾、血氯可轻度升高，血钠轻度降低，血浆白蛋白轻度下降。

（四）纤维蛋白降解产物（FDP）测定

血、尿 FDP 测定可呈阳性。

（五）免疫学检查

抗链球菌溶血素 O 抗体（ASO）阳性率达 50%~80%。通常于链球菌感染后 2~3 周出现，3~5 周滴度达高峰，后渐下降。APSGN 时 C3 的急性下降及起病后 6 周内恢复正常可作为未行肾活检患者的诊断指标。而且 C3 的下降要早于血尿的出现。

（六）肾脏形态学检查

B 超检查常提示肾脏正常或者轻度增大。

（七）其他指标

抗脱氧核糖核酸酶 B（anti-DNAse B）及抗透明质酸酶（anti-HASe）：由脓疮病引起的急性肾炎中有较高阳性率，有 2 倍以上的滴度增高时就提示近期内有链球菌感染。

有研究发现，APSGN 患者血清 N 末端前脑利钠肽（NT-proBNP）水平高于正常对照组，而存在左心功能不全的 APSGN 患者的血 NT-proBNP 显著高于其他 APSGN 患者，利尿治疗后血 NT-proBNP 恢复正常。因此，NT-proBNP 可作为评估 APSGN 患者容量及心功能的一项指标。

六、诊断

APSGN 是由 A 组 β 溶血性链球菌引起的肾小球肾炎。因此，疑诊 APSGN 的病例应该寻找近期链球菌感染的血清学证据以帮助诊断。研究发现，链球菌血清学检查阳性（94.6%）比近期感染病史（75.7%）及培养阳性（24.3%）的敏感性都要高。

APSGN 诊断依据包括：①起病前 1~3 周有链球菌前驱感染。②临床出现水肿、高血压、血尿。③尿检有红细胞、蛋白和管型。④血清 C3 降低，伴或不伴 ASO 升高。⑤尿中 FDP 含量增高等。APSGN 的诊断一般不困难，但个别患者以急性充血性心力衰竭或高血压脑病起病，或者只有轻微水肿及高血压或无尿常规改变。临床诊断困难者，应及时做肾脏活检确诊。

一般来说，APSGN 并不是肾活检的指征，但在临床表现不典型或因肾脏受累严重而需要排除新月体肾小球肾炎时常行肾活检。这些不典型表现，如补体正常、无 ASO 或链球菌酶滴度升高等可证明近期链球菌感染及肾功能不全，尤其是 GFR 持续 <30 mL/min 超过 1 周。以往学者推荐一些疑诊 APSGN 但 C3 持续降低超过 8 周的患者进行肾活检以排除系膜增生性肾小球肾炎（MPGN）。小样本研究发现，20 例患者中 5 例患者尽管有典型的临床症状改善，包括蛋白尿和肾功能的恢复，但 C3 在 8 周后仍未恢复，这 5 例患者中 3 例接受了肾活检，仍表现为典型的 APSGN。因此，持续性低补体血症伴有临床症状的改善并不能排除 APSGN 的诊断，因此，针对这部分患者可推迟肾活检。

七、鉴别诊断

1. 以急性肾炎综合征起病的肾小球疾病

（1）细菌、病毒及寄生虫感染均可引起急性肾炎。较常见的病毒有水痘-带状疱疹病毒等。病毒感染后急性肾炎多数临床表现较轻，常不伴补体降低，少有水肿和高血压，肾功能一般正常。

（2）慢性肾小球肾炎急性发作：慢性肾小球肾炎常在呼吸道感染后 2~4 天出现急性发作，其临床表现及尿常规变化与急性肾小球肾炎相似，但慢性者既往有肾炎病史，可有贫血、低蛋白血症、高脂血症，血清补体浓度多正常，偶有持续性降低，尿量不定且比重偏低。对鉴别有困难的，除了肾穿刺进行病理分析之外，还可根据病程和症状、体征及化验结果的动态变化来加以判断。例如，系膜毛细血管性，又称膜增生性肾小球肾炎，临床上除表现急性肾炎综合征外，伴有肾病综合征，病变持续无自愈倾向。有 50%~70% 的患者有持续性低补体血症，8 周内不能恢复；而系膜增生性肾小球肾炎部分患者有前驱感染可呈现急性肾炎综合征，患者血清 C3 正常，病情无自愈倾向。出现肉眼血尿，血尿可反复发作，部分患者血清 IgA 升高。

2. 急进性肾小球肾炎

起病过程与急性肾炎相似，但除急性肾炎综合征外，早期常出现少尿、无尿及肾功能急剧恶化等。重症急性肾炎呈现急性肾功能衰竭者与该病相鉴别困难时，应及时做肾活检以明确诊断。

3. 全身系统性疾病肾脏受累

系统性红斑狼疮肾炎及过敏性紫癜肾炎等可呈现急性肾炎综合征，但伴有其他系统受累的典型临床表现并可通过实验室检查鉴别。

4. 急性全身感染性发热疾病

急性感染发热的患者疾病早期可出现蛋白尿、管型或镜下血尿，极易与不典型或轻型急性肾小球肾炎相混淆。但前者无潜伏期，无水肿及高血压，退热后尿常规迅速恢复正常。

5. 急性肾盂肾炎

急性肾小球肾炎若发生尿道、膀胱黏膜及肾脏充血水肿可引起膀胱刺激症状，症状类似急性肾盂肾炎。但肾盂肾炎有发热、血尿、白细胞增多，尿细菌培养阳性，用抗生素治疗有效，且无明显水肿、高血压等。尿中也无红细胞管型。

八、治疗

一般来说，APSGN 可未经特殊抗感染治疗而自愈，因此，治疗上以支持治疗、对症处理、防治并发症为主。

（一）一般治疗

1. 休息

急性期应卧床休息 2~3 周，待肉眼血尿消失、血压恢复、水肿减退，即可逐步增加室内活动量。对遗留的轻度蛋白尿及血尿应加强随访观察而无须延长卧床期，3 个月内宜避免剧烈体力活动。

2. 饮食和入量

为防止水钠进一步潴留，导致循环过度负荷致严重并发症，须减轻肾脏负担，急性期宜限制盐、水、蛋白质摄入。对有水肿、高血压者用无盐或低盐饮食（每日 3 g 以下）。水肿严重且尿少者限制水的摄入。对有氮质血症者限制蛋白质摄入。

（二）对症治疗

1. 减轻水肿

急性肾炎时主要病理生理变化为水钠潴留、细胞外流液量扩大，故利尿药的应用不仅具有利尿消肿作用，且有助于防治并发症。凡经控制水、盐后仍尿少、水肿、血压高者，均应给予利尿药。常用噻嗪类利尿药，无效时可用强有力的髓袢利尿药，如呋塞米和布美他尼。

2. 控制血压

使用降压药积极而稳固地控制血压对于增加肾血流量，改善肾功能，预防心、脑并发症具有积极的治疗作用。常用噻嗪类利尿药，通过利尿可达到控制血压的目的。凡经休息、限水盐、利尿而血压仍高者应给予降压药。常选用钙通道阻滞药。尽管有血管紧张素转化酶抑制剂（ACEI）治疗成功的报道，但由于 ACEI 具有降低 GFR 和导致高血钾的潜在风险，一般不用于急性期的治疗。对于高血压危象的患者，连续注射抗高血压药物是首选的治疗方法。

3. 感染灶的治疗

抗生素的治疗对于 APSGN 来说并不是必需的，因为其可自愈，且罕见复发。如果病灶细菌培养阳性，应给予青霉素或其他敏感药物治疗 7~10 天。通过应用抗生素早期控制咽炎相关的 A 组链球菌可阻止致肾炎菌株在流行期的传播。

（三）并发症处理

1. 急性肾衰竭

少数发生急性肾衰竭而有透析指征时，应及时给予透析治疗以帮助患者度过急性期。由于本病具有自愈倾向，肾功能可逐渐恢复，一般不需要长期维持透析。

2. 心力衰竭

主要措施为利尿、降压，不主张使用洋地黄类药物，对内科治疗无效的严重少尿或无尿、难以纠正的急性心力衰竭，可以考虑短期血液净化治疗。

3. 高血压脑病

静脉应用乌拉地尔或硝普钠降低血压，注意控制药物滴速，避免血压下降过快，同时配合利尿药的使用，减轻患者水钠潴留、容量负荷的状态。

第二节　急进性肾小球肾炎

急进性肾小球肾炎（RPGN）指在肾炎综合征（血尿、蛋白尿、水肿和高血压）基础上短期内出现少尿、无尿、肾功能急剧下降的一组临床综合征。病理改变特征主要为肾小球内新月体形成，又称新月体肾小球肾炎。中国目前采用的新月体肾小球肾炎的诊断标准为肾穿刺标本中 50% 以上的肾小球有大新月体（新月体占肾小囊面积 50% 以上）形成。急进性肾小球肾炎可以是原发性，也可以继发于其他肾小球疾病。根据免疫病理学的特点将 RPGN 分为三种类型：①抗肾小球基底膜型（Ⅰ型）。②免疫复合物型（Ⅱ型）。③寡免疫复合物型（Ⅲ型）。

一、病因

RPGN 病因多样。可分为原发性和继发性 RPGN。继发性疾病主要包括感染性疾病、多系统疾病和其他原发性肾小球疾病。

（一）原发性肾小球疾病

1. 原发性弥漫性新月体肾小球肾炎

（1）Ⅰ型：IgG 线性沉积（抗肾小球基底膜抗体介导）。

（2）Ⅱ型：IgG 颗粒样沉积（免疫复合物介导）。

（3）Ⅲ型：少或无 IgG 的沉积（缺乏免疫反应）。

2. 继发于其他原发性肾小球肾炎

（1）膜增殖性肾小球肾炎。

（2）膜性肾小球肾炎伴有附加抗基底膜型肾炎。

（3）IgA 肾病（少见）。

（二）伴发于感染性疾病

（1）急性链球菌感染后肾小球肾炎。

（2）急性或亚急性感染性心内膜炎，内脏化脓性病灶引起的慢性败血症及肾小球肾炎。

（3）其他感染：乙型肝炎病毒、人类免疫缺陷病毒感染。

（三）继发于系统性疾病

（1）系统性红斑狼疮。

（2）肺出血-肾炎综合征。

（3）过敏性紫癜、弥散性血管炎，如坏死性肉芽肿、过敏性血管炎及其他类型。

（4）混合性冷球蛋白血症。

（5）类风湿关节炎伴血管炎、恶性肿瘤及复发性多软骨炎等。

（四）药物

青霉胺、肼屈嗪、别嘌醇及利福平等。

二、发病机制

原发性 RPGN 病因不清。近年来随着某些与 RPGN 密切相关的自身抗体的发现，如抗肾小球基底膜（GBM）抗体和抗中性粒细胞胞质抗体（ANCA），证明了各型原发性 RPGN 的病因和发病机制是不同的。①Ⅰ型又称抗肾小球基底膜型肾小球肾炎：由于抗肾小球基底膜抗体与肾小球基底膜（GBM）抗原相结合激活补体而致病。②Ⅱ型又称免疫复合物型：因肾小球内循环免疫复合物的沉积或原位免疫复合物形成，激活补体而致病。③Ⅲ型为少免疫复合物型：肾小球内无或仅微量免疫球蛋白沉积。现已证实，50%~80% 该型患者为原发性小血管炎肾损害，肾脏可为首发、甚至唯一受累器官或与其他系统损害并存。原发性小血管炎患者血清抗中性粒细胞胞质抗体（ANCA）常呈阳性。

原发性 RPGN 患者约 50% 有上呼吸道感染的前驱病史，其中仅少数为典型的链球菌感染，其他多为病毒性感染。但感染与 RPGN 发病的关系尚待进一步研究。某些有机化学溶剂、强氧化剂和碳氢化合物如汽油，可能与 RPGN Ⅰ型有密切的关系。某些药物，如肼屈嗪、丙硫氧嘧啶与部分 RPGNⅢ型相关。遗传易感性及某些诱发因素可能与该病有关。

对于Ⅱ型 RPGN，体液免疫和细胞免疫均参与了疾病的发生与进展。循环免疫复合物沉积或原位免疫复合物在肾小球形成，进而引发变态反应，在直接损伤肾小球毛细血管壁的同时，激活补体系统（C3a、C5a），趋化中性粒细胞，激活巨噬细胞释放蛋白水解酶产生活性氧及炎症介质，进一步损伤毛细血管壁，甚至导致其断裂。

Ⅲ型 RPGN，抗中性粒细胞胞质抗体（ANCA）可以使经 TNF-α 或 IL-1 处理的中性粒细胞出现脱颗粒反应，产生氧自由基、细胞因子和释放蛋白酶，导致内皮细胞损伤，从而引起血管炎症反应。ANCA 也可作用于内皮细胞，部分研究显示，蛋白酶 3（PR3）可在内皮细胞中表达，并转移到细胞膜，从而与 ANCA 结合，导致内皮损伤。血管内皮细胞不仅是受损靶细胞，同时也是病理损害积极的参与者。有研究显示，经 PR3 刺激的内皮细胞能合成并释放 IL-8，招募炎性细胞在病变部位聚集。同时，也可增加内皮细胞表面黏附分子 VCAM-1 的表达，促进中性粒细胞与内皮细胞的黏附。此外，内皮细胞也可借助其表面的蛋白 C 受体与中性粒细胞上的 PR3 的结合而促进这两种细胞的黏附。组织学的研究发现：在韦格纳肉芽肿的肾、肺组织中，主要包含巨噬细胞、CD4$^+$ 细胞浸润、NK 细胞、CD8$^+$ 细胞以及 T 细胞，提示这些疾病的血管损伤可能是由 T 细胞介导的。

至于新月体形成的原理尚不十分清楚，肾小球毛细血管襻的坏死、基底膜的断裂或者肾脏包曼囊的破裂是新月体形成的始动环节。细胞性新月体的主要成分是巨噬细胞，巨噬细胞于球囊壁上增殖，并转化为上皮样细胞，形成新月体。纤维素在引导巨噬细胞进入包曼囊过程中发挥重要作用，随后巨噬细胞浸润并在局部增生，淋巴细胞的浸润、黏附分子分泌、成纤维细胞的转化在新月体的发展和转归中发挥了重要的作用。在有新月体的肾小球毛细血管丛可出现灶性坏死，继之毛细血管萎缩塌陷，并与新月体粘连，使囊腔阻塞，最后整个肾小球可发生玻璃样变或纤维化。此外，肾小球毛细血管丛也可见到增殖性改变。

三、病理

（一）光镜检查

光学显微镜检查可见肾小囊内新月体形成为急进性肾小球肾炎的特征性病理改变。受累肾小球达 50% 以上，甚至可达 100%。病变范围占肾小囊面积的 50% 以上，严重者可充填整个肾小囊。发病初期为细胞性新月体，后期为纤维性新月体（数天至数周形成）。本病纤维化发展很快，故及时肾活检、早期诊断、及时治疗是极其重要的。肾小球病变在Ⅰ型 RPGN 主要是肾小球基底膜断裂、突出，但毛细血管内增生不明显。Ⅱ型 RPGN 中毛细血管襻细胞及系膜细胞增生明显。Ⅲ型 RPGN 则可见毛细血管襻节段性纤维素样坏死、缺血，甚至节段性硬化。系膜细胞增生不明显。肾小管及肾间质病变常与肾小球病变的严重程度相关。少数（10%~20%）Ⅲ型 RPGN 在肾间质可见肾小球外的血管炎，如微小动脉、小动脉甚至弓状动脉分支均可受累。少数Ⅲ型 RPGN 还可见肉芽肿形成。

（二）免疫荧光检查

1. Ⅰ型

可见肾小球毛细血管基膜 IgG、C3 连续细线状沉积（极少数为 IgA）。肾小球严重受损的往往难以辨认，IgG 和 C3 呈线样不规则或颗粒状沉积，少数情况下沿肾小球基底膜亦可见 IgG 间或有 C3 线样沉积。但 IgG 线样沉积可逐步发展为颗粒型，有时易与其他 RPGN 相混淆。而且，在某些糖尿病肾小球硬化症、狼疮肾炎以及某些移植的尸体肾亦可出现上述免疫荧光的特点。

2. Ⅱ型

可见系膜和毛细血管壁散在 IgG 和（或）IgM，常伴 C3 沉积。若大量 IgG、IgM、IgA 沉积，尤其伴有 C1q、C3、C4 则强烈提示狼疮肾炎。以 IgA 为主的沉积提示为 IgA 肾病，单纯系膜或毛细血管壁 C3 沉积应疑为系膜毛细血管肾小球肾炎可能。

3. Ⅲ型

从理论上讲，本型并无免疫球蛋白沉积，但由于肾活检为病变动态过程的一个阶段，故不能排除本型患者在疾病早期可能有免疫球蛋白的沉积，尔后被浸润的巨噬细胞和中性粒细胞所吞噬和消化而转变为阴性或微量。

（三）电镜检查

1. Ⅰ型

因抗体直接与基底膜结合，故可发现基底膜密度不均而未发现沉积物。毛细血管的塌陷、基膜处裂缝或局灶断裂，以致单核细胞、间质纤维细胞由这些裂隙移行入肾小囊壁，但很少有电子致密物的沉积。

2. Ⅱ型

主要特征为系膜区散在和内皮下不规则的电子致密物沉积。其沉积物的位置、范围和程度将有助于不同型 RPGN 的鉴别。一般来说，原发性疾病中沉积物相对较少；若沉积物主要位于上皮下并呈驼峰样外形，应寻找感染原因。上皮下沉积伴基底膜钉突样改变则为膜性肾小球肾炎；内皮下大量沉积物的存在（指纹样改变）多提示原发性混合性 IgG/IgA 冷球蛋白血症或系统性红斑狼疮（SLE）。肾小球基底膜电子致密物样改变提示系膜毛细血管肾小球肾炎，而上皮下小电子致密物沉积并不能完全排除抗 GBM 抗体介导型疾病。

3. Ⅲ型

系膜及毛细血管壁均未见电子致密物沉积，但肾小球基底膜破坏明显。

四、临床表现

临床上 RPGN 患者可急性起病，也可隐袭起病。但病情进展急骤，大多数表现为急性肾炎综合征。在Ⅰ型及Ⅲ型常有前驱感染症状，伴有发热、疲乏和体重下降等非特异性症状。

（一）肾脏表现

起病后即有尿量减少（甚至无尿）及水肿。部分患者有肉眼血尿（多见于Ⅰ型和Ⅲ型），镜下血尿普遍存在。蛋白尿一般在 1~2 g/d，部分患者蛋白尿 >3.5 g/d，并出现肾病综合征（主要见于Ⅱ型）。随着病程进展出现高血压及贫血，发病时或发病后即有肾功能减退，血清肌酐及尿素氮逐周增高，很快进入尿毒症阶段。在疾病早期就可见到肾小管间质功能减退，如尿浓缩功能障碍。

（二）肾外表现

Ⅰ型的部分患者有明显的咯血、咳嗽、呼吸困难、发热及胸痛，血清抗基底膜抗体阳性。Ⅱ型肾外无特异性表现，血中循环免疫复合物多阳性。原发性小血管炎引起的Ⅲ型 RPGN 在疾病的不同时期可有肾外脏器受累的表现，较为常见的肾外受累脏器为肺、关节肌肉、皮肤和眼、耳、鼻等。肺受累可表现为咳嗽、痰中带血、咯血，严重者可危及生命。胸部 X 线摄片或 CT 多为单或双侧中下肺阴影、结节，严重者可有空洞，多被误诊为肺部感染、肺结核和恶性肿瘤，应引起高度重视。韦格纳肉芽肿病多有先侵犯肾外器官，如鼻、鼻旁窦、咽、软腭及肺等炎症性病变，包括坏死性血管炎及肉芽肿，可有发热、皮疹、紫癜、关节肌肉疼痛、腹痛及单神经炎症状，血清抗中性粒细胞胞质抗体（ANCA）阳性。变应性肉芽肿性血管炎多有过敏性哮喘、变应性鼻炎、血嗜酸性粒细胞增多，常伴有脑、心及皮肤等小血管炎表现，血清核周型 ANCA 阳性。

五、辅助检查

（一）尿液检查

尿常规可见大量红细胞，多为畸形红细胞；蛋白尿一般在 1 ~ 2 g/d，部分患者蛋白尿 > 3.5 g/d；常见肾小管上皮细胞，可见红细胞管型、透明管型及颗粒管型。

（二）血常规检查

常出现贫血，为正色素正细胞性贫血。贫血程度轻重不一，红细胞沉降率于急性期增快。

（三）血生化检查

血肌酐进行性升高。血钾、血氯可轻度升高，血钠轻度降低，血浆白蛋白常下降。

（四）免疫学检查

Ⅰ 型 RPGN 血清中抗 GBM 抗体阳性，目前国际通用的检测方法是应用可溶性入 GBM 抗原的酶联免疫吸附法，该方法敏感性和特异性均较高。

Ⅱ 型 RPGN 可有血清循环免疫复合物阳性、血清补体水平下降和血清冷球蛋白阳性。

Ⅲ 型 RPGN 患者 50% ~ 80% 检测 ANCA 阳性，血清补体 C3 多为正常。

（五）肾脏形态学检查

B 超检查常提示肾脏增大，皮质与髓质交界不清，放射性核素肾图检查提示肾脏灌注和滤过减少。

六、诊断

呈急性肾炎综合征的表现（急性起病、尿少、水肿、高血压、蛋白尿、血尿），且以严重的血尿、突出的少尿及进行性肾功能衰竭为特征片者应考虑本病。因为 RPGN 是一组临床表现和病理改变相似，但病因各异的临床综合征，因此在诊断 RPGN 后需要进一步明确：①组织病理学诊断。②病因诊断。详细询问病史，积极寻找多系统疾病的肾外表现和体征，并进行有关检查（如抗核抗体、抗 ds-DNA 抗体、ANCA、ASO 等）。只有确定了病因、免疫类型、疾病的发展阶段、活动性后，方可权衡治疗的利弊与风险，选择合理治疗，并作出预后评价。因为该病呈进行性进展，若临床医师怀疑为 RPGN，应紧急行肾穿刺。肾活检证实为新月体肾小球肾炎，急进性肾小球肾炎诊断即可确定。肾穿刺前血肌酐过高时，应根据情况适时予以血液净化治疗以确保肾穿刺顺利进行。

必须指出，Ⅲ 型急进性肾小球肾炎血清 ANCA 阳性率为 80% ~ 90%，而 Ⅰ 型及 Ⅱ 型急进性肾小球肾炎患者中约有 1/3 阳性，Ⅲ 型急进性肾小球肾炎无系统血管炎临床表现者，核周型 ANCA 阳性约占 2/3，胞质型 ANCA 阳性约占 1/3。因此，血清 ANCA 阳性对 Ⅲ 型急进性肾小球肾炎的特异性并不理想，但结合各型的临床特征，就很有诊断价值。根据 Ronald 的意见，综合急进性肾炎的实验室和病理检查及分类。

七、鉴别诊断

1. 重症急性肾炎

本病临床呈急性肾炎综合征表现，病理为毛细血管内增生性肾炎（肾小球内皮细胞及系膜细胞弥漫增生），急性肾炎初期由于水钠潴留、尿量减少，患者可出现一过性轻度肾功能损害（仅肾小球滤过率下降或血清肌酐轻度升高），但是患者自发利尿后，肾功能即迅速恢复正常。但是少数重症急性肾炎患者，由于肾小球内皮细胞及系膜细胞高度弥漫增生，致肾小球毛细血管腔闭塞，而出现少（无）尿及急性肾功能衰竭（ARF），临床表现类似急进性肾炎。此时，该急性肾炎仅能靠肾穿刺病理检查与急进性肾小球肾炎鉴别。

2. 继发性肾小球疾病

常见狼疮性肾炎、ANCA 相关性小血管炎肾损害、紫癜性肾炎及肺出血-肾炎综合征（Goodpasture 综合征）等，此时临床也常呈急进性肾炎综合征，病理也常为新月体肾炎，称为继发性新月体肾炎，其中 Goodpasture 综合征与原发性新月体肾小球肾炎Ⅰ型、紫癜性肾炎与 IgA 肾病所致肾脏病理改变与新月体肾小球肾炎Ⅱ型、ANCA 相关性小血管炎肾损害与原发性新月体肾小球肾炎Ⅲ型的病理及免疫病理表现完全相同，狼疮肾炎Ⅳ型与原发性新月体性肾炎Ⅱ型病理表现也相似。但是，肾小球细胞增生、坏死、微血栓等病变十分严重的狼疮肾炎Ⅳ型患者，病理还未构成新月体肾小球肾炎，临床也可发生 AKI，这点必须注意。

这些疾病与原发性急进性肾小球肾炎鉴别的要点是：它们存在系统性疾病的临床及实验室特异性表现。狼疮肾炎Ⅳ型还具有如下病理特点：光镜检查可见肾小球白金耳样病变、核碎裂、苏木素小体及微血栓等，电镜检查可见多部位电子致密物沉积，免疫荧光检查呈现满堂亮表现（即 IgG、IgA、IgM、C3、C1q 及纤维蛋白相关抗原全部阳性），这些病理及免疫病理表现也可与原发性新月体肾小球肾炎Ⅱ型鉴别。

3. 多发性骨髓瘤肾损害

骨髓瘤可通过轻链沉积（即轻链肾病）或伴发淀粉样变而导致肾小球疾病，同时，该病还可因大量轻链管型堵塞肾小管而导致肾小管损伤及管型肾病（AKI）。鉴别要点是患者血清蛋白电泳出现"M"成分。骨髓穿刺涂片显示增生活跃，有异形浆细胞增生，一般均在 10% 以上，有时可成堆存在。X 线检查多有骨骼受累，呈大小不等、穿凿样溶骨性损害，常见于颅骨、骨盆、脊椎等处。肾活检也可明确诊断。

4. 急性马兜铃酸肾病

该病主要引起急性肾小管坏死，临床出现急性肾损伤（AKI）。但是部分患者也可同时引起肾小球病变，临床出现大量蛋白尿及低蛋白血症，肾组织光镜检查见肾小球系膜轻度增生，电镜检查见脏层上皮细胞足突节段性融合。患者往往有明确的近期服用相关中药病史。尿液检察尿蛋白以小分子量蛋白为主，通常无血尿或仅见少量均一型红细胞尿。肾小管功能受损严重，表现为肾性糖尿、氨基酸尿和肾小管酸中毒。

5. 急性间质性肾炎

常见于非甾体抗炎药过敏所致肾损害。药物过敏肾损害主要导致急性间质性肾炎，临床可出现 AKI。非甾体抗炎药过敏除可引起急性间质性肾炎外，还能同时引起微小病变病等肾小球病变，临床出现肾病综合征。也可见于出血热肾综合征肾损害。该病主要引起感染相关性急性间质性肾炎，临床出现 AKI。但是，部分病例也能同时引起肾小球病变。

6. 血栓性血小板减少性紫癜-溶血性尿毒症综合征（TTP-HUS）

患者可以有蛋白尿、急性肾损伤等临床表现，但两者临床上均有微血管性溶血性贫血、血小板减少和肾功能减退，病理上均有微栓塞。末梢血涂片可见到怪异形状红细胞、盔形细胞和破碎的红细胞。肾穿刺病理检查可见毛细血管腔内可见红细胞、血小板及微血栓，系膜区增宽，系膜细胞溶解或呈泡沫样细胞。部分病例可出现新月体及袢坏死。

7. 肾病综合征并发急性肾损伤（AKI）

（1）肾前性氮质血症：患者常有血容量不足表现，血清肌酐升高（常为轻度升高），且与尿素氮升高程度不成比例。这是因为肾供血不足时，原尿生成减少，流经肾小管减慢，肾小管对尿素重吸收增多，致使血中尿素氮升高比肌酐更明显。约 1/3 肾病综合征患者可发生肾前性氮质血症。

（2）肾静脉主干血栓形成：肾病综合征患者血液常呈高凝状态，易发生血栓栓塞并发症，尤以肾静脉血栓发生率高，但是临床上绝大多数肾静脉血栓，尤其分支小血栓患者并不出现肾功能损害。肾静脉血栓能否导致肾功能损害将取决于被堵静脉大小、血流阻断程度、血栓形成快慢及有无侧支循环形成等，所以临床上只有急性双肾或孤立肾静脉主干大血栓才会出现 AKI，这主要见于膜性肾病。经皮插管行选择性肾静脉造影是诊断肾静脉血栓的金标准。

（3）特发性 AKI：该 AKI 常发生于 50 岁以上的微小病变病患者，尤其肾病综合征复发时。患者常无任何诱因即出现少尿及急性肾功能衰竭（ARF）。肾穿刺病理检查除可见原有肾小球疾病外，部分患者尚可见肾间质弥漫水肿及大量肾小管管型。ARF 发病机制不清，诊断特发性 ARF 需用除外法，即只有将各种导致 AKI 的病因——除外后，AKI 诊断才能成立。

八、治疗

RPGN 是一组病理发展快、预后差的疾病，近年来，该病在治疗上有较大进展，疗效明显提高。治疗包括针对炎症性肾损伤和针对肾小球疾病引起的病理生理改变两方面，关键取决于本病的早期诊断，及时使用肾上腺皮质激素冲击治疗，合用免疫抑制药、抗凝血、抗血小板黏附和血浆置换等。

（一）糖皮质激素

甲泼尼龙冲击疗法：甲泼尼龙静脉滴注每次 10 ~ 15 mg/kg（一般 500 ~ 1 000 mg），每天或隔日 1 次，共 3 ~ 4 次。必要时可再用 1 ~ 2 个疗程。接着口服泼尼松 1 mg/（kg·d）（40 ~ 60 mg/d）并于 6 ~ 8 周或以后逐渐减量。该方法适用于所有三种类型的 RPGN。但对 Ⅱ、Ⅲ 型效果较好。应用甲泼尼龙冲击疗法时应密切观察患者，常见的不良反应有水钠潴留、高血压、血糖升高、消化道出血和感染等。

（二）细胞毒药物

目前糖皮质激素冲击治疗联合细胞毒药物是新月体肾炎的标准治疗方案，常用的细胞毒药物为环磷酰胺（CTX）2 mg/（kg·d）（一般 100 ~ 150 mg/d），总量 8 g 左右。也有报道应用 CTX 静脉滴注，可根据病情第一个月应用 600 ~ 800 mg，静脉滴注 1 ~ 3 次，以后每月 600 ~ 800 mg，共 6 个月，再减为每 3 个月 1 次，总量仍为 8 g。该药物对 Ⅱ、Ⅲ 型效果较为肯定。CTX 常见的不良反应为肝功能损害、骨髓抑制、消化道症状、性腺抑制、出血性膀胱炎和致癌作用。

前瞻性、开放性试验研究结果表明：霉酚酸酯（MMF）可替代环磷酰胺应用于轻、中度血管炎患者的诱导和维持缓解。MMF 较细胞毒药物不良反应小，起始剂量 1 ~ 2 g/d，渐减量至 0.5 g/d 维持。其他免疫抑制药还有甲氨蝶呤、来氟米特、环孢素和他克莫司，前两者主要用于维持期的治疗，后两者在 RPGN 中应用较少，其在本病的应用还有待进一步研究。

（三）血浆置换

有关血浆置换的 RCT 研究较少，尽管缺乏有力的证据支持血浆置换的疗效，但是普遍推荐本病患者进行血浆置换。

强化血浆置换指每天或隔天应用新鲜血浆或 5% 白蛋白将患者血浆置换出 2 ~ 4 L，是 Ⅰ 型 RPGN 的首选治疗方法。如经济条件许可，应治疗到患者血清中的抗 GBM 抗体浓度很低或转为阴性为止。一般患者需置换 10 次左右方可使抗体转阴。有人认为应用白蛋白作为置换液可以减少应用血浆的不良反应，但也有学者认为，患者有新鲜肺出血时应该应用新鲜血浆以补充被置换出的凝血因子，从而避免加重肺出血。

对于 Ⅱ、Ⅲ 型 RPGN 也可应用血浆置换，但血浆置换与应用甲泼尼龙和环磷酰胺的强化免疫抑制疗法相比并无额外益处，但是对于威胁生命的肺出血，特别是 ANCA 相关的 RPGN Ⅲ 型，多数学者推荐血浆置换疗法，其控制肺出血的作用较为肯定、迅速。血浆置换的主要不良反应为感染、出血、溶血及低血钙等。

（四）免疫球蛋白

大剂量免疫球蛋白静脉冲击治疗可通过阻断细胞表面 Fc 受体来抑制淋巴效应细胞的活性，从而抑制血管炎病情活动，但目前尚未在临床推荐。然而，对于伴有骨髓抑制或感染的患者尚有可能替代传统治疗方法而发挥作用。

（五）治疗新进展

1. 生物制剂

①利妥昔单抗（rituximab）作为抗 CD20 的单克隆抗体，具有诱导 B 细胞功能耗竭的作用，小规模临床试验证实应用 rituximab 可诱导 B 细胞耗竭，并导致 ANCA 转阴和临床症状的改善，但该疗法尚需要进一步扩大病例数研究证实。②抗胸腺抗体球蛋白或抗 T 细胞的单抗（例如抗 CD52 抗体）可导致淋巴细胞耗竭，从而阻遏血管炎病情活动。

2. 白细胞分离疗法

选择性白细胞分离法是一种治疗 RPGN 的新方法，现主要应用于Ⅲ型新月体肾炎。白细胞尤其是粒细胞和巨噬细胞在血管炎的发生发展中起着关键性作用。因此，选择性白细胞分离法清除了这些细胞，可以减轻肾脏血管炎的炎症反应。

3. 免疫吸附治疗

采用膜血浆滤器分离患者血浆，再将血浆经过免疫吸附柱（常用 GBM 吸附柱或蛋白 A 吸附柱等）以清除致病抗体或免疫复合物，此法可回输吸附后的自身血浆，且疗效肯定。

第三节　急性肾盂肾炎

一、病理

急性肾盂肾炎起病急，可侵犯单侧或双侧肾。肉眼所见：肾盂、肾盏黏膜充血、水肿，表面有脓性分泌物，黏膜下可有细小的脓肿；在一个或几个肾乳头可见大小不一、尖端指向肾乳头、基底伸向肾皮质的楔形炎症病灶。镜下所见：病灶内肾小管腔中有脓性分泌物，小管上皮细胞肿胀、坏死、脱落。间质内有白细胞浸润和小脓肿形成，炎症剧烈时可有广泛性出血，小的炎症病灶可完全愈合，较大的病灶愈合后可留下瘢痕，肾小球一般无形态改变。并发有尿路梗阻者，炎症范围常常很广泛。

二、临床表现

1. 全身症状

寒战、发热、腰痛，可伴有恶心、呕吐、食欲缺乏。

2. 泌尿系统症状

可有或无尿频、尿急、尿痛。

3. 体征

季肋角及输尿管点压痛，肾区压痛和叩痛。

4. 肾乳头坏死

为急性肾盂肾炎的重要并发症，多发生在糖尿病患者，有肾绞痛、无尿、急性肾衰竭。

5. 败血症

即尿路感染败血症，多数患者有插管和尿路梗阻病史。

三、辅助检查

1. 血常规检查

偶有白细胞计数轻度增高，贫血不明显。

2. 尿常规检查

血尿、白细胞尿，可见白细胞管型、红细胞管型，蛋白尿不常见。

3. 清洁中段尿培养

杆菌细菌数 $>10^5/mL$，球菌 $>1\ 000/mL$，即可诊断。

4. 涂片找细菌

油镜下找到 1 个细菌可认为阳性。

5. 特殊检查

B 超、尿路 X 线平片（KUB）、静脉肾盂 X 线成像（IVP）检查肾无形态学变化。

四、诊断

（1）发热、寒战等全身症状及膀胱刺激症状。

（2）腰痛和肾区叩击痛。

（3）尿液细菌学检查阳性。

五、鉴别诊断

1. 急性膀胱炎

表现为尿频、尿急、尿痛等典型的膀胱刺激症状，有脓尿，约 30% 患者有血尿，但很少有发热、寒战等全身症状。疼痛以耻骨上区坠痛及压痛为主，且无腰和肾区叩击痛。检查多无蛋白尿和管型尿。

2. 肾积脓

主要表现为脓尿，急性感染时有明显腰痛、肾区叩击痛，伴发热、寒战等全身症状。脓肾在腹部检查多可扪及肿大的肾，而且肾区叩痛特别明显。肾 B 超检查发现肾内有积液，静脉泌尿系统 X 线成像（IVU）患侧肾不显影。

3. 肾周围炎及肾脓肿

主要表现为发热、寒战等全身症状，伴明显腰痛和肾区叩击痛。但通常无尿频、尿急、尿痛，尿中无脓细胞。KUB 平片可发现腰大肌影消失，B 超检查可发现肾周有液性暗区。

4. 急性胆囊炎和急性阑尾炎

主要表现为腹痛、腹胀，可有寒战、发热。急性胆囊炎患者体检时 Murphy 征为阳性，急性阑尾炎患者体检时麦氏点有固定压痛或反跳痛，而且均无尿路刺激征，尿液检查常无脓细胞，B 超检查可发现胆囊增大或有结石。

六、治疗

（一）治疗原则

（1）有菌血症危险者应选用较强的广谱抗生素，待尿培养药敏试验后再调整抗生素的种类。

（2）无发热或治疗后 48 小时不发热者，可改用口服制剂。

（3）每年发作在 2 次以上者，应加强治疗。

（4）选用对肾损害小、不良反应也小的抗菌药，避免使用肾毒性药物，尤其是肾功能不全者。

（二）一般治疗

卧床休息，多饮水，勤排尿。

（三）药物治疗

对急性肾盂肾炎的治疗经历了从长疗程到短疗程、再到长疗程这样一个学术发展过程，近年来的 3 日疗法或大剂量单次治疗方法已被证实有复发和转为慢性感染的缺点，既往国内外所规定的"尿路感染必须有足够疗程"的治疗原则重新广泛应用。

1. 中等度严重的肾盂肾炎

（1）单剂疗法（STS）：因引起急性肾盂肾炎的细菌主要是革兰阴性菌，以大肠埃希菌为主，因此，初发的急性肾盂肾炎可选用 STS 14 天疗法，即成年人每次口服磺胺甲噁唑（SMZ）1.0 g、甲氧苄啶

（TMP）0.2 g 及碳酸氢钠 1.0 g，每日 2 次，14 天为 1 个疗程。SMZ 配用 TMP，其杀菌力可增加多倍，加用碳酸氢钠不仅可以碱化尿液，加强 SMZ 的疗效，且可防止长期应用 SMZ 后可能发生的结晶尿。

（2）诺氟沙星：0.2 g，每日 3 次，疗程为 14 天。喹诺酮类抗菌药具有广谱、低毒、可以口服等优点，是治疗尿路感染的理想药物，对磺胺类药物耐药或过敏者或反复复发而用其他药物疗效欠佳时用此类药。一般抗菌治疗 2～3 天即有效，如已显效，不需按药敏结果更换抗生素，因尿菌的药敏结果不及血培养的药敏结果可靠。如无好转，宜参考药敏试验结果更换抗生素，在 14 天的疗程后，通常尿菌的转阴率达 90% 左右，如尿菌仍呈阳性，此时应参考药敏试验选用有效的和强有力的抗生素，治疗 4～6 周。

2. 临床症状严重的肾盂肾炎

一般疗程为 2～3 周，先给予静脉用药，可选用的药物有：氨苄西林 1～2 g，每 4 小时 1 次；头孢噻肟 2 g，每 8 小时 1 次，必要时联合用药。经过上述药物治疗后，如病情好转，可于退热后继续用药 3 天再改为口服抗菌药，以完成 2 周疗程。如果未能显效，应根据药敏结果更换抗生素。有复杂因素的肾盂肾炎患者，其致病菌多有耐药性，有时在治疗上会很有困难，按药物敏感试验结果可试用以下抗生素：奈替米星 2 mg/kg，每 12 小时静脉注射 1 次；头孢曲松 2.0 g，每 24 小时静脉注射 1 次；卡芦莫南（噻肟单酰胺菌素）2 g，每 8 小时静脉注射 1 次。复杂性肾盂肾炎易发生革兰阴性杆菌败血症，应联合使用两种或两种以上的抗生素静脉注射治疗，在用药期间，应每 1～2 周做 1 次尿培养，以观察尿菌是否转阴，经治疗仍持续发热者，则应注意肾盂肾炎并发症的可能，如肾盂积脓、肾周脓肿等，应及时行肾 B 超等检查。

第四节　慢性肾盂肾炎

一、发病机制

慢性肾盂肾炎是指慢性间质性肾炎伴有肾瘢痕形成和反复泌尿道感染，并非由急性肾盂肾炎反复发作演变而来，多发生在尿路解剖或功能上有异常情况者，最为常见的为尿道梗阻、膀胱输尿管反流。尿道无复杂情况者，则极少发生慢性肾盂肾炎。慢性肾盂肾炎的病程经过很隐蔽，尿路感染表现很不明显，平时无症状，少数患者可间歇性发生症状性肾盂肾炎，但更为常见的表现为间歇性无症状细菌尿和（或）间歇性尿频、尿急等下尿路感染症状，伴有或不伴有间歇性低热。同时出现慢性间质性肾炎的表现，如尿浓缩功能下降，出现多尿、夜尿，易发生脱水；肾小管重吸收钠功能差而致低钠；可发生低血钾或高血钾及肾小管酸中毒等，肾小管功能损害往往比肾小球功能损害更为突出。

二、病理

肉眼所见肾表面有程度不等的凹凸不平和瘢痕，两侧大小不等，炎症区域内的肾乳头有瘢痕形成，可致肾盂肾盏变形。光镜下见间质纤维化和瘢痕形成，小管萎缩，有单核细胞浸润，肾小球周围纤维化。这些变化与其他原因引起的慢性间质性肾炎基本相同，只是肾盏、肾盂黏膜可有较明显的炎症或瘢痕改变。在慢性肾盂肾炎晚期，由于肾实质损害严重，可导致固缩肾和肾衰竭。

三、临床表现

在慢性肾盂肾炎中，临床表现差异很大，其主要标志是真性细菌尿及反复发作的急性尿路感染，临床上分为 5 型。

1. 反复发作型肾盂肾炎

（1）反复发生的尿路刺激征。

（2）常有真性菌尿。

（3）腰痛和叩痛。

2. 长期低热型肾盂肾炎

反复发生低热。

3. 血尿型肾盂肾炎

以发作性血尿为主。

4. 无症状菌尿型肾盂肾炎

患者可无临床症状，尿培养即有细菌。

5. 高血压型肾盂肾炎

以高血压为主要临床特点。

四、辅助检查

1. 尿常规检查

血尿、白细胞尿（5/HP），可见白细胞、红细胞管型，蛋白尿不常见。

2. 清洁中段尿培养

杆菌细菌数 $>10^5$/mL，球菌 $>1\,000$/mL，即可诊断。

3. 涂片找细菌

油镜下找到 1 个细菌可认为阳性。

4. 尿抗体包裹细菌试验

阳性，尿浓缩稀释试验异常。

5. 血常规检查

可有或无白细胞计数增高，肾功能不全时可有贫血。

6. 血生化检查

BUN、血清肌酐（Scr）升高，血 HCO_3^-、血钠降低，血钾因肾小管调节功能障碍，既可发生低钾血症，也可发生高钾血症，血钙、血磷在发生尿毒症时有低血钙、高血磷。

7. 肾功能检查

肾小管功能受损，低比重尿，尿酶及 β_2-M 酶增高，可有肾小管酸中毒及 Fanconi 综合征等表现。

8. B 超检查

双肾大小不一、表面凹凸不平。

9. KUB 或 IVP 检查

肾盂、肾盏变形，外形不光滑，亦可缩小。

五、诊断

1. 诊断标准

（1）病史 >1 年，且有反复发作的尿路感染。

（2）有肾影像改变的证据，如双肾大小不等、表面不平，有时可见肾盂、肾盏变形。

（3）有肾小管功能和（或）肾小球持续性损害。

2. 诊断要点

（1）急性肾盂肾炎反复发作病史，病期 >6 个月。

（2）中段尿细胞培养为阳性。

（3）IVU 或 CT 显示双肾大小不等，肾盂、肾盏变形。

六、鉴别诊断

1. 下尿路感染

主要表现为尿频、尿急、尿痛、排尿不适，尿中白细胞增多。慢性肾盂肾炎在静止期也有类似表现，然而两者的处理和预后有很大的差别。其主要的鉴别方法有以下几种：①膀胱冲洗后尿培养是区分上、下尿路感染最特异的方法。②输尿管导尿法，此方法有损伤而目前少用。③尿沉渣找抗体包裹细菌，因细菌性前列腺炎和白带污染可致假阳性，近来已不用。④^{99m}Tc 放射性核素扫描，扫描阳性，表现为有放射性缺损区时提示有肾盂肾炎。⑤血 C 反应蛋白水平升高也往往提示肾盂肾炎。

2. 肾结核

主要表现为尿频、尿急、尿痛和排尿不适的尿路刺激症状，可伴有脓尿、发热等症状。应用一般抗生素治疗往往不能奏效。尿沉渣涂片可找到抗酸杆菌，红细胞沉降率加快。胸部 X 线摄片可发现肺内有结核病灶；排泄性尿路造影可见肾盏杯口虫蚀样破坏。

3. 慢性肾小球肾炎

慢性肾小球肾炎患者并发尿路感染时，也表现为尿路刺激症状和全身感染症状。在晚期也表现为水肿、高血压。它与不典型慢性肾盂肾炎的区别在于慢性肾小球肾炎患者的蛋白尿多，且以中分子蛋白为主，白细胞少，IVU 或 CT 显示双肾对称性缩小，外形光整，无肾盂、肾盏变形；而慢性肾盂肾炎患者仅少量蛋白尿，尿中白细胞多，且中段尿细菌培养为阳性，IVU 或 CT 显示双肾大小不等，肾盂、肾盏变形。

4. 尿道综合征

好发于中年女性，主要表现为尿频、尿急、尿痛和排尿不适。但多次中段尿培养均无细菌生长。

七、治疗

（一）治疗原则

（1）急性发作者按急性肾盂肾炎治疗。

（2）反复发作者应通过尿细菌培养并确定菌型，明确此次再发是复发还是重新感染，并根据药物敏感试验结果合理选择有效的抗生素。

（3）治疗目的在于缓解急性症状，防止复发，并减慢肾实质损害。

（二）治疗方案

1. 一般治疗

通常鼓励患者多饮水，勤排尿，以降低髓质渗透压，提高机体吞噬细胞功能。有发热等全身感染症状者应卧床休息，服用碳酸氢钠 1 g，每日 3 次，可碱化尿液，以减轻膀胱刺激症状，并对氨基糖苷类抗生素、青霉素、红霉素及磺胺等有增强疗效的作用，但应注意碱化尿液可使四环素药效下降。有诱发因素者应给予积极治疗，如肾结石、输尿管畸形等。抗感染治疗最好在尿细菌培养及药物敏感试验指导下进行。

2. 急性发作的治疗方案

慢性肾盂肾炎一般均有复杂因素，急性发作的治疗方案是选用敏感的抗菌药物治疗 2～6 周，如病史已有反复发作者，则可直接给予 6 周强有力的抗菌药物疗程。初始可根据经验使用抗菌药，如复方磺胺甲噁唑 2 片，每日 2 次，诺氟沙星 0.2 g，每日 2 次，10～14 天为 1 个疗程，如疗效佳，则不必按药敏试验结果来改用抗菌药，完成既有疗程即可。对于临床症状典型且严重的慢性肾盂肾炎急性发作者，需治疗 3 个阶段。

（1）按经验使用抗菌药 24～48 小时，如氨苄西林 2 g，静脉滴注，每 8 小时 1 次；或头孢呋辛 1.5 g，静脉注射，每日 2 次；或氧氟沙星 0.3 g，静脉滴注，每日 2 次等。

（2）从第 3 天开始，可根据药敏试验结果选用强有力的抗菌药治疗。

（3）从第 7 天开始，在患者临床症状稳定和退热 2 天后口服抗菌药，以完成 2～6 周的疗程。

3. 再发的治疗方案

再发可分为复发和重新感染，其中有 80% 属重新感染。对复发患者需按药敏试验结果选用强有力的抗菌药物治疗 8 周，抗菌药物应用尽可能大的剂量，并选用血浓度和肾组织浓度均高的强有力杀菌类抗生素，如诺氟沙星 0.3 g，每日 2 次，复方磺胺甲噁唑 2 片，每日 2 次。重新感染说明尿路对感染的防御能力差，其治疗方法同首次发作，给予敏感药物 2 周的疗程。

4. 无症状性菌尿的治疗方案

慢性肾盂肾炎，尤其是孕妇、儿童及有复杂因素存在者必须治疗。一般口服给药 2 ~ 6 周，用药方法同前述。由于无症状，尿细菌学检查极为重要，应在治疗开始后 3 ~ 5 天，疗程结束后 5 ~ 9 天及疗程结束后 4 ~ 6 周分别做中段尿细菌培养，以观察疗效。

5. 中药治疗

基本原则是清利通淋、清热解毒、活血化瘀、健脾固肾。

第七章

内分泌系统疾病

第一节　甲状腺炎

一、急性化脓性甲状腺炎

本病极为罕见，文献大多为个案报告，以儿童多见。病因有先天畸形，如梨状窝瘘和舌骨管残留，在儿童中多见，易反复发作；后天性包括邻近组织和器官化脓性感染扩展，如咽后异物和脓肿，纵隔化脓性感染和血行播散等。感染细菌以链球菌多见，其他细菌有葡萄球菌、大肠埃希菌及混合性细菌感染。多呈急性起病，有全身感染中毒症状，如寒战、发热、不良反应、全身不适，同时感颈前肿痛，与吞咽有关。颈前部相当于甲状腺处，无或有局部红、肿、热，可扪及肿块，并有明显压痛。由梨状窝瘘引起者可反复发作，92%的人发生于左侧。一般甲状腺功能正常，少数严重患者可表现甲状腺功能亢进，血清 T_3、T_4 升高，促甲状腺激素（TSH）降低；白细胞及分类计数显示白细胞总数及中性粒细胞增高。细针穿刺、甲状腺 B 超和 CT 扫描可帮助诊断；脓液涂片用革兰染色可检出细菌，脓培养有助于病原诊断；食管吞钡检查有助于梨状窝瘘的诊断。甲状腺摄碘率减低，即使个别患者临床表现有甲状腺功能亢进者也是如此。

首先应选用广谱抗生素控制感染，一旦有脓肿形成，应立即切开引流，发热及全身中毒症状可消失。

病因治疗主要用于有先天畸形患者，如先天性梨状窝瘘可用手术切除或用纤维素封闭瘘管；有甲状腺舌骨管或颈部囊性胸腺组织者采用手术切除可获根治。患者有甲状腺功能亢进表现者，除积极治疗化脓性甲状腺炎外，不必用抗甲状腺功能亢进药物治疗，可用普萘洛尔（心得安）10 mg，每日 3 次。

二、亚急性甲状腺炎

亚急性甲状腺炎又称肉芽肿性甲状腺炎。尽管没有直接证据，但在发病时或病后血清中可检出某种病毒抗体滴度增高，目前国内外公认本病的病因为病毒感染。一些研究表明，本病易感性与某些人类白细胞抗原（HLA）类型有关，即 HLA-B35 和 HLA-B67，前者占89%，发病与季节无关；后者发病多在夏秋季，发病过程特征为甲状腺功能亢进期→甲状腺功能减低期→甲状腺恢复正常期。此外，还与某些药物有关，如干扰素-α、胺碘酮、锂盐和白介素-2 等。提示亚甲炎的病因呈不均一性，与遗传和环境因素也有关。

本病发病隐袭或呈亚急性，典型病例有低热、上呼吸道感染症状，包括头痛、全身不适、食欲减退，几天后出现颈前部一侧疼痛，并向同侧下颌角、耳后或枕后放射，吞咽、咳嗽或转动头部可引起颈部疼痛。有的患者可自己触及甲状腺部位有痛性肿块。有的患者无前驱症状，以颈部疼痛为其主诉。由于炎症使甲状腺滤泡破坏，滤泡腔内已合成而贮存的甲状腺激素释放入血液循环中，故有轻重不等的甲状腺功能亢进症状，常见者为心动过速、烦躁不安、怕热出汗等。体查时甲状腺肿大或不肿大，一般不对称。痛侧甲状腺可触及结节。结节大小不等，多呈纵向由外向内的长条形，中等坚实，有明显压痛，随吞咽上下移动，大多数为单个，少数多个。如不治疗，左右甲状腺结节可此起彼伏。实验室检查：白细胞计数及分类正常，血清 T_3、T_4 稍增高，红细胞沉降率增快，甲状腺摄 ^{131}I 率降低，此种血清 T_3、T_4 增高而甲状腺摄 ^{131}I 降低的矛盾现象为本病的一大特点。单光子发射计算机断层（SPECT）甲状腺扫描显示为凉结节。甲状腺彩超示结节区回声减低、欠均匀。

本病虽为炎症，但用抗生素和抗病毒药无效。最有效的药物为泼尼松，每日口服 20 ~ 30 mg，分次服；为减少泼尼松每日分次服药的不良反应，也可采用隔日服药方法，即早晨空腹口服，一次服泼尼松 30 mg。泼尼松疗效迅速，一般服药后 24 ~ 48 小时症状可明显减轻，甲状腺结节消失较慢。治疗至少应维持 3 个月，最长可达 1 年。症状控制，甲状腺结节缩小后可开始逐渐减量。减量不宜过多过快，否则易导致复发。一般每半月或一个月减量 1 次，每次减量 5 mg。一般治疗时间需维持至少 3 个月，根据患者反应，少数患者要维持 6 个月到 1 年。停药指征为症状和结节消失，甲状腺大小和功能恢复正常，甲状腺摄 ^{131}I 率完全恢复。对症状已控制但甲状腺结节持续存在而不消退者，可加服小剂量左甲状腺素片，剂量为 12.5 ~ 25 mg。对发病初期的轻度甲状腺功能亢进症状不必用抗甲状腺功能亢进药物，只需用心得安 10 mg，一日 3 次，即可减轻症状。

本病是自限性疾病，预后良好。有些患者在甲状腺炎恢复过程中可出现暂时性甲状腺功能减退症，此时不必补充左甲状腺素，可自行恢复。发生永久性甲低者约占 4%，应补充适量的左甲状腺素。

三、慢性淋巴性甲状腺炎

本病由日本人 Hashimoto 报告，故又称 Hashimoto 甲状腺炎。本病比亚急性甲状腺炎更为常见。有的患者只有甲状腺大而无其他症状，需要较长时间才能诊断，有的患者以甲低症状为首发症状而就诊。

本病的病因尚不完全清楚。公认的意见为一种自身免疫性疾病，与遗传和环境因素有关，环境因素如饮食中碘含量高等；遗传因素则与环境因素相互作用引发疾病发生，但确切的发病机制仍不明了。病理特点除甲状腺肿大外，突出的甲状腺病理必有明显的淋巴细胞浸润，甲状腺内可形成具有生发中心的淋巴滤泡，随着病情的进展，破坏的甲状腺滤泡被纤维组织取代。

典型的临床表现为慢性起病，少数患者可急性起病，有甲状腺部位疼痛。起病之初，由于预先合成而贮存于甲状腺滤泡中的甲状腺激素因滤泡破坏而释放入血液循环中，临床上有心动过速、烦躁不安、乏力、怕热多汗等甲状腺功能亢进症状，如用抗甲状腺药物治疗，可使血液循环中甲状腺激素（包括总 T_3、T_4，游离 T_3、T_4）很快下降，甚至出现甲状腺功能减退（治疗 1 ~ 2 个月内），提示本病患者对抗甲状腺药物非常敏感。临床上遇此情况应疑及本病而做进一步检查。

实验室检查对诊断有帮助的是：血清中抗甲状腺球蛋白（TCAb）和抗过氧化物酶（TPOAb）自身抗体明显升高。其他辅助检查有甲状腺 B 超有散在性低回声、假结节和血流减少，甲状腺 ^{99m} 锝扫描有甲状腺摄碘率减少和分布不均匀，血清 T_3、T_4 和 TSH 改变随病期而变化，从开始时 T_3、T_4 升高和 TSH 降低发展为 T_3、T_4 降低，TSH 升高的甲状腺功能减退期，中间所隔时间，个体差异较大，不能预测，少数患者，特别是青少年，甲状腺功能可完全恢复正常而不发展到甲状腺功能减退期。

本病病因尚不明了，故无根治之法。治疗主要是纠正甲状腺功能和针对并发症的对症治疗。

1. 一般治疗

主要是禁止或少吃海产品及含碘药物，因为本病对碘剂非常敏感，不仅可诱发本病，而且可导致患者发生甲状腺功能减退。本病为自身免疫性炎症性疾病，但用免疫抑制剂如糖皮质激素或其他免疫调节剂无效。少数患者本病为自限性。

2. 纠正甲状腺功能

根据病期的不同，选用适当的药物使甲状腺功能恢复正常。

如上所述，本病初期可表现为甲状腺功能亢进。根据甲状腺功能亢进症状的轻重而采用不同的药物。轻者只用普萘洛尔，普萘洛尔不仅可控制心率和某些 β 肾上腺素能功能亢进症状，而且在周围组织中抑制 T_4 转变为 T_3。症状严重者可选用硫脲类或咪唑类抗甲状腺药物，因为本病对抗甲状腺功能亢进症药物敏感，但易发生甲状腺功能减退，故在治疗过程中应每 1～2 个月复查 T_3、T_4 和 TSH 一次。一旦甲状腺功能恢复正常，应立即减量；如出现甲状腺功能减退，则立即停药。对已发展为亚临床或临床甲状腺功能减退者，则应补充适量的左甲状腺素，剂量原则上从小剂量 12.5～25 mg 开始，特别是老年人和有心血管疾病者，每半个月或 1 个月复查 T_4 和 TSH 一次，根据结果以增减剂量，直至 T_4 和 TSH 恢复正常。此后则每半年复查一次 T_4 和 TSH。遇有需要甲状腺激素分泌增加的情况，则应适当增加左甲状腺素剂量。甲低者左甲状腺素补充应维持终身。

3. 对症治疗

有缺铁性贫血或大细胞高色素贫血者，前者应补充铁剂，后者应补充维生素 B_{12} 或叶酸。严重贫血者可输给红细胞。

四、产后甲状腺炎

产后甲状腺炎是指妇女在分娩后发生的甲状腺炎。此病又称安静性或无痛性甲状腺炎。发病率占一般人群（妇女）的 5%～10%，发病病因为自身免疫。妊娠前或妊娠前 3 个月，血清中抗甲状腺、自身抗体，特别是抗过氧化物酶抗体阳性（IPOAb）。孕妇为分娩后发生产后甲状腺炎的高危人群，33%～50% 可发生产后甲状腺炎。

临床特征：①甲状腺轻至中度肿大或正常大小。②无局部痛，起病之初可有轻度甲状腺功能亢进症状，继而甲低。③血清 T_3、T_4 增高或正常，TSH 正常、升高或降低。④血清中抗过氧化物酶抗体明显升高。⑤甲状腺 B 超为弥漫性低回声区，甲状腺血流因甲状腺功能不同而异。⑥此外，可表现抑郁、心悸和情绪不稳定。⑦患者在以后妊娠过程中易再发病。

疾病早期，甲状腺功能亢进多为轻度，一般不必用抗甲状腺药物，如心搏快，可以用普萘洛尔 10 mg，一日 3 次控制，多为暂时性。在发病过程中，应定期监测 T_3、T_4 和 TSH 变化。一旦出现亚临床（只 TSH 升高超过正常值）甲低，则应补充左甲状腺素片。剂量从 12.5～25 mg 开始，每月复查 T_4 及 TSH，根据结果调节左甲状腺素剂量，直至 T_4 和 TSH 在正常范围。本病预后良好，一般在 12 个月内甲状腺功能恢复。

五、硬化性甲状腺炎

1983 年，本病由 Riedel 报告，故又称 Riedel 甲状腺炎。其病因至今不明，病理改变为甲状腺内弥漫性纤维化，并向甲状腺以外扩展。甲状腺几乎完全由纺锤样纤维细胞所取代。

临床特点为：①女性多于男性。②甲状腺肿大、质地坚实如石，固定。③向甲状腺以外扩展，常与周围邻近器官粘连而引起压迫症状，如呼吸困难、吞咽困难、声音嘶哑。④可伴有其他纤维组织增生性疾病，如硬化性肠系膜炎、腹膜后纤维组织增生症、硬化性胆管炎、泪腺和纵隔纤维组织增生症等。⑤甲状腺功能由于病期和甲状腺病理改变的广泛性不同可正常或减低。⑥甲状腺自身抗体可呈阳性，红细胞沉降率快。⑦甲状腺穿刺活检可见大量纺锤样纤维细胞。

本病的病因不明，故无根治方法。治疗方法有两种：①保守药物治疗。文献中曾用过并获成功的药物有糖皮质激素、免疫抑制剂、秋水仙碱、口服孕激素和他莫昔芬，但均为个案报告，并无特效药物。②手术治疗。治疗目的主要是解除压迫症状。可切除甲状腺峡部和（或）部分甲状腺。

第二节　甲状腺肿瘤

甲状腺肿瘤分良性和恶性两类，前者根据甲状腺功能可分为功能正常与功能亢进，后者称为甲状腺毒性腺瘤或 Plummer 病；恶性者有原发性与转移性，统称为甲状腺癌。

一、甲状腺良性肿瘤

甲状腺良性腺病以甲状腺腺瘤为多见，瘤细胞来源于甲状腺滤泡上皮细胞。女性多于男性，以中年人居多，单个多见，少数为多个，腺瘤直径在 1 cm 以上。体检可在患侧甲状腺扪及类圆形结节，随吞咽动作而上下移动。表面光滑，边界清楚，一般无触痛。瘤体内出血时可有压痛，甲状腺 B 超为边界清楚、有包膜的等回声区，如有出血或囊变则回声不均匀。单光子发射扫描（SPECT）为温结节。

甲状腺腺瘤伴有甲状腺功能亢进症又称自主功能亢进性甲状腺腺瘤，多为散发性，其病因 20%～80% 为甲状腺滤泡细胞中的 TSH 受体有体细胞突变。受变的 TSH 变体有体质性激活；也可由于刺激性 G 蛋白 α 亚单位基因突变所致。前述两种突变，导致环磷酸腺苷（cAMP）堆积而导致瘤细胞增殖和合成甲状腺激素增多，从而引起甲状腺功能亢进症。临床上有甲状腺功能亢进症的症状。甲状腺可扪及单个结节。与单纯甲状腺腺瘤不同之处在于 SPECT 检查，本病在结节部位有放射线物质的浓聚，周围和对侧正常的甲状腺组织则不摄取放射性核素，这是由于 T_4 的增高，负反馈抑制 TSH 分泌，因此结节以外的甲状腺组织不摄取放射线物质，注射外源性 TSH 后才恢复摄取，这是诊断本病的经典试验。有的患者长期表现为亚临床甲状腺功能亢进。

两种甲状腺腺瘤均可发生瘤内出血或囊性变，此时如做甲状腺细针穿刺，可抽吸到血性液体或非血性液体。约 4% 的无功能亢进的单个甲状腺腺瘤可发生癌变。

对伴甲状腺功能亢进的腺瘤，单个且瘤体小者，首选 ^{131}I 治疗，效果很好，但剂量比用于治疗 Graves 病时要大，因为 ^{131}I 在瘤体内的半衰期个体间差异较大。服用 ^{131}I 前后，口服普萘洛尔以控制心率；心率稳定或甲状腺功能亢进症状消失后即停用。对多个结节且伴有甲状腺功能亢进症者，在用抗甲状腺功能亢进药物控制甲状腺功能亢进症状，心率稳定在 70～80 次/分钟后，也可作甲状腺部分切除，但术后应长期常规地服用小剂量的左甲状腺素片，每天剂量 12.5～25 μg，目的在于减少结节增多或增大；有些研究者对此种治疗的疗效提出质疑，因此尚需更多的循证医学证据。

二、甲状腺恶性肿瘤

甲状腺恶性肿瘤分原发性与继发性，前者为发生于甲状腺本身的癌，包括甲状腺乳头状癌、滤泡细胞癌、髓样癌和未分化癌，其中以乳头状癌最为常见，占整个原发性甲状腺癌的 60%～80%。乳头状癌相对良性，预后较好；未分化癌最为恶性。这些癌可依次发生在甲状腺内、颈部淋巴结和远处器官转移，且易复发。除前述 4 种癌外，还有发生较少的甲状腺恶性淋巴瘤、血管内皮细胞癌、血管肉瘤和纤维肉瘤等；继发性甲状腺癌是指转移癌。

甲状腺原发性癌好发于中年女性和青少年。乳头状癌的细胞组成有 3 种：滤泡细胞、嗜酸性粒细胞（又称 Hanhle 细胞）和乳头状滤泡变异性细胞，后者恶性程度比单纯滤泡细胞高。少数滤泡癌细胞具有摄碘功能，故可伴有甲状腺功能亢进，易发生远处转移。髓样癌来源于甲状腺滤泡旁、能分泌降钙素的 C 细胞，起源于胚胎期的外胚层神经嵴。具有分泌许多酶和激素功能，如癌胚抗原、组胺酶、烯醇酶、降钙素、降钙素相关肽、嗜铬粒、阿片促黑皮素、甲状腺球蛋白、促甲状腺素、促肾上腺皮质激素、胃泌素相关肽、血清素和前列腺素等，因此临床表现极不均一，但最多见的激素为降钙素，是髓样癌的标志物，测定其在血清中的水平是诊断这种癌和判断治疗效果和术后复发的可靠指标。此种癌可为散发性和家族性两类。在家族性中又有 2 种类型：①作为多发性内分泌腺肿瘤综合征 II 型（MEN II）的组成成分之一，MEN II A 包括甲状腺髓样癌、嗜铬细胞瘤和甲状旁腺腺瘤或增生；MEN II B 型包括甲状腺髓样癌、嗜铬细胞瘤和黏膜神经瘤。②另一种家族性髓样癌，家族中有多个成员发病和突变基因携带者，但只有甲状腺髓样癌，多见于 50 岁以上的人，病变易有钙化灶，呈散在性钙质沉着。根据肿瘤直径大小和有无局部或远处转移可将甲状腺癌分为 4 期，据此对预后可作出判断。

甲状腺癌的病因及发病机制虽不完全清楚，但与遗传与后天因素有关。不管甲状腺癌是何种类型，临床上有下列共同特点：①一侧甲状腺肿块，形状及边缘不规则，无压痛，表面不光滑或有同侧颈部淋巴结肿大。②质地坚实，无压痛。③甲状腺 B 超：病变处有形状不规则的低回声区，如有颈部淋巴结转移，也可探及局部有低回声结节；甲状腺髓样癌有时可探及钙质沉着。④单光子发射断层甲状腺扫描为凉结节或冷结节，少数滤泡细胞癌可呈温结节。⑤甲状腺髓样癌可测血清降钙素或做五肽胃泌素试验。

甲状腺恶性肿瘤的治疗主要有以下几种方法。

1. 放射性核素^{131}I治疗

^{131}I主要用于分化好、具有摄^{131}I和浓聚^{131}I的甲状腺癌,对未分化的甲状腺癌无效。^{131}I治疗常作为术后的辅助治疗。应用^{131}I治疗的具体指征是:①原发性甲状腺癌不能行手术治疗者。②术后复发或有纵隔淋巴结或远处器官转移者。③疑有癌残余病灶者。因为癌细胞摄^{131}I的功能个体间差异较大,根据癌的大小及摄碘率来计算^{131}I的剂量也不一定准确,因此,多采取给予固定剂量的方式,一般为消除术后原位复发或有远处小的转移病灶,^{131}I 100 mCi即足够;对于一些难治性或有远处转移的大病灶,则可将^{131}I剂量增大至200~600 mCi,3~4个月重复一次。在决定做^{131}I治疗前,一定要做^{131}I全身扫描,以定位癌灶和癌的大小,可用5 mCi的^{131}I进行全身扫描。扫描前停用左甲状腺素片,禁食含碘食品和药物;将左甲状腺素片改为三碘甲状腺原氨酸(T_3),以使原来被左甲状腺素抑制的TSH得到恢复。

放射性碘治疗的不良反应与所用剂量有关。常见急性放射线不良反应为倦怠、头痛、恶心和呕吐,多在24~26小时自行消失,局部有轻度疼痛。因照射部位牵涉到唾液腺而有唾液腺部位压痛,因唾液腺炎症,唾液分泌减少而有口干,但可随时间的延长而自行消失,其余不良反应少见。

2. 基因治疗

钠/碘化物同转运蛋白(NIS),可将血液中的碘化物转运入甲状腺滤泡细胞中,分化好的甲状腺癌均有NIS的表达,故已用来作为甲状腺癌基因治疗的载体。即将具有放射活性互补的DNA微陈列,将NIS基因转染到未分化的甲状腺细胞系及以影响蛋白酪氨酸磷酸化酶和 *Ras* 基因家族,后者包括 *Ras*、*Rec* 和 *Rab* 基因。*Ras* 基因表达增加为甲状腺癌发生的早发事件,从而达到治疗未分化甲状腺癌的目的,目前尚处于研究阶段,尚未在临床应用。

3. 外放射治疗

甲状腺癌对放疗不敏感,一般均不采用,只在甲状腺有骨转移、局部骨疼痛时作为止痛的姑息疗法,或作为未分化甲状腺癌的姑息治疗。

4. 化学药物治疗

即用抗癌的化学药物进行治疗,甲状腺癌对化疗也不敏感,可单用5-氟尿嘧啶或联合几种抗癌药物治疗,但其疗效均不满意。

第三节　肾上腺皮质功能不全

原发性肾上腺皮质功能减退症是指由于肾上腺皮质本身的疾病所引起者,根据起病的急缓,可分为急性与慢性肾上腺皮质功能减退症。

一、急性肾上腺皮质功能不全

起病急骤、凶险,常威胁患者生命,病死率高,常见病因有:感染,可导致双侧肾上腺出血而引起急性肾上腺功能衰竭;感染性败血症,临床表现有休克、成年呼吸窘迫综合征、休克性肺炎等。由脑膜双双球菌引起的急性肾上腺皮质功能衰竭称华-佛(Wateshouse-Fridecichson)综合征;有些患者平时无肾上腺功能减退症表现,一旦发生感染或其他应激,如严重外伤、烧伤等,即发生休克,这些人可能预先存在相对性肾上腺皮质功能不足或隐性肾上腺皮质功能不全。此种情况,事前很难确诊,但根据这些患者如果采用补充外源性氢化可的松,病情可得到缓解,从而推测前述患者可能存在隐性肾上腺皮质功能不全。

不管急性肾上腺皮质功能不全的病因为何,临床表现基本相似,突出的临床表现为休克,甚至血压测不到,脉速而细弱或不可扪及,四肢冰冷,手指及脚趾甲床发绀,全身出冷汗,意识清楚或模糊,烦躁不安。脑膜炎双球菌感染引起者,由于凝血障碍而有皮下出血点,其他疾病引起者还有原发性疾病的临床表现。

急性肾上腺皮质功能不全的治疗,不管其病因为何,均应按肾上腺皮质功能减退症危象处理,处理措施如下。

（1）如果患者已出现休克，应立即静脉推注磷酸氢化可的松100~200 mg，接着静脉滴注。每天剂量根据病情的轻重及患者对治疗的反应而定，一般每天用200~400 mg。如果在24小时内休克已纠正，病情好转，则逐日减量，每次减50~100 mg，直到病情稳定。如果病情允许，用药时间在5天以内可以撤药；如果病情需要，则改为口服，剂量根据原发性疾病而定。如病前已用糖皮质激素治疗，则恢复到发病前所用剂量。

对于严重感染性休克，一般难以在当时确定有无相对或隐性肾上腺皮质功能不全，多数学者主张在使用广谱抗生素前提下，使用氢化可的松静脉滴注。有研究报告：这些患者发病前存在相对性或隐性肾上腺皮质功能不全。

（2）纠正水、糖和电解质平衡。首先静脉注射生理盐水或5%葡萄糖盐水。补液量应根据病情和失水严重程度而定，一般24小时内补液2 000~3 000 mL。如果患者24小时尿量在500 mL以上，同时输注了5%葡萄糖液，每天可同时补充3 g氯化钾。

（3）治疗病因，去除诱因。如感染细菌已明确，则采用相应的杀菌抗生素；如果感染细菌不明，则采用适当的广谱抗生素；即使无感染存在，也应选用适当的抗生素以预防感染，因为这些患者抵抗力低，易并发感染。有诱因者应尽快去除诱因。

（4）对症支持疗法。有酸中毒者，应补充适量的5%碳酸氢钠溶液。休克时除用氢化可的松外，可选用适当的升压药以加速血压恢复。

（5）加强护理，密切监测患者生命体征的变化。

二、慢性肾上腺皮质功能不全

引起慢性肾上腺皮质功能不全的疾病也很多，最早称为Addison病。其病因有：①感染，最初因结核病多，故以结核感染者居多，深部霉菌感染者少见，20世纪末以来，全世界艾滋病逐渐蔓延，故由艾滋病引起者有日益增多之势。②自身免疫疾病，在结核引起者日益减少之后，由自身免疫引起者占据首位，患者血清中可检出抗肾上腺皮质细胞自身抗体或皮质醇合成酶自身抗体，如抗21-羟化酶，17α羟化酶抗体和抗芳香化酶自身抗体等。③代谢性疾病，血色病和系统性淀粉样变等。④遗传性疾病，如自身免疫性多内分泌腺病I型综合征，为常染色体隐性遗传，有 AIRE 基因突变。除了肾上腺皮质功能减退外，还有其他内分泌腺和非内分泌腺自身免疫性疾病，血清中可检出多种自身抗体。

不论原发性肾上腺皮质功能不全的病因为何，除糖皮质激素不敏感综合征外，其他病因引起者，都有不同程度垂体促肾上腺皮质激素（ACTH）分泌增加，以致临床上有轻重不一的皮肤色素沉着，这是原发性肾上腺皮质功能减退症不同于继发性肾上腺皮质功能减退症的特征。皮肤色素沉着的特征为：①全身皮肤生理性色素沉着部位有色素加深，如唇、乳晕、脐孔、会阴、肛门区和掌纹、舌、牙龈及口腔颊部黏膜色素沉着更有意义。②皮肤色素沉着为黑褐色，口腔和牙龈黏膜呈黑蓝色。③体表皮肤在色素沉着的基础上少数患者可出现色素脱失的小白斑，其他临床表现无特异性，包括消瘦、乏力、易倦、喜咸食、血压偏低（糖皮质激素不敏感综合征则血压升高）和头晕等，此外，还有原发性疾病的临床表现。功能诊断测定血浆皮质醇和（或）尿游离皮质醇即可确诊，病因诊断则需根据病因不同选择相应的检查以确诊。

一切可逆的与不可逆的慢性肾上腺功能减退症首先应采用替代治疗，尽快让肾上腺功能恢复到正常水平。替代治疗的剂量为生理剂量，即每天予以氢化可的松20 mg，糖皮质激素有短效、中效和长效之分，替代治疗只采用短疗或中效制剂，不用长效制剂。短效、中效、长效是根据其对ACTH抑制时间而言。临床上常用的替代治疗的糖皮质激素为氢化可的松或醋酸可的松，后者每天剂量为25 mg，此两种制剂有轻度盐皮质激素作用，大多数患者不必同时补充另外的盐皮质激素。另外常用的制剂为泼尼松，剂量为5~7.5 mg，2/3剂量早上服，1/3剂量傍晚服。有些病情较轻的肾上腺皮质功能减退者只需早晨服一次即可，因为皮质醇有昼夜节律，故早上剂量大于傍晚剂量。

用糖皮质激素替代治疗的患者如遇应激，应根据应激的大小，在替代治疗剂量的基础上适当增加糖皮质激素的剂量，即在替代治疗剂量的基础上增加 3 倍，应激过后再逐步减到应激前的替代剂量。如果患者需行手术治疗，则应根据手术的大小，肌内或静脉滴注氢化可的松 100 mg，24 小时内，每 6 小时用 100 mg。待病情稳定后，再逐渐减量，直到最后完全撤除，恢复术前的替代治疗剂量。

用糖皮质激素替代治疗的患者如果妊娠，糖皮质激素替代治疗应继续维持，否则会给母亲和胎儿带来危险，母亲可流产，并发急性肾衰竭；胎儿会发生宫内发育延迟、宫内窒息死亡、出生后呼吸衰竭等。特别应当注意的是：①严重妊娠反应、恶心、呕吐、不能进食，甚至失水等，除了要纠正水和电解质平衡、注意适当补充营养及对症治疗外，还应适当增加糖皮质激素剂量。患者如不能口服，可肌内注射磷酸地塞米松或泼尼松龙，前者剂量为 1 mg；后者为 5 mg。②分娩应尽可能从阴道分娩；如分娩时间过长，亦可采用剖宫产。术前和术中静脉滴注 50～100 mg 氢化可的松，待术后血压及病情稳定再撤除，恢复术前替代治疗剂量。

引起急性与慢性肾上腺皮质功能不全的疾病很多，其中有些病因有特效治疗，如感染等，有些病因如遗传性疾病和先天性酶缺乏和代谢异常则常不能根治，只能采用糖皮质终生替代治疗。对并发其他内分腺功能不全的自身免疫性综合征的患者，则可根据其并发何种内分泌腺功能低下或非内分泌自身免疫性疾病，采取适当的治疗方法，如补充所缺乏的激素，采用其他物质替代治疗或其他相应的疗法。

第八章

风湿免疫系统疾病

第一节　风湿热

风湿热是一种常见的反复发作的急性或慢性全身性结缔组织炎症，主要累及心脏、关节、中枢神经系统、皮肤和皮下组织等。临床表现以心肌炎和关节炎为主，可伴有发热、毒血症、皮疹、皮下小结、舞蹈症等。急性发作时通常以关节炎较为明显，但在此阶段风湿性心肌炎可造成患者死亡。急性发作后常遗留轻重不等的心脏损害，尤以瓣膜病变最为显著，形成慢性风湿性心脏病或风湿性瓣膜病。

一、病因

已有多项临床及流行病学研究显示，A组链球菌感染与风湿热密切相关；免疫学研究也证实，急性风湿热发作前均存在先期的链球菌感染史；前瞻性长期随访研究发现，风湿热复发仅出现于链球菌再次感染后；及时的抗菌治疗和预防链球菌感染可预防风湿热的初发及复发；此外，感染途径亦是至关重要的，链球菌咽部感染是风湿热发病的必需条件。

尽管如此，A组链球菌引起风湿热发病的机制至今尚未明了。风湿热并非由链球菌直接感染所引起。因为风湿热的发病并不在链球菌感染的当时，而是在感染后2~3周起病。在风湿热患者的血培养与心脏组织中从未找到A组链球菌。而在罹患链球菌性咽炎后，亦仅1%~3%的患者发生风湿热。

二、病理

（一）风湿热按照病变的发生过程可分为三期

1. 变性渗出期

结缔组织中胶原纤维分裂、肿胀，形成玻璃样和纤维素样变性。变性病灶周围有淋巴细胞、浆细胞、嗜酸性粒细胞、中性粒细胞等炎性反应的细胞浸润。本期可持续1~2个月，恢复或进入第二、第三期。

2. 增殖期

本期的特点是在上述病变的基础上出现风湿性肉芽肿或风湿小体，这是风湿热的特征性病变，是病理学确诊风湿热的依据和风湿活动的指标。小体中央有纤维素样坏死，其边缘有淋巴细胞和浆细胞浸润，并有风湿细胞。风湿细胞呈圆形、椭圆形或多角形，胞浆丰富，呈嗜碱性，胞核空，具有明显的核仁，有时出现双核或多核，形成巨细胞而进入硬化期。此期持续3~4个月。

3. 硬化期

小体中央的变性坏死物质逐渐被吸收，渗出的炎性细胞减少，纤维组织增生，在肉芽肿部位形成瘢痕组织。

由于本病常反复发作，上述三期的发展过程可交错存在，历时需4~6个月。第一期及第二期中常伴有浆液的渗出和炎性细胞浸润，这种渗出性病变在很大程度上决定着临床上各种显著症状的产生。在关节和心包的病理变化以渗出性为主，而瘢痕的形成则主要限于心内膜和心肌，特别是瓣膜。

风湿热的炎症病变累及全身结缔组织的胶原纤维，早期以关节和心脏受累为多，而后以心脏损害为主。各期病变在受累器官中有所侧重，如在关节和心包以渗出为主，形成关节炎和心包炎。以后渗出物可完全吸收，少数心包渗出物吸收不完全，机化引起部分粘连。在心肌和心内膜主要是增殖性病变，以后形成瘢痕增殖。心瓣膜的增殖性病变及粘连常导致慢性风湿性心瓣膜病。

（二）各器官组织的病理改变

1. 心脏

几乎每一例风湿热患者均有心脏损害。轻度病变可能不形成慢性风心病。急性风湿性心肌炎中，心内膜、心肌、心包等均可被罹及，形成全心炎，而以心肌炎和心内膜炎最为重要。心肌中可见典型的风湿病理变化，分布很广，主要在心肌间质血管旁的结缔组织中。心内膜炎主要累及瓣膜，发炎的瓣膜充血、肿胀及增厚，表面上出现小的赘生物，形成瓣口关闭不全。在瓣叶闭合处，纤维蛋白的沉积可使瓣叶发生粘连；瓣膜的改变加上腱索和乳头肌的粘连与缩短，使心瓣膜变形，以后可产生瓣口狭窄。心包腔内可产生纤维蛋白性或浆液纤维蛋白性渗出物。

活动期过后，较轻的患者可能完全恢复；但在大多数患者中，疾病会引起心瓣膜的变形和心肌或心包内瘢痕形成，造成慢性非活动性心脏病，而以心瓣膜病变为最显著。早期的瓣膜缺损主要产生关闭不全，二尖瓣狭窄的形成一般需要 2 年以上，主动脉瓣狭窄需经过更长的时间。

2. 关节炎

关节滑膜及周围组织水肿，滑膜下结缔组织中有黏液性变，纤维素样变及炎性细胞浸润，有时有不典型的风湿小体。由于渗出物中纤维素通常不多，易被吸收，一般不引起粘连。活动期过后并不产生关节强直或畸形等后遗症。

3. 皮下小结

皮下结缔组织变性坏死，胶原纤维分裂，有巨细胞和淋巴细胞浸润，形成肉芽肿，融合成结节，为提示风湿活动的重要体征，但仅在 10% 的患者中见到。

4. 动脉病变

可累及动脉壁各层，促使动脉壁增厚，易导致血栓形成。多见于冠状动脉、肾、胰、肠系膜、肺和脑等部位的动脉。

5. 肺部病变

可发现肺内不规则的轻度实变，实变区肺间质内及肺泡内有炎性细胞渗出，病灶分布多在小血管周围。

6. 脑部病变

脑实质内小血管充血，可见淋巴细胞、浆细胞等浸润，有形成环绕小血管的小结节倾向，此小结分布于纹状体、黑质及大脑皮质等处。在纹状体病变显著时，临床上常见舞蹈症的表现。

其他如风湿性胸膜炎、腹膜炎偶尔亦可发生。

三、临床表现

多数患者发病前 1~5 周先有咽炎或扁桃体炎等上呼吸道感染史。起病时周身疲乏，食欲减退，烦躁。主要临床表现为发热、关节炎、心肌炎、皮下小结、环形红斑及舞蹈症等。

（一）发热

大部分患者有不规则的轻度或中度发热，但亦有呈弛张热或持续低热者。脉率加快，大量出汗，往往与体温不成比例。

（二）关节炎

典型的表现是游走性多关节炎，常对称累及膝、踝、肩、腕、肘、髋等大关节；局部呈红、肿、热、痛的炎症表现，但不化脓。部分患者几个关节同时发病，手、足小关节或脊柱关节等也可受累。通常在链球菌感染后 1 个月内发作，因而链球菌抗体滴度常可增高。急性炎症消退后，关节功能完全恢复，不遗留关节强直和畸形，但常反复发作。典型者近年少见。关节炎局部炎症的程度与有无心肌炎或心瓣膜病变无明显关系。

（三）心肌炎

为临床上最重要的表现，儿童患者中 65%～80% 有心脏病变。急性风湿性心肌炎是儿童期充血性心力衰竭的最常见原因。

1. 心肌炎

急性风湿性心肌炎最早的临床表现是二尖瓣和主动脉瓣的杂音，此杂音由瓣膜反流造成，可单独或同时出现，二尖瓣区的杂音最多见。病变轻微的局限性心肌炎，可能无明显的临床症状。弥漫性心肌炎可有心包炎和充血性心力衰竭的临床症状，如心前区不适或疼痛、心悸、呼吸困难以及水肿等。常见的体征如下。

（1）心动过速：心率常在 100～140 次/分钟，与体温升高不成比例。水杨酸类药物可使体温下降，但心率未必恢复正常。

（2）心脏扩大：心尖搏动弥散、微弱，心脏浊音界增大。

（3）心音改变：常可闻及奔马律，第一心音减弱，形成胎心样心音。

（4）心脏杂音：心尖部或主动脉瓣区可听到收缩期吹风样杂音。有时在心尖部可有轻微的隆隆样舒张期杂音。此杂音主要由心脏扩大引起二尖瓣瓣口相对狭窄所致。急性炎症消退后，上述杂音亦可减轻或消失。

（5）心律失常及心电图异常：可有期前收缩、心动过速、不同程度的房室传导阻滞和阵发性心房颤动等。心电图以 P-R 间期延长最为常见，此外，可有 ST-T 波改变、QT 间期延长和心室内传导阻滞等。

（6）心力衰竭：急性风湿热引起的心力衰竭往往由急性风湿性心肌炎所致，尤其在年龄较小的患者，病情凶险，表现为呼吸困难、面色苍白、肝脾大、水肿等；在成年人中，心力衰竭多在慢性瓣膜病的基础上发生。

值得注意的是，大多数风湿性心肌炎患者无明显的心脏症状。

2. 心内膜炎

在病理上极为常见，常累及左心房、左心室的内膜和瓣膜，二尖瓣最常受累，主动脉瓣次之，三尖瓣和肺动脉瓣极少被累及。凡有心肌炎者，几乎均有心内膜受累的表现。其症状出现时间较心肌炎晚。临床上，出现心尖区轻度收缩期杂音，多属功能性，可能继发于心肌炎或发热和贫血等因素，在风湿热活动控制后，杂音减轻或消失。器质性二尖瓣关闭不全时，心尖区出现二级以上的较粗糙的收缩期杂音，音调较高，向腋下传导，伴有第一心音减弱。心尖区可有柔和、短促的低调舒张中期杂音，是由于左心室扩大、二尖瓣瓣口相对狭窄、瓣叶水肿或二尖瓣瓣口血流速度过快而产生。主动脉瓣关闭不全时，胸骨左缘第 3～4 肋间有吹风样舒张期杂音，向心尖区传导，同时伴有水冲脉及其他周围血管体征。主动脉瓣区舒张期杂音较少出现，且风湿热发作过后往往多不消失。当出现慢性瓣膜病变时，无明确的风湿热病史。

3. 心包炎

出现于风湿热活动期，与心肌炎同时存在，是严重心肌炎的表现之一。临床表现为心前区疼痛，可闻及心包摩擦音，持续数天至 2～3 周，继以心包积液，液量一般不多。X 线检查示心影增大呈烧瓶状。心电图示胸前各导联 ST 段抬高。超声心动图示左心室后壁的心外膜后有液性暗区存在。渗出物吸收后浆膜有粘连和增厚，但不影响心功能。临床上不遗留明显病征，极少发展成为缩窄性心包炎。

（四）皮肤表现

1. 渗出型

可为荨麻疹、斑丘疹、多形红斑、结节性红斑及环形红斑，以环形红斑较多见，且有诊断意义。常见于四肢内侧和躯干，为淡红色环状红晕，初出现时较小，以后迅速向周围扩大，边缘轻度隆起，环内皮肤颜色正常，有时融合成花环状。红斑时隐时现，不痒不硬，压之褪色，历时可达数月之久。

2. 增殖型

即皮下小结。结节如豌豆大小，数目不等，较硬，触之不痛。常位于肘、膝、腕、踝、指（趾）关节伸侧、枕部、前额、棘突等骨质隆起或肌腱附着处，与皮肤无粘连。常数个以上聚集成群，对称性分布，通常 2~4 周自然消失，亦可持续数月或隐而复现。皮下小结多伴有严重的心肌炎，是风湿活动的表现之一。

（五）舞蹈症

常发生于 5~12 岁的儿童，女性多于男性。多在链球菌感染后 2~6 个月发病。系风湿热炎症侵犯中枢神经系统（包括基底节、大脑皮质、小脑及纹状体）的表现，起病缓慢。临床表现有：①精神异常，起病时，常有情绪不宁，易激动，理解力和记忆力减退。②不自主动作，面部表现为挤眉弄眼，摇头转颈，咧嘴伸舌；肢体表现为伸直和屈曲，内收和外展，旋前和旋后等无节律的交替动作，上肢较下肢明显。精神紧张及疲乏时加重，睡眠时消失。③肌力减退和共济失调，肌张力减低，四肢腱反射减弱或消失。重症者坐立不稳，步态蹒跚，吞咽及咀嚼困难，生活不能自理。舞蹈症可单独出现，也可伴有心肌炎等风湿热的其他表现，但不与关节炎同时出现。其他实验室检查也可正常。

（六）其他表现

除上述典型表现外，风湿热偶可累及其他部位而造成风湿性胸膜炎、腹膜炎、脉管炎，应引起注意。

四、辅助检查

对风湿热尚无特异性的实验室检查。目前主要从两方面协助诊断：①确立先前的链球菌感染。②阐明风湿活动过程的存在和持续。

（一）链球菌感染的证据

1. 咽拭子培养

常呈溶血性链球菌培养阳性。但阳性培养不能肯定是先前感染的还是病程中获得的不同菌株。已用抗生素治疗者，咽拭子培养可呈假阴性。

2. 血清溶血性链球菌抗体测定

溶血性链球菌能分泌多种具有抗原性的物质，使机体对其产生相应抗体。这些抗体的增加，说明患者最近曾有溶血性链球菌感染。通常在链球菌感染后 2~3 周，抗体明显增加，2 个月后逐渐下降，可维持 6 个月左右。常用的抗体测定如下。

（1）抗链球菌溶血素"O"（ASO）：>500 U 为增高。

（2）抗链激酶（ASK）：>80 U 为增高。

（3）抗透明质酸酶：>128 U 为增高。

（4）抗脱氧核糖核酸酶 B（ADNA-B）、抗链球菌菌酶和抗 M 蛋白抗体测定。

（二）风湿炎症活动的证据

1. 血常规

白细胞计数轻度至中度增高，中性粒细胞增多，核左移；常有轻度红细胞计数和血红蛋白含量的降低，呈正细胞正色素性贫血。

2. 非特异性血清成分改变

某些血清成分在各种炎症或其他活动性疾病中可发生变化。在风湿热的急性期或活动期也呈阳性结果。常用的测定指标如下。

（1）红细胞沉降率（ESR）：由于某些蛋白质的增高，包括纤维蛋白原、α 和 γ 球蛋白等，以及轻度贫血等因素，使红细胞表面的负电荷减少，红细胞沉降率加速。但并发严重心力衰竭或经糖皮质激素或水杨酸制剂抗风湿治疗后，红细胞沉降率可不增快。

（2）C 反应蛋白：风湿热患者血清中有对 C 物质起反应的蛋白，存在于 α 球蛋白中。风湿活动期，C 反应蛋白阳性，病情缓解时消失。

（3）黏蛋白：黏蛋白系胶原组织基质的化学成分，正常为 30～70 g/L（30～70 mg/mL）。风湿活动时，胶原组织破坏，血清中黏蛋白浓度增高。

（4）蛋白电泳：白蛋白降低，α_2 和 γ 球蛋白常升高。

3. 免疫指标检测

（1）循环免疫复合物检测阳性。

（2）血清总补体和补体 C3：风湿活动时降低。

（3）免疫球蛋白 IgG、IgM、IgA：急性期增高。

（4）淋巴细胞：B 淋巴细胞增多，T 淋巴细胞总数减少；抑制性 T 细胞明显减少，辅助性 T 细胞与抑制性 T 细胞的比值明显增高。抑制性 T 细胞减少后，引起机体对抗原刺激的抑制减弱，破坏了免疫系统的自稳性。

（5）抗心肌抗体：80% 的患者抗心肌抗体呈阳性，且持续时间长，可达 5 年之久，复发时又可增高。

上列各项检查联合应用时，其诊断意义较大。若抗体和非特异性血清成分测定均为阳性，提示活动性风湿病变；若二者均阴性，可排除活动期风湿病。抗体升高而非特异性血清成分测定阴性者，表示在恢复期或发生链球菌感染的可能性较大；若抗体正常而非特异性血清成分测定阳性，应考虑其他疾患。

五、诊断

迄今风湿热尚无特异性的诊断方法，临床上沿用修订的 Jones 诊断标准（表 8-1），主要依靠临床表现，辅以实验室检查。如具有 2 项主要表现或 1 项主要表现加 2 项次要表现，并有先前链球菌感染的证据，可诊断为风湿热。

世界卫生组织制定的风湿热和风湿性心脏病诊断标准见表 8-2。

表 8-1 修订的 Jones 诊断标准

主要表现	次要表现	链球菌感染证据
1. 心肌炎	1. 临床表现	1. 近期患过猩红热
（1）杂音	（1）既往风湿热病史	2. 咽培养溶血性链球菌阳性
（2）心脏增大	（2）关节痛*	3. ASO 或其他抗链球菌抗体增高
（3）心包炎	（3）发热	
（4）充血性心力衰竭	2. 实验室检查	
2. 多发性关节炎	（1）红细胞沉降率增快，C 反应蛋白阳性，白细胞增多，贫血	
3. 舞蹈症	（2）心电图**：P-R 间期延长，QT 间期延长	
4. 环形红斑		
5. 皮下结节		

注 ＊：如关节炎已列为主要表现，则关节痛不能作为 1 项次要表现。＊＊：如心肌炎已列为主要表现，则心电图不能作为 1 项次要表现。

表 8-2 世界卫生组织的风湿热和风湿性心脏病诊断标准（基于修订的 Jones 标准）

诊断分类	诊断标准
首次风湿热发作	2 个主要或 1 个主要并发 2 次要表现，并存在前期 A 组链球菌感染
无确诊的风湿性心脏病患者风湿热复发	2 个主要或 1 个主要并发 2 次要表现，并存在前期 A 组链球菌感染
已确诊的风湿性心脏病患者风湿热复发	2 个次要表现并存在前期 A 组链球菌感染
风湿性舞蹈症，隐匿性风湿性心肌炎	不需要其他主要表现或 A 组链球菌感染证据
风湿性心脏病慢性瓣膜病变（患者首次以二尖瓣狭窄、二尖瓣双病变或主动脉瓣病变为临床表现）	即可诊断风湿性心脏病而不需任何标准

在临床上应用上述标准时，对不典型的轻症或早期病例，容易漏诊和误诊。因此，对具体患者的诊断，必须全面考虑病情，综合分析，做好鉴别诊断，不可过分强调上述标准。

六、鉴别诊断

（一）其他病因的关节炎

1. 类风湿关节炎

为多发性、对称性指掌等小关节炎和脊柱炎。特征是伴有"晨僵"和手指纺锤形肿胀，后期出现关节畸形。临床上心脏损害较少，但超声心动图检查可以早期发现心包病变和瓣膜损害。X 线检查显示关节面破坏，关节间隙变窄，邻近骨组织有骨质疏松。血清类风湿因子阳性，免疫球蛋白 IgG、IgM 及 IgA 增高。

2. 脓毒血症引起的迁徙性关节炎

常有原发感染的征象，血液及骨髓培养呈阳性，且关节内渗出液有化脓趋势，并可找到病原菌。

3. 结核性关节炎

多为单个关节受累，好发于经常活动受摩擦或负重的关节，如髋关节、胸椎、腰椎或膝关节，关节疼痛但无红肿，心脏无病变，常有其他部位的结核病灶。X 线检查显示骨质破坏，可出现结节性红斑。抗风湿治疗无效。

4. 结核感染过敏性关节炎（Poncet 病）

体内非关节部位有确切的结核感染灶，经常有反复的关节炎表现，但一般情况良好，X 线检查显示无骨质破坏。水杨酸类药物治疗后症状可缓解，但会反复发作，经抗结核治疗后症状消退。

5. 白血病、淋巴瘤和肉芽肿

据报道，白血病可有 10% 的病例出现发热和急性多关节炎症状，且关节炎表现可先于周围血常规的变化，因而导致误诊。淋巴瘤和良性肉芽肿也有类似的报道。

6. 莱姆关节炎（Lyme 病）

此病是由蜱传播的一种流行病。通常在蜱叮咬后 3～21 天出现症状。临床表现为发热、慢性游走性皮肤红斑、反复发作性不对称性关节炎，发生于大关节，可有心脏损害，多影响传导系统，心电图示不同程度的房室传导阻滞，也可出现神经症状，如舞蹈症、脑膜脑炎、脊髓炎、面神经瘫痪等。实验室检查循环免疫复合物阳性，红细胞沉降率增快。血清特异性抗体测定可资鉴别。

（二）亚急性感染性心内膜炎

多见于原有心瓣膜病变者。有进行性贫血、脾脏肿大、瘀点、瘀斑、杵状指，可有脑、肾或肺等不同部位的栓塞症状，反复血培养阳性，超声心动图可在瓣膜上发现赘生物。

（三）病毒性心肌炎

发病前或发病时常有呼吸道或肠道病毒感染，主要受累部位在心肌，偶可累及心包，极少侵犯心内膜。发热时间较短，可有关节痛，但无关节炎，心尖区第一心音减低，可闻及二级收缩期杂音，心律失常多见；无环形红斑、皮下结节等。实验室检查示白细胞常为减少或正常，红细胞沉降率、ASO、C 反应蛋白均正常。补体结合试验及中和抗体阳性。心肌活检可分离出病毒。

（四）链球菌感染后状态（链球菌感染综合征）

在急性链球菌感染的同时或感染后 2～3 周出现低热、乏力、关节酸痛、红细胞沉降率增快、ASO 阳性，心电图可有一过性期前收缩或轻度 ST-T 改变，但无心脏扩大或明显杂音。经抗生素治疗感染控制后，症状迅速消失，不再复发。

（五）系统性红斑狼疮

本病有关节痛、发热、心肌炎、肾脏病变等，类似风湿热；但出现对称性面部蝶形红斑，无皮下结节，白细胞计数减少，ASO 阴性，血液或骨髓涂片可找到狼疮细胞等有助于诊断。

七、治疗

（一）一般治疗

风湿热活动期必须卧床休息。若无明显心脏受损表现，在病情好转后，控制活动量直至症状消失、血沉正常。若有心脏扩大、心包炎、持续性心动过速和明显心电图异常者，在症状消失、红细胞沉降率正常后仍需卧床休息 3~4 周。恢复期亦应适当控制活动量 3~6 个月。病程中宜进食易消化和富有营养的饮食。

（二）抗风湿治疗

常用的药物有水杨酸制剂和糖皮质激素两类。对无心肌炎的患者不必使用糖皮质激素，水杨酸制剂对急性关节炎疗效确切。

1. 水杨酸制剂

水杨酸制剂是治疗急性风湿热的最常用药物，对风湿热的退热，消除关节的炎症和血沉的恢复正常均有较好的效果。虽然本药有明显抑制炎症的作用，但并不去除其病理改变，因而对防止心脏瓣膜病变的形成无明显预防作用。水杨酸制剂以阿司匹林和水杨酸钠较为常用，尤以阿司匹林效果最好。阿司匹林起始剂量为：儿童 80~100 mg/（kg·d），成人 4~6 g/d，分 4~6 次口服。水杨酸钠 6~8 g/d，分 4 次服用。使用水杨酸制剂治疗风湿热，应逐渐增加剂量，直至取得满意的临床疗效或出现全身毒性反应，如耳鸣、头痛或换气过度。症状控制后剂量减半，维持 6~12 周。水杨酸制剂常有胃部刺激症状，如恶心、呕吐、食欲减退等，此时可用氢氧化铝；不宜服用碳酸氢钠，因其可减低水杨酸制剂在胃肠道的吸收，增加肾脏的排泄，并可促发或加重充血性心力衰竭。

如患者不能耐受水杨酸制剂，可用氯芬那酸 0.2~0.4 g，每日 3 次；或贝诺酯 1.5~4.5 g/d，分次服用，贝诺酯是阿司匹林与扑热息痛的酯化物，对胃刺激较轻，吸收后在血中缓慢释放出水杨酸。

2. 糖皮质激素

大型临床研究表明，糖皮质激素与阿司匹林在对风湿热的疗效方面并无明显差别，且有停药后"反跳"现象和较多的不良反应，故一般认为，急性风湿热患者出现心脏受累表现时，宜先用水杨酸制剂，如效果不佳（发热不退，心功能无改善），则应及时加用糖皮质激素。激素治疗开始剂量宜大，可用泼尼松，成人 60~80 mg/d，儿童 2 mg/（kg·d），分 3~4 次口服，直至炎症控制，红细胞沉降率恢复正常，以后逐渐减量，以每天 5~10 mg 为维持量，总疗程需 2~3 个月。病情严重者，可用氢化可的松 300~500 mg/d 或地塞米松 0.25~0.3 mg/（kg·d），静脉滴注。

糖皮质激素治疗停药后应注意低热、关节疼痛及红细胞沉降率增快等"反跳"现象。在停药前使用水杨酸制剂或滴注促肾上腺皮质激素 12.5~25 mg，每天 1 次，连续 3 天，可减少"反跳"现象。

（三）抗生素治疗

风湿热一旦确诊，即应给予一个疗程的青霉素治疗，以清除溶血性链球菌，即使咽培养阴性。溶血性链球菌感染持续存在或再感染，均可使风湿热进行性恶化，因此，根治链球菌感染是治疗风湿热必不可少的措施。一般应用普鲁卡因青霉素 40 万~80 万 U，每天 1 次，肌内注射，共 10~14 天；或长效青霉素（苯唑西林）120 万 U，肌内注射 1 次。对青霉素过敏者，可予口服红霉素，每天 4 次，每次 0.5 g，共 10 天。

（四）中医药治疗

急性风湿热多属热痹，宜用祛风清热化湿治法；慢性风湿热则多属寒痹，宜用祛风散寒化湿治法。糖皮质激素、水杨酸制剂等辅以中医药治疗，可能取得较好疗效。针刺疗法对缓解关节症状也有一定的效果。

八、预防

风湿热是一种可以预防的疾病。其与链球菌的关系十分密切，因此，防止链球菌感染的流行是预防风湿热最重要的一个环节。

（一）风湿热的初级预防

（1）防止上呼吸道感染，注意居住卫生，经常参加体育锻炼，提高健康水平。

（2）对猩红热、急性扁桃体炎、咽炎、中耳炎和淋巴结炎等急性链球菌感染，应早期予以积极彻底的抗生素治疗，以青霉素为首选，对青霉素过敏者可选用红霉素。

（3）慢性扁桃体炎反复急性发作者（每年发作 2 次以上），应手术摘除扁桃体。手术前 1 天至手术后 3 天用青霉素预防感染。扁桃体摘除后，仍可发生溶血性链球菌咽炎，应及时治疗。

（4）在封闭的集体人群中（军营、学校、幼儿园等）预防和早期发现，早期诊断链球菌感染，建立必要的保健制度，可以彻底消除链球菌感染流行，大大减少风湿热的发病率。

（5）药物选择：苯唑西林 G 120 万 U，肌内注射 1 次；或青霉素（苯甲氧基青霉素）250～500 mg，每天 2～3 次，口服 10 天。青霉素过敏者，选用红霉素 20～40 mg/（kg·d），口服 10 天；或阿奇霉素，第 1 天口服 500 mg，第 2 天至第 5 天，每天口服 250 mg。

（二）预防风湿热复发

已有风湿热发作的患者，属于再发急性风湿热的高危患者；患过风湿性心肌炎的患者特别容易在复发风湿热后出现心肌炎的发作。因此，不论风湿热是否并发心肌炎，对风湿热患者的二级预防均具有重要意义。应连续应用抗生素，积极预防链球菌感染，防止风湿热复发。一般推荐使用长效青霉素 120 万 U，每月肌内注射 1 次。对青霉素过敏者，可用磺胺嘧啶或磺胺异噁唑，儿童 0.25～0.5 g/d；成人 0.5～1.0 g/d，分次口服。预防用药期限：风湿热并发心肌炎并有永久性瓣膜病变者，必须在末次风湿热发作后持续预防用药 10 年以上，并至少维持至 40 岁或终身预防；风湿热并发心肌炎而无瓣膜病变者，必须在末次风湿热发作后持续预防用药 10 年或更长时间，直至成年；无心脏受累的风湿热患者，从风湿热末次发作起至少维持预防用药 5 年或直至年满 21 岁。已有心脏受累的风湿热患者，再次感染链球菌后极易引起风湿活动，并且，容易发作心肌炎，所以须严格预防治疗。研究表明，预防用药水平与链球菌感染患者的比例成反比，无预防或不规则预防用药组链球菌感染比例较完全预防用药组高 3 倍；尤为值得注意的是，无预防或不规则预防用药组风湿活动发作患者的比例较完全预防用药组高 10 倍。即使不规则预防用药亦有一定的效果。

第二节　多发性肌炎和皮肌炎

多发性肌炎（PM）和皮肌炎（DM）是一组主要累及横纹肌，以慢性非化脓性炎症为特征的自身免疫性结缔组织病。前者仅有肌肉病变而无皮肤损害；后者常具特征性皮肤表现，常又称皮肤异色性皮肌炎。本病属于特发性炎症性肌病（IIM）范畴。临床上多见对称性四肢近端肌群和颈部肌群肌痛及肌无力，血清肌酶升高，肌电图示肌源性损害，肌肉活检病理示肌肉炎症。作为系统性疾病，PM/DM 常侵犯全身多个器官，出现多系统损害，部分患者并发其他自身免疫病或伴发恶性肿瘤。

一、病因

病因尚不清楚。目前认为 PM/DM 是在某些遗传易感个体中由免疫介导、感染与非感染环境因素作用所诱发的一组疾病。

1. 遗传

家族发病聚集现象及疾病遗传易感基因的研究表明，遗传因素在 PM/DM 发病中起一定作用。家族发病聚集现象在 PM/DM 中并不多见，可见于同卵双生子、同胞、父母-子女之间。PM/DM 家系中患者一级亲属 PM/DM 发病率增高。目前 PM/DM 遗传易感基因并未明确，但研究表明，多种基因与 PM/DM 发病有关，包括 HLA 和非 HLA 遗传易感基因。

2. 感染

许多学者发现，细菌、病毒、真菌、寄生虫等感染均可造成严重的肌炎症状，因而认为感染因素与PM/DM发病相关，以病毒和弓形体更受重视。

（1）病毒感染：研究表明，病毒感染在PM/DM发病中起很大作用，多种病毒感染后可以诱发PM/DM肌炎症状。PM/DM患者血清柯萨奇病毒抗体滴度升高；至今已成功应用多种小核糖核酸病毒如柯萨奇病毒B$_1$、脑心肌炎病毒221A、等造成肌炎动物模型等。因此，推测小RNA病毒感染机体，机体针对外来病毒或病毒酶复合物产生的抗体亦作用于宿主蛋白的同源部位，通过分子模拟机制，诱导机体产生自身抗体，在一些易感人群中导致PM/DM的发生。

（2）弓形体感染：弓形体感染患者常出现严重肌肉病变，出现PM/DM样表现；PM/DM患者肌肉组织活检有时可见到弓形体，乙胺嘧啶、磺胺等抗弓形体治疗有效。

3. 药物

研究发现，肌炎的发生可能与某些药物相关，如乙醇、含氟类固皮质醇激素、氯喹及呋喃唑酮等。药物引起肌炎的发病机制尚不清楚，可能是由免疫反应或代谢紊乱造成。药物引起的肌炎在停药后症状可自行缓解或消失。

4. 肿瘤

PM/DM常伴发恶性肿瘤。约20% DM患者并发肿瘤；PM并发肿瘤的概率低于DM，约2.4%，以50岁以上患者多见。肿瘤可在PM/DM症状出现前、同时或其后发生，在时间先后顺序上并不像一种因果关系，而更像继发于同一种疾病的两种表现。好发肿瘤类型与正常人群患发肿瘤类型基本相似，常见为肺癌、乳腺癌、胃癌、女性生殖道癌等，因此很难确定是PM/DM诱发了肿瘤还是肿瘤引起PM/DM的发生。并发恶性肿瘤的患者常伴高球蛋白血症，提示本病可能与对肿瘤的异常反应有关。有学者提出可能是由肿瘤抗原导致免疫改变引起本病发生，认为肿瘤组织可与DM患者肌纤维、腱鞘、血管等有交叉抗原性，后者与相应抗体发生交叉抗原-抗体反应而发病。

二、病理

1. 皮肤病变

皮肤病理改变无特异性。初期为水肿性红斑阶段，可见表皮角化，棘层萎缩，钉突消失，基底细胞液化变性，真皮全层黏液性水肿，血管扩张，周围主要为淋巴细胞浸润。在进行性病变中胶原纤维肿胀、均质化或硬化，血管壁增厚，皮下脂肪组织黏液样变性，钙质沉着，表皮进一步萎缩，皮肤附件也萎缩。

2. 肌肉病变

肌肉组织的主要病理改变为：①局灶性或弥漫性的骨骼肌纤维肿胀、破坏、变性（透明变性、颗粒样变性或空泡样变性）、萎缩、横纹消失，肌细胞核增多，可有巨细胞反应等。②肌束间、肌纤维间质、血管周围炎症细胞（淋巴细胞、巨噬细胞、浆细胞为主）浸润。③晚期肌纤维部分消失，可被结缔组织所代替，部分肌细胞可再生。DM最特征性的病理改变为束周萎缩，即肌纤维的萎缩和损伤常集中于肌束周围，横断面上往往见肌束边缘的肌纤维直径明显缩小。

三、临床表现

多数为隐匿、慢性起病，少数呈急性或亚急性起病。皮肤和肌肉受累是本病两组主要症状。部分患者起病时可伴前驱症状，如不规则发热、雷诺（Raynaud）现象、倦怠、乏力、头痛和关节痛等。临床表现分为肌肉症状、皮肤损害及全身症状三部分。

1. 肌肉症状

以机体近端肌群无力为其临床特点，常呈对称性损害，早期可有肌肉肿胀、压痛，晚期出现肌萎缩。多数患者无远端肌受累。

（1）肌无力：几乎所有患者均出现不同程度的肌无力。肌无力可突然发生，并持续进展数周到数月以上。临床表现与受累肌肉的部位有关。肩带肌及上肢近端肌无力表现为上肢不能平举、上举，不能梳头、穿衣；骨盆带肌及大腿肌无力表现为抬腿不能或困难，不能上车、上楼、坐下或下蹲后起立困难；颈屈肌受累可导致平卧抬头困难，头常后仰；喉部肌肉无力造成发音困难、声音嘶哑等；咽、食管上端横纹肌受累引起吞咽困难，饮水发生呛咳，液体从鼻孔流出；食管下段和小肠蠕动减弱与扩张引起反酸、食管炎、咽下困难、上腹胀痛和吸收障碍等，同进行性系统性硬化症的症状难以区别；胸腔肌和膈肌受累出现呼吸表浅、呼吸困难，并可引起急性呼吸功能不全。

（2）肌痛：在疾病早期可有肌肉肿胀，约25%患者出现疼痛或压痛。

2. 皮肤

DM除有肌肉症状外，还有皮肤损害，多为微暗的红斑。皮损稍高出皮面，表面光滑或有鳞屑。皮损常可完全消退，但也可残留带褐色的色素沉着、萎缩、瘢痕或白斑。皮肤钙化也可发生，易见于儿童。

（1）眶周水肿伴暗紫红色皮疹，见于60%~80% DM患者。

（2）戈登（Gottron）征：皮疹位于关节伸面，多见于肘、掌指、近端指间关节处，也可出现在膝与内踝皮肤，表现为伴有鳞屑的红斑、皮肤萎缩、色素减退。

（3）颈、上胸部"V"区弥漫性红疹，在前额、颊部、耳前、颈三角区、肩部和背部也可见皮疹。

（4）指甲两侧呈暗紫色充血皮疹、手指溃疡，甲缘可见梗死灶。部分患者双手外侧掌面皮肤出现角化、裂纹，皮肤粗糙脱屑，与技术工人的手相似，称为"技工手"，在抗Jo-1抗体阳性的PM/DM患者中多见。

（5）雷诺（Raynaud）现象、网状青斑、多形性红斑等血管炎表现。慢性患者有时出现多发角化性小丘疹、斑点状色素沉着、毛细血管扩张、轻度皮肤萎缩和色素脱失，称为血管萎缩性异色病性DM。

以上前两种皮损对DM诊断具有特征性。皮损程度与肌肉病变程度可不平行，少数患者皮疹出现在肌无力前。约7%患者有典型皮疹，始终没有肌无力、肌痛，肌酶谱正常，称为"无肌病的皮肌炎"。

3. 关节

关节痛和关节炎见于约20%患者，为非对称性，常累及手指关节。由于手部肌肉纤维化、挛缩，可导致手指关节畸形，但X线检查可无关节破坏。

4. 全身症状

约40%患者有发热。发热可为本病的初发症状，也可在本病的发展过程中出现，常为不规则低热，在急性患者中可有高热。浅表淋巴结一般无明显肿大，少数颈部淋巴结可成串肿大。心脏累及时可有心动过速或过缓、房颤、心脏扩大、心肌损害，甚至出现心力衰竭。亦可有胸膜炎、间质性肺炎。约1/3患者肝轻度至中等度肿大。消化道累及时X线钡餐检查提示食管蠕动差、通过缓慢、食管扩张、梨状窝钡剂滞留。眼肌累及时出现复视，视网膜可有渗出物或出血或有视网膜脉络膜炎、蛛网膜下腔出血。

约1/4患者，特别是>50岁的患者可发生恶性肿瘤。DM发生肿瘤的多于PM。肌炎可先于恶性肿瘤2年左右或同时或后于肿瘤出现。所患肿瘤多为实体瘤，如肺癌、胃癌、卵巢癌、宫颈癌、乳腺癌、鼻咽癌及淋巴瘤等。肿瘤切除后肌炎症状可改善。

患儿临床特点是发病前常有上呼吸道感染史；无Raynaud现象和硬皮病样变化；在皮肤、肌肉、筋膜中可发生弥漫或局限性钙质沉着，较成人为常见；可有血管病变、消化道溃疡和出血。

5. 并发症

肺间质病变是PM/DM常见的临床表现之一，因为肺间质病变的存在，以及长期采用糖皮质激素、免疫抑制剂治疗，肺部感染成为PM/DM最为常见的并发症。肺间质病变以及反复发生的肺部感染可导致肺动脉高压的出现，产生相应的临床症状和体征。

四、辅助检查

患者可有贫血、白细胞增多、红细胞沉降率增快、蛋白尿等。其他具有较大临床意义的检查如下。

1. 血清肌酶检查

95%以上 PM/DM 患者在病程某一阶段出现肌酶活性增高，为本病诊断的重要血清指标之一。血清肌质酶升高包括肌酸激酶（CPK）、乳酸脱氢酶（LDH）、天冬氨酸氨基转移酶（AST）和醛缩酶（ALD）显著增高。血清肌酶的高低与肌炎病情的严重程度呈平行关系，可用于诊断、疗效监测及预后的判断。肌酶的升高常早于临床表现数周，晚期肌萎缩后肌酶不再释放。在慢性肌炎和广泛肌肉萎缩患者，即使在活动期，肌酶的水平也可正常。

2. 尿肌酸检查

生理状态下肌酸在肝脏内合成，大部分由肌肉摄取，以含高能磷酸键的磷酸肌酸形式存在。肌酸在肌肉内代谢脱水形成肌酐后从尿中排出。患本病时由于肌肉的病变，所摄取的肌酸减少，参与肌肉代谢活动的肌酸量减少，肌酐合成量亦减少，出现血中肌酸量增高而肌酐量降低，肌酸从尿中大量排出而肌酐排出量却降低。肌炎时 24 小时尿肌酸排泄量增高，大于 100 mg/d，伴肌酐排泄量减少，具有一定的敏感性，但各种原因引起的肌萎缩均可使尿肌酸增高。临床上以肌酸/肌酸＋肌酐 <6% 为正常。

3. 肌红蛋白检查

严重的肌损伤可释放肌红蛋白，血清肌红蛋白测定可作为衡量疾病活动程度的指标，病情加重时排出增多，缓解时减少。

4. 自身抗体检查

（1）抗核抗体（ANA）：在 PM/DM 时阳性率为 20%～30%，对肌炎诊断不具特异性。

（2）抗 Jo-1 抗体：为诊断 PM/DM 的标记性抗体，阳性率为 20%～40%，在并发有肺间质病变的患者中可达 60%。抗 Jo-1 抗体阳性的 PM 患者，临床上常表现为抗合成酶抗体综合征（肌无力、发热、间质性肺炎、关节炎、Raynaud 现象、"技工手"）。

5. 肌肉活检

取受损肢体近端（如三角肌、股四头肌）、有压痛、中等无力的肌肉送检为好，应避免肌电图插入处。肌炎常呈灶性分布，必要时需多部位取材，提高阳性率。肌肉病理改变主要有：①肌纤维间质、血管周围有炎症细胞（淋巴细胞、巨噬细胞、浆细胞为主）浸润。②肌纤维变性坏死、再生，表现为肌束大小不等、纤维坏死，再生肌纤维嗜碱性，核大呈空泡状，核仁明显。③肌纤维萎缩以肌束周边最明显。皮肤病理改变无特异性。

6. 肌电图检查

几乎所有患者都可出现肌电图异常，表现为肌源性损害，即在肌肉松弛时出现纤颤波、正锐波、插入激惹及高频放电，轻微收缩时出现短时限低电压多相运动电位，最大收缩时出现干扰相。

7. 肌肉 MRI 检查

为诊断肌炎新的非创伤性的检查方法。可见炎症肌肉的水肿部位出现对称性异常、高密度区 T_2 波，肌炎控制时恢复正常。可用于指导肌肉活检取材部位，随诊肌炎的活动性和治疗反应。

五、诊断

根据对称性近端肌无力、疼痛和压痛，伴特征性皮肤损害，如以眶周为中心的紫红色水肿性斑、Gottron 征和甲根皱襞僵直毛细血管扩张性红斑、瘀点，一般诊断不难。再结合血清肌质酶增高，24 小时尿肌酸排泄增加，必要时结合肌电图改变和病变肌肉活检病理改变，可以确诊本病。

Bohan 和 Peter（1975 年）提出的诊断标准：①对称性近端肌无力，伴或不伴吞咽困难和呼吸肌无力。②血清肌酶升高，特别是 CK 升高。③肌电图异常。④肌活检异常。⑤特征性的皮肤损害。具备上述①、②、③、④者可确诊 PM，具备上述①～④项中 3 项可能为 PM，只具备 2 项为疑诊 PM。具备第⑤条，再加上其他 3 或 4 项可确诊为 DM；具备第⑤条，加上其他 2 项可能为 DM；具备第⑤条，加上其他 1 项为可疑 DM。

六、鉴别诊断

参照上述诊断标准，典型病例不难诊断。PM 具肌肉症状及相关实验室异常，而无皮肤表现，可与

DM 鉴别。DM 需与系统性红斑狼疮（SLE）、系统性硬化症等鉴别。PM 需与进行性肌营养不良、重症肌无力等鉴别。

1. 运动神经元病

肌无力从肢体远端开始，进行性肌萎缩，无肌痛，肌电图为神经源性损害。

2. 重症肌无力

为全身弥漫性肌无力，在进行持久或反复运动后肌力明显下降，血清肌酶、肌活检正常，血清抗乙酰胆碱受体（AchR）抗体阳性，新斯的明试验有助诊断。

3. 肌营养不良症

肌无力从肢体远端开始，无肌压痛，有家族遗传史。

4. 感染性肌病

肌病与病毒、细菌、寄生虫感染相关，表现为感染后出现肌痛、肌无力。

5. 内分泌异常所致肌病

如甲状腺功能亢进引起的周期性瘫痪，以双下肢乏力多见，为对称性，伴肌痛，活动后加重，发作时出现低血钾，补钾后肌肉症状缓解；甲状腺功能减低所致肌病主要表现为肌无力，也可出现进行性肌萎缩，常见为咀嚼肌、胸锁乳突肌、股四头肌及手部肌肉，肌肉收缩后弛缓延长，握拳后放松缓慢。

6. 代谢性肌病

PM 还应与线粒体病、嘌呤代谢紊乱、脂代谢紊乱和碳水化合物代谢紊乱等肌病相鉴别。

7. 其他风湿性疾病

（1）系统性红斑狼疮：皮损以颧颊部水肿性蝶形红斑、指（趾）节伸面暗红斑和甲周、末节指（趾）屈面红斑为特征，而 DM 则以眶周水肿性紫红斑、Gottron 征为特征；系统性红斑狼疮多系统病变中肾脏较多受累，而 DM 以肢体近端肌肉累及为主，声音嘶哑和吞咽困难亦较常见。此外，血清肌质酶和尿肌酸排出量的测定在 DM 患者有明显增高，必要时肌电图和肌肉活检可资鉴别。

（2）系统性硬化症：系统性硬化症有 Raynaud 现象，颜面和四肢末端肿胀、硬化、萎缩为其特征，而 DM 则以肌肉软弱、疼痛及面部红斑为主。肌肉病变在系统性硬化症患者中即使发生，通常也在晚期出现，且为间质性肌炎，而非 PM/DM 的实质性肌炎。

（3）风湿性多肌痛：发病年龄常 >50 岁，表现为颈、肩胛带及骨盆带等近端肌群疼痛、乏力及僵硬，红细胞沉降率可增快，肌酶、肌电图及肌肉活检正常，糖皮质激素治疗有明显疗效。

（4）嗜酸性肌炎：其特征为亚急性发作性肌痛和近端肌群无力，血清肌质酶可增高，肌电图示肌病变化，肌肉活检示肌炎伴嗜酸性粒细胞浸润，本病实为嗜酸性粒细胞增多综合征病谱中的一个亚型。

此外，还应与药物所致肌病鉴别，如长期服用大剂量糖皮质激素所致肌病，肌痛从下肢开始，肌酶正常；青霉胺长期使用引起的重症肌无力；乙醇、氯喹（羟氯喹）、可卡因、秋水仙碱等均可引起中毒性肌病。

七、治疗

应早期诊断、早期治疗，以延长患者的生命。患儿需查找感染病灶。成人，特别是老年人，应尽可能详细检查，以除外恶性肿瘤，如当时未有发现，应定期随访。发现感染病灶或恶性肿瘤者应及时处理，行病因治疗，有时可获痊愈。

1. 一般治疗

在疾病各个阶段都很重要。急性期需卧床休息，注意营养，给予高蛋白、高维生素、高热量、无盐或低盐饮食，避免日晒，注意保暖，预防感染，对症治疗。

2. 药物治疗

（1）糖皮质激素：为本病的首选药物，最好选用不含氟的中效激素如泼尼松，不仅价廉，且很少产生激素诱导性肌病。在病初 2 个月内进行激素治疗效果最好。剂量取决于病情活动程度，根据临床症状、肌力及肌酶水平的改善情况判定疗效。常用剂量为泼尼松 1~2 mg/（kg·d），晨起一次口服，重症者可分次口服。成人急性期初始量一般为 40~80 mg/d，分次口服，病情控制后逐渐减量，一般每 2~3 周减 5 mg，以 10~20 mg/d 维持数月或数年。若复发，则剂量增加 10~20 mg 或恢复到最初剂量。大多数患者需维持治疗 2~3 年，以防止复发。若泼尼松疗效不佳，可采用大剂量甲泼尼龙 0.5~1 g/d 静脉冲击治疗，连用 3 天后改为 60 mg/d 口服，再根据症状及肌酶水平逐渐减量。应该指出，在服用激素过程中应严密观察感染及其他糖皮质激素所致的不良反应。肌肉已挛缩的患者激素治疗无效。

（2）免疫抑制剂：对病情反复及重症患者应及时加用免疫抑制剂。激素与免疫抑制剂联合应用可提高疗效，减少激素用量，减少激素所致的不良反应。

1）甲氨蝶呤（MTX）：常用剂量为每周 10~15 mg，口服或加入生理盐水 20 mL 中缓慢静脉注射，若无不良反应，可根据病情酌情加量，但最大剂量不超过每周 30 mg，待病情稳定后逐渐减量，维持治疗数月至 1 年以上。一些患者为控制该病单用 MTX 5 年以上，并未出现不良反应。MTX 的不良反应主要有肝酶增高、骨髓抑制、血细胞减少、口腔炎等。用药期间应定期检查血常规和肝、肾功能。

2）硫唑嘌呤（AZA）：常用剂量为 1.5~3 mg/（kg·d）口服，初始量可从 50 mg/d 开始，逐渐增加至 150 mg/d，待病情控制后逐渐减量，维持量为 50 mg/d。不良反应主要有骨髓抑制、血细胞减少、肝酶增高等。用药开始时需每 1~2 周查血常规 1 次，以后每 1~3 个月查血常规和肝功能 1 次。

3）环磷酰胺（CYC）：对 MTX 不能耐受或疗效不佳者可改用 CYC 50~100 mg/d 口服。对重症者，可用 0.8~1 g，加入生理盐水 100 mL 中静脉滴注冲击治疗。不良反应主要有骨髓抑制、血细胞减少、出血性膀胱炎、卵巢毒性、诱发恶性肿瘤等。用药期间需监测血常规、肝功能。

4）雷公藤总苷等：也有一定的疗效，但应注意对血液系统、性腺、肝脏等的不良反应。

（3）大剂量静脉注射用免疫球蛋白（IVIG）冲击治疗：如对上述治疗反应不佳时，可采用大剂量 IVIG 冲击疗法，方法为 1 g/（kg·d），用 2 天或 0.4 g/（kg·d），用 5 天，可使患者皮损消退、肌肉症状改善、肌力提高、肌质酶水平下降、激素用量减少。IVIG 不良反应轻微，可以明显且快速改善临床症状，故可用于危重患者的抢救，对 DM 疗效更好。IVIG 治疗风湿性疾病的机制目前尚未明确，大致有以下几方面：调整 Fc 受体功能；保护细胞膜；清除持续存在的感染因子；抑制抗体合成；产生抗细胞因子的抗体，直接阻抑细胞因子；阻抑细胞因子的产生和释放；阻抑 T 细胞活化；降低黏附分子表达；上调天然 IL-1 受体拮抗药；输入抗独特型抗体，中和自身抗体；输入抗独特型抗体，调整 T、B 细胞功能；抑制补体的结合与活化等。

（4）血浆置换或血浆输注：通过血细胞分离机/分离膜以及滤过/吸附等多种方法去除患者血液中的内源性/外源性致病因子，使疾病得以较迅速地缓解。血液净化疗法对多数患者来说不是病因治疗，但与药物治疗相比，它能相对较快、较有效地去除致病物质。糖皮质激素及免疫抑制剂治疗无效的患者可推荐血浆置换。研究表明，对于重症 PM/DM，血浆置换具有较好的疗效，尤其适用于危重患者。

（5）蛋白同化剂：如苯丙酸诺龙、丙睾、司坦唑醇等，可促进蛋白合成、减少尿肌酸的排泄，对肌力的恢复有一定作用。

（6）其他治疗：可采用 ATP、新斯的明、大量维生素 E、维生素 C 等对症支持治疗。转移因子、胸腺素等可调节机体免疫功能、增强抵抗力；对于皮疹，可外用遮光剂、含糖皮质激素霜剂、非特异性润滑剂及小剂量糖皮质激素制剂、氯喹、羟氯喹等；Raynaud 现象可予热敷、保暖以及硝苯地平（心痛定）、哌唑嗪等扩血管药物治疗；儿童 DM 疑与感染相关者，宜配合使用抗感染药物；并发恶性肿瘤的患者，如果切除肿瘤，肌炎症状可自然缓解。

3. 体疗

体疗有助于预防肢体挛缩。病情活动期可进行被动运动，每日 2 次。恢复期可酌情进行主动运动，还可酌情采用按摩、推拿、水疗和透热疗法等。

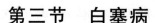

第三节　白塞病

白塞病是根据土耳其皮肤科医师 Behcet 1937 年的病例报告而命名的。它是一种全身性、慢性、血管炎症性疾病。临床常以复发性口腔溃疡、生殖器溃疡和眼色素层炎为突出表现，故又称为眼、口、生殖器综合征。本病晚期还可累及神经系统、消化道、肺、肾、附睾等器官。其基本病理变化为皮肤黏膜、眼以及全身多系统血管炎，多数病例伴有不同程度的关节症状，故仍将其归于系统性血管炎范畴。

一、病因

病因不明，目前认为白塞病是一异质性疾病，与感染、免疫、遗传、环境等因素密切相关。

1. 感染因素

早先报告认为其发病可能与慢病毒、单纯疱疹病毒及丙型肝炎病毒感染有关。不少患者发病前有口、咽感染史，血清中 ASO 升高，而认为与链球菌感染相关。中国一组病例发现，不少患者有结核感染病灶或结核病史，抗结核治疗对本病的皮肤黏膜损害具有明显疗效，并进一步证实人工合成结核杆菌的热休克蛋白（HSP）可刺激白塞病患者 T 细胞增殖与分化，提示结核杆菌可能在发病中具有一定作用。

2. 遗传因素

流行病学调查发现本病患者有逐渐增多趋势。发病有显著的地区分布，在东亚、中东和地中海沿岸地区发病率较高，被称为丝绸之路病。

3. 环境因素

日本西山茂夫报道，患者病变组织，如血管内皮细胞、巨噬细胞、腓肠肌神经及眼房水、血清和中性粒细胞（PMN）内多种元素，如有机氯、有机磷和铜离子含量较高，认为可能与使用农药和含铜的杀虫剂等相关。

4. 免疫异常

类似于复发性阿弗他口炎所见，患者血清中存在抗口腔黏膜抗体、抗血管内皮细胞抗体、抗 PMN 胞质抗体、抗角蛋白抗体及抗心磷脂抗体；约半数患者血中免疫复合物增高；病变血管壁中 C3 沉积。患者病变组织中以淋巴细胞浸润为主，主要为 CD4$^+$T 细胞。患者的 PMN 可自发分泌肿瘤坏死因子 TNF-α，可促使病变部位 PMN 的聚集和功能亢进，并促进自然杀伤细胞和 Th1 细胞增殖和活化。

二、病理

基本病理改变是毛细血管、细小静脉，少数为细动脉的血管炎。管壁及其周围组织内以淋巴细胞浸润为主，伴红细胞外溢及中性粒细胞渗出，在皮肤组织中见中性粒细胞聚集成脓肿样，但无核破碎现象。毛囊炎损害以毛囊周围炎伴脓肿形成为特征。

三、临床表现

发病年龄大多为 16~40 岁青壮年，男女之比约为 3 ：4（中东诸国报道男性患者明显高于女性）。男性患者血管、神经系统及眼累及较女性多且病情重。发病有急性和慢性两型，急性者少见，症状较显著，多在 5 天至 3 个月内多部位先后或同时发病；大多数发病为慢性，在半年以上甚至多年内。先于一个部位发病，经反复发作与缓解后，再蔓延至其他部位。一般顺序是：口腔→皮肤→眼。

（一）一般症状

大多数病例症状较轻微或偶感乏力不适、关节疼痛、头痛头晕、食欲缺乏和体重减轻等。在急性型或慢性型的急性加重期间，可有发热及上述症状的加重。

（二）口腔溃疡

表现为复发性口腔溃疡，以此为首发症状者约占 70%。全程发生者在 95% 以上。溃疡可为单发或多发，一般为 3~5 个，散在分布于舌尖及其边缘、牙龈、下唇或上唇内侧缘和颊黏膜等处。轻型者呈滤泡性口炎，溃疡浅，数天内可自愈；大多表现为较重的溃疡性口炎。开始为小结节，很快发展成大而深的溃疡，米粒至黄豆大，边界清楚，呈圆形或不规则形，周围绕以清晰红晕，基底污灰色，2~4 周或更长时间才愈合，较深者可留有瘢痕。最重型者称为疱疹性口炎，溃疡小而密集，但较浅，可多达数十个，分布于口腔黏膜任何部位，全身症状多较为严重。溃疡常有明显疼痛，影响进食并产生口腔恶臭。

（三）生殖器溃疡

发生率在 75% 左右。男性多见于阴囊、阴茎和龟头；女性主要见于大、小阴唇。一般男性发生者较少且症状轻，有的仅在阴囊皮肤上产生斑疹、丘疹和毛囊炎；而女性易患且疼痛症状明显，多见于阴唇，其次为阴道及宫颈部。损害程度较重，愈后常留瘢痕。溃疡可以反复发作，但复发率低于口腔溃疡。

（四）眼部损害

一般发生较晚。起病 1 年内发生者仅占 15%，5 年内可达 85%，其中 95% 以上为双侧，但不一定同时发生。其特征性组织病理学标记为视网膜血管闭塞性静脉炎，也是本病致盲的主因。初发症状为明显的眶周疼痛和畏光、发作性的结膜炎，继之前房积脓伴葡萄膜炎，常见虹膜睫状体炎，最终累及双眼。后眼球病变包括脉络膜炎、视神经病变、视网膜血管炎、玻璃体病变等，可发展为青光眼、白内障。眼部病变发生 4~8 年约 44% 患者可致失明。

（五）皮肤损害

为本病的常见症状之一，发生率仅次于口腔溃疡，占 60%~95%。大多见于黏膜损害之后。皮损可为丘疹、水疱、脓疱、毛囊炎、痤疮、疖、脓肿、结节红斑和多形红斑等表现。具有一定诊断意义的表现如下。

1. 结节红斑样损害

这是本病最多见的一种皮损。主要见于下肢，特别是小腿伸侧。一般为蚕豆大小，中等硬度，几个至十余个不等，散在分布。消退后留轻度色素沉着斑，少数可形成溃疡。新发皮下结节周围可有 1~1.5 cm 宽的鲜红色晕，称为红晕现象。

2. 毛囊炎样损害

又称假性毛囊炎，有两种表现形式。一种为丘疹脓疱性损害。米粒至绿豆大暗红色丘疹，顶端或见小脓头，一般不破溃，多于 1 周后吸收或留轻度色素斑，数目较少，主要分布于头面和胸背上部，另一种为痤疮样结节损害，数目较多，分布于全身皮肤，包括外阴和肛周等处。初为红色丘疹，而后顶端出现米粒大脓疱，但无毛发穿过，其基底部则为浸润性硬结，周围有较宽的红晕，具特征性。损害呈反复发作与缓解交替病程，细菌培养阴性，抗生素治疗无效。

3. 皮肤针刺反应

患者皮肤对轻微外伤的反应性增加。即每于肌肉、皮下和静脉注射或针灸等刺伤皮肤真皮层后，于次日在针眼处发生粟粒大红丘疹或脓疱，反应重时周围尚可见红晕及底部小结节。病情活动时反应阳性率高，缓解时反应程度弱且阳性率低，病情稳定后可以转为阴性。据此已将针刺反应阳性作为诊断白塞病的指标之一。其方法是用 20 号无菌针头在前臂屈面中部斜行刺入皮内约 0.5 cm，沿纵向稍做捻转后退出，经 24~48 小时后观察针眼处的皮肤反应。阳性反应常在 24 小时左右在针眼处发生毛囊炎样小红点或脓疱疹样改变，48 小时左右最明显，4~5 天自行消退。若针刺 48 小时后局部无异常者则判为阴性。此试验特异性较高且与疾病活动性相关，阳性率为 60%~78%。

（六）关节损害

患者中 60% 以上有不同程度的关节症状，45% 出现关节炎。四肢大小关节及腰骶关节均可累及，单发或多发，通常以膝、肩、踝、肘关节为多。主要表现为疼痛或酸痛，红肿者极少。症状常持续数周，呈自限性和非畸形性。34% 的患者可出现骶髂关节炎，个别病例发生强直性脊柱炎，但多数学者不主张将本病归入血清阴性脊柱关节病。

（七）心和大血管损害

心脏病变少见，但与不良预后有关。主要为瓣膜病变及冠状动脉累及。可表现为肉芽肿性心内膜炎、心绞痛、心包积液、肺动脉高压、心腔内血栓形成等。大血管病变为 8.7%～26.0%。全身各部位中等以至大的动、静脉均可累及，而静脉尤多。深和浅静脉可以分别或同时发病，而浅静脉约占70%，基本病变是血栓性静脉炎和静脉血栓形成两种。以男性为主，表现为下肢或上肢浅表性游走性血栓性静脉炎，上、下腔静脉血栓形成，小腿溃疡及巴德-基亚里综合征（Budd-Chiari syndrome）等。动脉损害也以男性为主。全身各处中等至大动脉均可累及，常见的是胸及腹部大动脉，颈总及髂总动脉，股、腘、尺、桡动脉以及肺、心、脾或脑等动脉。病变可限于一处，也可同时或先后在几条动脉上发生。基本病变为动脉内膜炎和动脉血栓形成，可引致闭塞性缺血性症状或发展成动脉扩张、动脉瘤和假性动脉瘤等。动脉瘤一旦破裂大出血，病死率甚高。

（八）消化道损害

发生率为 8.4%～27.5%。其功能障碍表现为上腹部饱胀不适、嗳气、中下腹胀满、便秘多于腹泻、隐痛以至阵发性绞痛和大量便血。器质性病变主要是溃疡或穿孔，可见于食管下段至直肠，常见于回盲部、横结肠和升结肠。累及回盲部者其临床表现似慢性阑尾炎。在纤维胃镜观察下，胃部溃疡是多发性的，较为表浅，其临床表现不如消化性溃疡典型。在1～2年内重复纤维胃镜检查，溃疡能完全消失。肠损害的病理组织改变有组织坏死和肉芽肿形成两者的混合型，其中静脉病变多于动脉。

（九）神经系统损害

发生率为 8.2%～26.6%。常见于早年发病的男性患者。有资料显示，本病的中枢神经系统病变见于 1/3 的患者，突出的组织病理学改变为中、小血管的血管炎，伴发血管周围和神经实质损伤的血管炎可引起神经元坏死。大脑静脉血栓约占神经系统受累的30%。动脉闭塞和动脉瘤可见于大脑和脊髓。病变呈进行性发展，以中枢神经系统为最多，脑神经多于脊神经，白质病变多于灰质病变，运动障碍多于感觉障碍。临床表现极其多样，如脑炎、脑膜脑炎、脑脊髓炎、脑神经炎、多发或单发性神经炎等。后期可表现为痴呆。脑神经中又以外展神经和面神经受累多见。少数病例呈颅内压增高和精神障碍表现。与其他各部位损害一样，也呈发作与缓解的慢性病程。确定本病是否伴发神经系统损害应以体征为主要依据。其预后与发病部位和处理是否及时有关。

（十）肺损害

肺部病变约占5%。发病多在 30～40 岁，男女之比为 9：1。以肺内血管病变为主，可同时存在其他部位静脉或动脉病变，也可在其他部位的静脉血栓形成后，栓子脱落而累及肺部。临床表现可因病变血管种类、大小和病变性质、病期与发病部位等的不同而呈多种多样。一般表现为一侧或两侧肺野弥漫性炎症或片状阴影，抑或为支气管炎、间质性肺炎、支气管周围纤维化及胸腔积液等。咯血是肺部最常见而又最严重的症状，多为肺动脉血栓形成导致的肺梗死或是肺动脉瘤破裂，预后险恶。年轻男性肺部多发性动脉病变伴其他部位静脉血栓形成，或有口腔、皮肤及眼等损害，在临床及血管病理方面均与肺动脉栓塞综合征（Huges-Stovin 综合征）相似，从而被认为是本病的重症病例。

（十一）肾损害

肾脏累及极少见。主要病变是肾小球肾炎，可表现为间歇性蛋白尿或显微镜下血尿，偶可引起继发性淀粉样沉积或肾病综合征。

（十二）附睾损害

一侧或两侧附睾累及者占 4.5%～6.0%。一般是急性发病，有疼痛和局部肿胀，1～2 周后缓解，但易再发。

四、辅助检查

目前无特异性实验室检查指标。在病情活动期可有红细胞沉降率增快，C 反应蛋白升高和 α_2 球蛋白增高。部分患者血浆铜蓝蛋白和冷球蛋白为阳性。血液呈高凝状态，血小板凝集功能增高。白细胞趋化性增强。外周血 $CD4^+/CD8^+$ 比例下降。舌尖微循环观察，可见蕈状乳头萎缩。$HLA-B_{51}$ 阳性，皮肤针刺反应阳性具有一定诊断价值。对各脏器损害宜做相应的检查，如心电图、脑电图、脑 CT 及 MRI 检查。胃肠钡剂造影及内镜检查、血管造影、彩色多普勒等有助诊断病变部位及范围。胸部 X 线摄片及高分辨的 CT 或肺血管造影、放射性核素肺通气/灌注扫描等均有助于肺部病变的判断。裂隙灯及眼底血管显影术可发现早期眼损害。

五、诊断

本病主要通过临床症状及临床检测进行综合诊断。典型且有诊断意义的表现是：①口腔、皮肤、生殖器和眼部呈急性或慢性炎症。②这些部位损害的某些特点。③损害呈反复发作与缓解的慢性过程等。

急性型发作病例，各部位损害往往是同时或相继出现，表现比较完全时较易确诊，但若不注意损害特点及以后的反复发作病程，易与这些部位发病的其他疾病误判；慢性发作病例，由于各部位损害往往分别发生或因症状不典型而易造成漏诊。因此，只有仔细询问病史，了解各部位的各种损害及其特点，结合长期发作与缓解的慢性病程综合分析，才能减少误诊和漏诊。尚有不少同时伴有两个部位发病病例，但却缺少 1～2 个常发部位损害，如口腔黏膜溃疡、眼葡萄膜炎。有报道这些病例也有发生神经系统、消化道或大血管损害者，对这种病例需进一步随访观察。针刺反应阳性及 $HLA-B_5$（+），对本病诊断极有帮助。发现有红晕的结节性红斑样损害和毛囊炎样损害则高度提示本病。

目前临床的诊断标准主要依据以下特征：①反复性口腔溃疡，包括轻型小溃疡、较重型大溃疡或疱疹样溃疡，一年内至少反复发作 3 次。②复发性生殖器溃疡或瘢痕（尤其是男性）。③眼损害，包括前葡萄膜炎、后葡萄膜炎以及裂隙灯检查时发现玻璃体浑浊或视网膜血管炎。④皮肤损害，包括结节性红斑、假性毛囊炎、脓性丘疹、青春期后（未服用糖皮质激素）出现的痤疮样结节。⑤针刺反应阳性，针刺试验后 24～48 小时由医师判定的阳性反应。上述 5 条标准应为医师观察到或由患者本人提供并被确认为可靠的。诊断白塞病必须具有复发性口腔溃疡，并且至少伴有其余 4 项中的 2 项以上者。但需除外其他疾病。与本病密切相关并有助于诊断的症状有关节痛或关节炎、皮下栓塞性静脉炎、深静脉栓塞、动脉栓塞和（或）动脉瘤、中枢神经病变、消化道溃疡、附睾炎和家族病史等。

临床出现口、眼、生殖器及皮肤症状者容易考虑到本病，但需与其他皮肤病，如药疹、多形红斑、单纯疱疹、天疱疮、瘢痕性类天疱疮等鉴别。特别需注意与以下两病鉴别：①瑞特综合征，可有眼结膜及葡萄膜炎、关节炎、皮肤黏膜病变，有时难与白塞病鉴别。但瑞特综合征阴部溃疡较白塞病更深，皮疹以砺壳样银屑病和皮肤角化病为主要表现，系统损害轻，$HLA-B_{27}$ 阳性，可有淋病或非淋菌性尿道炎病史。②炎症性肠病，可有眼葡萄膜炎、皮肤红斑结节、黏膜溃疡及关节疼痛等，需与累及肠道的白塞病鉴别。白塞病肠道损害好发于右半结肠回盲部，病变不连续，两病的组织病理也不同，炎症性肠病常见肉芽肿样病变。

六、治疗

由于病因尚未完全明了，临床表现又多种多样，而且同一疗法对不同部位损害疗效反应可能不一致，故治疗方案选择宜个体化、多样化。治疗目标在于控制现有症状，防治重要脏器损害，减缓疾病进展。

（1）急性活动期应卧床休息，发作间歇期应注意预防复发，如控制口腔感染等，伴感染者应行相应治疗。

（2）有重要脏器或系统受累，如眼、大血管、中枢神经系统、肺部病变以及消化道等显著炎症并伴有高热时，应及早应用足量糖皮质激素治疗，可采用甲泼尼龙每日 1 g 静脉冲击疗法或中、高剂量泼尼松分次服用，待症状缓解后减量，并需维持一段时间。还可用细胞毒性药物如硫唑嘌呤（50～150 mg/d）、环磷酰胺（100～150 mg/d）、甲氨蝶呤（每周 10～20 mg）口服。此外，环孢素 A 滴眼或口服 3～5 mg/（kg·d），α-干扰素每次 500 万 U，每天或隔天皮下或肌内注射等。

（3）口腔溃疡损害、各种皮肤损害、关节炎症等可口服中药雷公藤制剂或秋水仙碱（1~1.5 mg/d）等。严重口腔和生殖器溃疡者口服沙利度胺（反应停）100~300 mg/d 常有良效。也可局部外用糖皮质激素软膏和溶液制剂。

（4）皮肤结节损害及血管病变者可使用抗血小板聚集药物（阿司匹林、双嘧达莫），也可用活血化瘀、清热解毒的中药治疗，如桂枝茯苓丸加减。

（5）关节症状严重、皮肤结节红斑疼痛明显者可口服非甾体抗炎药，如布洛芬、萘普生、双氯芬酸钠或 COX-2 选择性抑制剂。

（6）有结核证据的病例，如患者有结核病或有结核病史，结核菌素试验（PPD）强阳性时，可试行抗结核治疗（二联或三联）3 个月以上。

（7）对难治性患者，如累及眼葡萄膜、中枢神经系统，经糖皮质激素治疗无效，有个案报道应用 TNF-α 拮抗药有效。

第四节　幼年强直性脊柱炎

幼年强直性脊柱炎（JAS）是指 16 岁以前发病的强直性脊柱炎。其临床特征主要为脊柱和骶髂关节受累，表现为下背部和腰骶部疼痛、发僵并有可能发展为脊柱强直。约半数患者出现四肢关节受累，少数患者有心脏病变及眼炎。绝大多数患者的发病有遗传因素介入。幼年强直性脊柱炎的确切发病率与患病率，尚缺乏详细的统计资料，国外一项研究报道表明，约有 8.6% 的强直性脊柱炎患者是在幼年发病。按中国部分地区报道的强直性脊柱炎的患病率为 0.3% 推算，中国也有近 30 万幼年强直性脊柱炎患者。

一、临床表现

幼年强直性脊柱炎多见于年长儿，是一种慢性全身性疾病，除了主要累及脊柱和四肢关节，还可出现皮肤、黏膜、眼、心脏、肺及神经系统等病变。

1. 骨关节

特点是以下肢大关节为主的非对称性关节炎，也可累及小关节及上肢关节，下腰部疼痛、发僵、弯腰受限，夜间翻身困难。80% 的幼年强直性脊柱炎患者在病程中可出现髋腱、跟腱或其他肌腱附着处的疼痛、肿胀或发红，这种现象称为肌腱端病或肌腱端炎。肌腱端病对幼年强直性脊柱炎具有诊断意义，通常在疾病初期即可出现，持续时间从数周至数月不等，常与膝、踝关节炎并发。跟腱的肌腱端病可伴发跖底筋膜炎，临床上出现明显的足跟痛，影响步行。和肌腱端病经常伴发的另一种特征性表现是手指或足趾的弥漫性肿胀，形似腊肠，称为腊肠指（趾）。

2. 皮肤黏膜

可有口腔或外生殖器溃疡、皮肤红斑及毛囊炎等。

3. 眼

复发性虹膜睫状体炎是幼年强直性脊柱炎的重要症状之一，表现为畏光、流泪、眼红、视物模糊，可为单侧、双侧或双眼交替发作。

4. 心脏

心率过慢（<60 次/分钟）或过快（>100 次/分钟）、心律失常、乏力、气短是幼年强直性脊柱炎患者较多见的心脏受累表现，多见于晚期患者，但也可见于较早期患者。

5. 肺

可以表现为气短、呼吸费力，多见于晚期患者。

6. 神经系统

个别患者可出现肢体无力、麻木，甚至大小便失禁等神经系统症状，但极少见。

7. 全身性表现

幼年强直性脊柱炎往往还伴有一些非特异性的全身症状，如低中度发热、多汗、乏力及消瘦等。

二、辅助检查

1. 实验室检查

急性活动性病例常见轻至中度正细胞正色素性或正细胞低色素性贫血，可见轻、中度白细胞和血小板增多及 γ 球蛋白增高；常见红细胞沉降率增快、C 反应蛋白增高；90% 患者为人类白细胞抗原 B（HLA-B）27 阳性；抗核抗体及类风湿因子多为阴性，常见 IgG、IgM 和（或）IgA 增高，但部分患者表现为选择性 IgA 缺陷。

2. X 线检查

骶髂关节炎的 X 线征象为本病的早期表现。最初表现为骶髂关节边缘模糊、骨质破坏，以后出现骶髂关节两侧硬化、关节腔狭窄，严重者骨质融合、关节腔消失。脊柱 X 线早期仅表现骨质疏松，以后出现骨质破坏，后期椎间盘间隙钙化、骨化，将相邻的椎体连合而呈竹节样改变。目前，国际上强直性脊柱炎的骶髂关节炎 X 线分级多采用美国风湿病学会确定的分级标准，共分为 5 级：0 级为正常骶髂关节；Ⅰ 级为可疑骶髂关节炎；Ⅱ 级为骶髂关节边缘模糊，略有硬化和微小侵蚀病变，关节腔轻度变窄；Ⅲ 级为骶髂关节两侧硬化，关节边缘模糊不清，有侵蚀病变伴关节腔消失；Ⅳ 级为关节完全融合或强直伴或不伴残存的硬化。

3. CT 检查

适于骶髂关节炎的早期诊断。

4. MRI 检查

MRI 是目前最敏感的检查方法。

三、鉴别诊断

1. 儿童类风湿病

幼年强直性脊柱炎早期临床表现常符合儿童类风湿病的诊断标准，但前者常有阳性家族史、HLA-B27 阳性，关节炎以下肢为主，手小关节较少累及。儿童类风湿病患者常有双手小关节受累以及侵蚀性关节病变，类风湿因子多为阳性，而 HLA-B27 阳性率低，极少出现脊柱及骶髂关节受累。肌腱附着点病变为两者最好的鉴别，尤以足、膝周等处累及更有意义。

2. Reiter 综合征

结膜炎及关节炎，也称尿道-眼-关节综合征。全身表现可有发热、皮疹、胃肠炎。本病过去强调有尿道炎、结膜炎及关节炎三联症，现在认为，旋涡状龟头炎和溢脓性皮肤角化病等表现亦具有同样的诊断意义。

3. 银屑病关节炎

本病在儿童较少见，以女性多见，多数患儿有远端指间关节受累及跟腱炎，关节炎可发生于银屑病后，也可先于银屑病。根据皮疹特点及好发部位，指（趾）甲损害情况，不对称性关节炎，X 线摄片关节有典型的铅笔帽改变，脊柱可有不对称巨大的侧韧带骨赘等表现，均有助于鉴别。

4. 炎症性肠病

主要指溃疡性结肠炎和局限性小肠炎，临床以便血、腹泻为主，可伴有关节炎。关节炎常与肠病活动有关，很少发展为关节的破坏和畸形。

5. 关节结核

好发于 5~15 岁儿童，临床多有原发结核病灶，有结核中毒症状，结核菌素试验阳性。以膝关节结核多见，骶髂关节结核少见，且骶髂关节结核常并发周围关节冷脓肿，而少见骨质疏松。

6. 骶髂关节区的骨转移瘤及脊髓肿瘤

临床疼痛剧烈，X 线常表现虫蚀状、斑片状骨破坏或融合成大片状的骨质缺损，无骨质硬化边或见斑点状、棉球状高密度影甚至于象牙样骨质密度。

7. 布鲁菌性关节炎

骶髂关节 X 线改变虽与强直性脊柱炎相同，但多见于牧区，常有急性感染史，布鲁菌补体结合实验或血清凝集反应呈阳性。

8. 化脓性关节炎

以单关节病变为主，局部红、肿、热、痛明显，全身感染中毒症状重，常伴高热、寒战，末梢血白细胞明显增多，关节液浑浊，涂片有大量脓细胞。

9. 风湿热

表现为游走性关节肿痛，无关节畸形，常伴心脏损害、皮下小结、环形红斑等，血清 ASO 升高，HLA-B27 阴性。

四、治疗

本病目前尚缺乏满意的治疗。治疗的目的在于控制炎症，缓解疼痛，保持良好的关节功能。

（一）一般治疗

患儿宜睡木板床或硬床垫，避免枕头过高。加强功能锻炼和体育活动。

（二）药物治疗

1. 非甾体抗炎药

这些药物能缓解疼痛、减轻症状，但并不能阻止病情的发展，不能抑制脊柱强直的发生。由于这类药可减轻症状，有助于患者早期进行功能锻炼及从事正常工作、生活，其作用不可低估。应用这类药物的患者可掌握一个原则，即有疼痛时才服用，一旦疼痛消失可停用，这主要为避免药物的胃肠道不良反应。这类药物种类、剂型很多，常用的非甾体抗炎药有吲哚美辛、萘普生、双氯芬酸、布洛芬等。

2. 慢作用药

这类药物起效缓慢，与非甾体抗炎药不同的是，这类药可能通过抑制机体免疫功能，有延缓疾病发展的作用。这类药为治疗的主要药物，患者应长期服用而不能因为症状缓解即停药。主要有柳氮磺吡啶和甲氨蝶呤，其中以柳氮磺吡啶为首选。

3. 糖皮质激素

一般不提倡首先使用糖皮质激素，只有对上述药物治疗效果不佳，关节炎症重，特别是关节积液，以及有关节外，如内脏器官受累时才可考虑，而且剂量不宜太大，疗程不宜过长。

第九章

神经症

第一节　恐惧症

恐惧症，是对某一特定物体、处境或人际活动产生持续的、强烈的恐惧与紧张不安，通常伴有脸红、气促、出汗、心悸、颤抖、血压变化、恶心、无力，甚至晕厥等一系列自主神经系统的症状。虽明知所害怕的客体和处境并无危险，知道自己的情绪反应是过分的或不应该的、不合理的，但仍无法防止或控制。为了避免这种情况的发生，患者采取极力回避的行为，而这种行为不可避免地直接影响了患者的生活和工作，使他们的社会功能受到一定程度的损害。

一、单一恐惧症

（一）概述

单一恐惧症，又称特定恐惧症。是指一种对特定事物产生持续的、过度的、不合理的恐惧，这种恐惧与实际危险或威胁不相符合。患者为此苦恼并进而影响社会功能。

大部分的人都有对各种各样事物害怕的情绪。有研究发现，对蛇的恐惧和恐高症排在第一和第二位。特定恐惧症起始于儿童，大多数 12 岁之前起病，发病年龄与恐惧的类型有关，动物恐惧症起病于7 岁，血液恐惧症平均在 9 岁，拔牙恐惧症大约在 12 岁，幽闭恐惧症平均发病年龄为 20 岁。女性多于男性，男女之比为 1：2.3。恐高症是一个例外，男女发生率接近。美国同病率调查（NCS）显示，终生患病率为 11.3%。无种族差异。

（二）病因

1. 创伤性事件

患者在首次发病前可能会有某种精神刺激因素，资料表明，有近 2/3 的患者都主动地追溯到与其发病有关的某一事件。条件反射学说认为，患者遭遇到某一恐惧性刺激时，当时情景中另一些并非恐惧的刺激（无关刺激）也可能同时作用于患者大脑皮质，两者作为一种混合刺激形成条件反射，所以今后重遇这种情景，即便是只有无关刺激，也能引起强烈的恐惧情绪。

2. 人格因素

有学者认为，患者病前性格多为胆小、羞怯、被动、依赖、高度内向、容易焦虑、恐惧，并有强迫倾向等。如果自小就受到母亲过多的保护，成人之后，也容易发生恐惧症。有研究支持这些观点。恐惧症的发生，除有引发恐惧、紧张、不安反应的事物、情境、生活经历等病原物因素外，还与患者的个性心理特征有关。

3. 遗传因素

有证据表明，单一恐惧症具有较明显的家族聚集性。有学者调查了 50 对同卵双生子和 49 对异卵双生子，了解双生子是否同患空间恐惧、小动物恐惧、社交恐惧、混合恐惧及疾病恐惧。结果发现，同卵双生子比异卵双生子的恐惧同病率要高，提示遗传因素有一定影响。但也有研究并不完全支持遗传因素在恐惧症的发病中有何特殊作用，认为家族聚集性并不只是意味着遗传倾向，因为共同生活的经验以及相同的环境因素，也可能起着重要的致病作用。

4. 生理因素

有学者发现，恐惧症患者的神经系统的警醒水平增高，这种人很敏感、警觉，处于过度觉醒状态。其体内交感神经系统兴奋占优势，肾上腺素、甲状腺素的分泌增加。但这种生理状态与恐惧症的因果关系尚难分清。

5. 社会文化因素

在全世界范围内，绝大多数的社会中男性显示恐惧或是患上恐惧症是不太容易被接受的。所以，大多数求治的患者都是女性。

（三）临床表现

现实生活中，每个人都会或多或少地害怕某种东西，但过后情绪就会平复。而恐惧症患者首先从程度上要严重得多，有时患者对别人都不害怕的事物感到恐惧，出现自主神经症状，如心悸、出汗、气促、尿频、尿急、面色苍白或面色通红等。其次，通常患者为了躲开恐惧的客体，而采取明显的回避行为，进而会显著影响其日常生活。再次，患者能意识到自身的问题，尽管他们其中很少有人到医院就诊。最后，单一恐惧症的症状比较恒定，多只限于某一特定对象。但在部分患者，却可能在消除了对某一物体的恐惧之后，又出现新的恐惧对象。

常见的恐惧类型如下。

1. 动物恐惧症

对某种动物或昆虫产生恐惧，并严重影响了人们日常社会生活时称为动物恐惧症。是最常见的一种恐惧症。例如，有些患者因为害怕蛇或老鼠，所以根本不敢阅读杂志，因为他们所感受到的恐惧心理与我们日常对这些动物的反感情绪不一样。

2. 流血-注射-外伤型恐惧症

这种类型的恐惧可见于至少5%的人群。大部分患者害怕与血液、注射和损伤有关的情境，如看牙科医生、缝针及其他的医疗操作等。流血-注射-外伤型恐惧症的患者在其心理反应上异于其他类型的恐惧症。通常患者的交感神经系统活动性增强，血压升高，但流血-注射-外伤型恐惧症患者心率和血压显著下降，最后出现晕厥。这是因为流血-注射-外伤型恐惧症的家族性要比其他类型恐惧症障碍强得多。故该类恐惧症的患者会将其对血液、外伤或者注射的强烈的血管迷走神经反应遗传给后代，这些都会造成血压下降和晕厥的倾向。

3. 自然环境恐惧症

最典型的自然环境恐惧症是对高度、暴风雨和水的恐惧。事实上，这些事物大部分有其危险的一面，所以对它们轻度或中度的恐惧心理是生存的需要。如果它们只是短暂的，那么就绝对不是恐惧症。恐惧症必须是长久而持续的，而且严重影响患者生活的各个方面。高空和深水恐惧症导致了患者不敢坐船，也不敢到深山里去避暑，因为那里常常有暴风雨。

4. 其他类型的恐惧症

恐惧症的其他类型数量众多。例如如果患者因为害怕得某种疾病，整天千方百计地避免与这种疾病接触，那么，他也许患有疾病恐惧症。如果这种恐惧以极为严重的形式发生，那么疾病恐惧症的患者就会丧失其社会能力，因为他们会尽量避免和其他人接触，从来不到公共场合去，担心自己会感染上疾病。随着艾滋病的流行越来越严重，这种疾病恐惧症也越来越常见。很多人毫无理由地相信自己得了艾滋病，尽管艾滋病病毒检测的结果是阴性。因为害怕得艾滋病，他们避免去公共场所，而且绝对不和陌生人进行任何形式的接触。

（四）诊断

特定恐惧症害怕的对象常限于一个或少数特殊物体、情境或活动，患者总是尽可能地回避恐惧情境，这种害怕和回避的程度妨碍了他们的生活或引起明显的苦恼。当不接触或不想到恐惧情境时，则无焦虑反应。颇具特殊性，一般诊断不难。

《中国精神疾病分类方案与诊断标准（第3版）》（CCMD-3）的诊断标准如下。

（1）符合恐惧症的诊断标准。

（2）害怕对象是场所恐惧和社交恐惧未包括的特定物体或情境，如动物（如昆虫、鼠、蛇等）、高处、黑暗、雷电、鲜血、外伤、打针、手术或尖锐锋利的物品等。

（3）排除其他恐惧障碍。

（五）鉴别诊断

1. 正常人的恐惧情绪

正常人对毒蛇、猛虎人皆惧之；对黑暗、旷野、闪电雷鸣、居高临渊，人人都有不安全感；儿童妇女中害怕蜘蛛的也为数不少。如不加以区别，特定恐惧症的诊断势必扩大化。因此，恐惧的程度与实际危险是否相称、症状是否严重及有无回避行为是鉴别的要点。所谓症状严重，是指患者感到强烈的难受，伴有明显的自主神经反应，以致明显影响正常生活。

2. 社交焦虑障碍

对某种情境和活动的回避是由于害怕丢脸或别人的负性评价，而不是害怕社交场合本身，只是害怕在这种情境中会产生的后果。

3. 惊恐障碍（伴或不伴有场所恐惧）

惊恐障碍和特定恐惧症都可有惊恐发作或对某些特定情境的回避行为，鉴别有一定困难。惊恐障碍患者首次惊恐发作通常是不可预知，突然发生的，随后回避这些场合是害怕再次惊恐发作。特定恐惧症患者通常是面对恐惧情境或预期要与这些情境有接触时出现惊恐发作。伴有场所恐惧的惊恐障碍与特定恐惧症鉴别有以下几点可以参考：①害怕的焦点。②惊恐发作的类型和发作次数。③回避情境的数量。④伴发焦虑的程度。一般认为，典型的特定恐惧症患者非常清楚他的害怕对象，比伴有场所恐惧的惊恐障碍惊恐发作次数少，没有自发的惊恐发作，只是回避可以碰到恐惧刺激的场合，伴发的焦虑反应较轻。另外有些患者惊恐障碍和特定恐惧症共同存在。

4. 强迫症

强迫症的强迫性恐惧源于自己内心的某些思想或观念，害怕失去自我控制，并非对外界事物恐惧，害怕和回避特定活动和事物以避免害怕的后果（如避免用锋利的刀是预防有刺伤人的冲动）。

5. 创伤后应激障碍

创伤后应激障碍的患者回避和创伤事件有关的特定情境或事物是为了预防再度体验创伤性事件，常伴有抑郁等负性情绪。

6. 疑病症

疑病症是指患者对自身的健康状况或身体某一部位的功能过分关注，怀疑患了某种疾病，顾虑与其实际健康状况不符，医生的解释和客观检查结果常不足以动摇其固有成见。疑病症总认为自己的怀疑担忧是合理的，因而对医生持怀疑态度。恐惧症则认为这种恐惧不必要，只是无法摆脱，故求助于医生以解脱困境。更主要的鉴别在于恐惧症所害怕的是患者身体以外的客体，而疑病症所担心的则是自身。

（六）治疗

大多数特定恐惧症常常不引起严重的功能损害而未给予治疗，因为大多数特定的恐惧情境很容易回避。即使症状很严重并明显影响正常活动，认知行为治疗和教育仍可以产生良好的效果。

1. 心理治疗

（1）暴露疗法：单一恐惧症的主要治疗方法是行为治疗的暴露法。通常治疗后患者的恐惧强度和伴随的社交障碍可得到很大改善，但很少能使恐惧完全消失，结果主要有赖于必要的反复长期练习。让患者重复逐级暴露于恐惧情境，直到面临情境不再恐惧。如对狗恐惧的患者，可以先看狗的照片，然后在离开10 m的地方观看放在笼子里的狗，逐渐移近，直至最终可以触摸狗。暴露次数越多效果越好，可以1周几次，每次可超过2小时。该治疗必须是在治疗者的严密监控下进行。因为如果一个人单独进行暴露治疗，往往使治疗进程进展得太快太强，反而会增加恐惧症的严重性。

对有流血-注射-外伤恐惧症的患者来说，因为他们常常伴随晕倒的情况，所以暴露训练必须遵守循序渐进的原则。患者在暴露训练中必须保持多个肌肉群的紧张，以维持足够的血压来完成这种训练。

（2）认知疗法：包括学会识别自己的焦虑想法，并用更加现实的想法取代。例如，确信飞机会失事的患者可以用一些数据来证明。

（3）一般心理治疗：对患者进行放松训练、心理教育、保证、支持和帮助。让患者了解治疗的主要目的是减轻害怕和恐惧性回避，增强治病的信心。

另外，如果患者的害怕情绪还有其他意想不到的恐慌发作，那么，针对恐慌心理进行的治疗就会有助于对恐惧症的治疗。家庭成员也往往可参与治疗。其目的是可以帮助建构训练内容，并改变他们对患者的焦虑的反应。

2. 药物治疗

药物治疗特定恐惧症的研究很少，大多数认为药物治疗不是恰当的选择。但是一些初步研究表明，选择性5-HT再摄取抑制药，如氟西汀和帕罗西汀或抗焦虑药物，如地西泮等，可能对某些特定恐惧症患者有效，如与飞行有关的恐惧症。但从长远看来，药物治疗不能代替心理治疗。有惊恐发作者，应同时给予抗惊恐药物治疗。有些患者因即将从事某些重要事务，但由于恐惧而难以进行时才前来寻求帮助，可以短期应用苯二氮䓬类药物，目的是尽快缓和或消除焦虑症状，可以选择起效快，体内清除快的药物。除非绝对必要，不要服用镇静药。同时向患者说明，短暂服用苯二氮䓬类药物不是用来治疗特定恐惧症，而是用来临时缓解焦虑症状。

二、社交恐惧症

（一）概述

所谓社交恐惧症（SAD），是指患者因进入社交活动中感到害羞、局促不安、结巴、脸红耳赤、无所适从、怕成为别人取笑的对象，从而产生不敢在人们的注视下操作、书写或进食；害怕与人近距离地相处，害怕参加以自己为中心的活动；不敢当众演讲，不敢与重要人物谈话等行为。他们并没有牵连观念，对周围现实的判断并无错误，只是不能控制自己不合理的情感反应和回避行为，并因而苦恼。患者恐惧的对象可以是生人，也可以是熟人，甚至是自己的亲属、配偶。较常见的恐惧对象是异性、严厉的上司和未婚（夫）妻的父母等。

社交恐惧症多起病于青春期，平均发病年龄在15～18岁。25岁以后发病不常见。有多种多样表现形式，除个别患者外，症状只出现在和别人在一起的时候，而在独处时没有恐惧症状。男女发病率相近，而就诊于精神卫生机构的患者中男性多于女性，与低教育、低收入、低社会地位有关。

（二）病因

SAD的发病与许多因素有关，包括遗传因素、环境因素、教养方式、父母影响、认知因素等。遗传和环境因素可能与SAD病因的关系更为密切，而神经生物学和心理因素与SAD的病理生理机制和治疗的关系更为密切。绝大多数的SAD模型认为生物学因素和心理易感因素之间存在着交互作用。目前认为，SAD病因尚未明确，各种因素相互作用，相互影响，共同起作用。

1. 遗传因素

Kendler等（1999年）在美国一项大样本女性双生子研究显示，SAD单卵双生子同病率为24.4%，双卵双生子同病率为15.3%，遗传度估计为30%。Jerome Kagen等研究表明，一些婴儿生下来就有一种气质或者是易于压抑和害羞的特征，具有这种特征的婴儿在接受玩具或者其他普通刺激的时候，表现得更加容易焦虑、易哭。

2. 神经生物学因素

有研究发现，社交恐惧症患者在面对愤怒的面孔时，其杏仁核的活动水平会高于正常人。对SAD患者基底神经节和纹状体变化的神经影像学研究，提供了这些区域有多巴胺功能障碍的初步证据。神经解剖学发现，中枢神经系统四个主要的多巴胺通路中，大脑皮质和中脑边缘（纹状体腹侧、伏隔核）通路障碍与 SAD 关系密切，而漏斗结节和黑质纹状体通路较为次要。

3. 家庭－教养方式因素

社交恐惧的父母向孩子传达一种负性社交体验，而不能向孩子灌输积极的社交经验。社交焦虑的父母对孩子通常是排斥的，感情冷淡或过度保护。研究表明，父母社交回避模式影响儿童的社交回避，他们帮助孩子参加集体活动和处理社交焦虑的能力有限。父母与儿童之间关系的质量也会影响儿童的社交焦虑。

4. 心理因素

Beck 等认为认知偏差、夸大威胁或低估自己处理威胁的能力可导致焦虑。他们认为自己缺乏社交技巧和能力的培养锻炼，会因缺乏社交技巧给别人造成不好的印象，以致引起别人不好的反应，导致尴尬的处境。其实，这些患者对自己的表现缺乏正确的判断，有的患者在社交过程中的行为其实是恰当的，但患者却认为自己的表现不对，所以是患者对自己的评价不恰当。

在社交过程中，患者的自我贬低起着重要作用。不少患者对自己要求过高，恨不能以自己超群的口才和举止得到所有人的称赞与喜欢，这就不可避免反复造成自我挫败，终于一见人就紧张害怕。还有的患者社交的动机不纯，希望自己在别人心目中造成某种特殊的印象，所以才可能会感到紧张不安甚至恐惧。

形成社交恐惧症的另一个因素就是一个人的人格特性。如果一个人倾向于控制别人对他的印象或者特别爱面子，似乎所有的人都喜欢他这个人才有面子，或者具有强烈的完美主义倾向，恨不得在别人面前表现得完美无缺，那么，这种人便容易患社交恐惧症。

5. 社会文化因素

中国临床上见到的恐惧症中，以社交恐惧症为最常见。这大概与下述情况有关。

与西方人相比，中国人是特别爱面子的。领导对下级最常提出的忠告是：要注意影响。家丑不可外扬是我们大家都极力遵守的信条。然而，父母和长辈又往往不尊重晚辈，甚至当众丢他们的脸。

父母和师长往往忽视对孩子们社交能力的培养。生下来不久就交给祖母或外祖母抚养的孩子，这一点尤其严重。很多人还不懂得，从小到成年，一个人只有经常与同龄人相处，人格的健全成长才有保证。孩子们只有在与同龄人相处的过程中，才能学会独立而不依赖他人，自尊而又尊重他人。几乎完全在父母或老人身边长大的人，不是任性、蛮横不讲理或看不起别人，便是依赖、怯懦而孤僻，也许两者兼而有之。总之，不能平等待人，就不会社交。

社交是需要长期实践和学习的，那些从小到大少与社会环境接触的人患病概率高。他们不能平等待人，不会社交，在社交中不能认清自身位置、场合及应变技能。现在，独生子女越来越多，每一个家庭都住在封闭式公寓的单元房子里，很少有与同龄人游戏的机会，这种情况值得引起人们重视。

（三）临床表现

社交恐惧症可以有各式各样的表现形式。一种常见的形式是怕看别人的眼光，怕人家看出他的表情不自然或者感到别人的目光很凶恶或者从别人的眼光中能看出别人对他的鄙视、厌恶甚至憎恨。有的患者具有"表演焦虑"，他们通常能进行正常的社会交往，但是一旦要在公众面前做点什么，就会感到焦虑，而且老是觉得有可能做出一些让自己尴尬的事情来。这最常发生于在公众面前演讲时的情境。另外一些常见的情形是在餐馆吃饭、在收银员面前签名、在公共洗手间小便。这些人在私下的时候，其进餐、写字或者排便等行为没有任何困难，但一旦在别人注意或感到别人注意的时候，他们的行为就会发生障碍。

社交恐惧症有泛化的可能，开始可能恐惧某一人，如老师或恋爱对象等，以后泛化为恐惧周围人，甚至恐惧自己的家庭成员。这种泛化的趋势也是病情加重的趋势和标准。DSM-Ⅳ将那些对于几乎任何社交场合都感到极其害羞的痛苦的患者归为一个亚型——"社交恐惧症泛化型"，偶尔也称作"社会性焦虑障碍"。

有些学者建议分为如下三种类型可以提高诊断的正确性：①仅害怕公共场合说话（公开讲话恐惧

症，又称特异性 SAD）。②害怕公共场合说话外加 1~2 种其他场合（非广泛性 SAD）。③害怕多种场合（广泛性 SAD）。

（四）诊断

《精神障碍诊断与统计手册（第 4 版）》（DSM-Ⅳ）和《国际疾病分类（第 10 版）》（ICD-10）均将 SAD 列为焦虑障碍的一个亚型，而 CCMD-3 仍将 SAD 列为神经症中恐惧症的一个亚型，其诊断标准如下。

（1）符合恐惧症的诊断标准。

（2）害怕对象主要为社交场合（如在公共场合进食或说话、聚会、开会或害怕自己做出一些难堪的行为等）和人际接触（如在公共场合与人接触、怕与他人目光对视或怕在与人群相对时被人审视等）。

（3）常伴有自我评价低和害怕批评。

（4）排除其他恐惧障碍。

（五）鉴别诊断

1. 正常的社交焦虑

大多数人都有正常的社交焦虑或回避的经历，害怕在公共场合演讲，这种害怕如果没有妨碍其社会或职业功能则不应诊断为 SAD。

2. 场所恐惧症

场所恐惧症也经历害怕的反应和回避一些特定的社交场合。但场所恐惧症患者的回避主要是因为：患者害怕在人群中或社交场合会有惊恐发作或害怕失去控制，而不是对这些场合本身的害怕。而 SAD 患者的回避是因为害怕被人评论或受到审视。

3. 广泛性焦虑障碍（GAD）

GAD 患者的焦虑是持续存在"自由浮动性焦虑"或"广泛性焦虑"。可包括对社交情境的担心。而恐惧症伴有的焦虑多是境遇性的、针对性的、发作性的，事过境迁，焦虑即可减轻或消失。

4. 抑郁症

抑郁症和 SAD 患者的认知是相似的，他们都认为自己社交无能或不能恰当地做事情。SAD 的认知只限于社交场合，抑郁症患者的负性认知体验是全面性的。

5. 强迫症

也有对社交场合的回避，原因是害怕别人发现其强迫性动作。强迫动作、强迫思维是鉴别诊断的要点。

6. 妄想性障碍

一些 SAD 患者社交恐惧信念可能很坚定，如认为自己的体味异常或身体的某部分变形或丑陋引起别人的注视或否定评价。如果存在这样的妄想，可以附加妄想性障碍的诊断。

（六）治疗

目前 SAD 的治疗研究已取得长足进步。在药物方面，20 世纪 60 年代曾使用三环类抗抑郁药物（TCAs），70 年代曾使用单胺氧化酶抑制药（MAOIs），80 年代使用选择性 5-羟色胺（5-HT）再摄取抑制药（SSRIs），目前仍是一线用药。心理治疗方面，主要采用认知行为治疗，其中认知行为集体治疗被证明疗效与苯乙肼相当。

1. 药物治疗

（1）单胺氧化酶抑制药：到目前为止，不可逆非选择性单胺氧化酶抑制药——苯乙肼被认为是最为确定的并且可能是最为有效的治疗 SAD 的药物。但是因为具有一些严重的不良反应，如失眠、直立性低血压、性功能下降、体重增加等，与含酪胺的食物相互作用还可导致致命的高血压，使该类药物的临床地位降至 SSRIs 之后，目前仅用于难治性病例的治疗。

（2）选择性 5-HT 再摄取抑制药（SSRIs）和其他抗抑郁药：SSRIs 为 SAD 治疗的常用一线药物。已获美国食品药品监督管理局（FDA）批准的是帕罗西汀、舍曲林、氟伏沙明和文拉法辛，但其他

SSRIs 也有类似疗效。常用剂量在改善焦虑症状的同时，能明显提高患者的生活质量。

（3）β 受体阻滞药：β 受体阻滞药对非广泛性 SAD 很有效。在非广泛性 SAD 症状表现前 60 ~ 90 分钟服用即可产生效果，可减轻与应激和焦虑有关的自主神经系统症状，如心率加快、颤抖、出汗等。优点是应用方便，很少损害注意和协调能力，没有药物依赖性。但对广泛性 SAD 通常无效，而且此类药对社交恐惧症的总体疗效并不优于安慰剂。心动过缓和低血压者应避免服用该类药物。

（4）苯二氮䓬类（BDZ）：优点是起效快，可明显减轻社交恐惧症的症状，但长期使用有形成依赖的风险，也可导致过度镇静、运动协调障碍和记忆问题，而 SAD 又为需长期治疗的慢性疾病，故该类药物不作为一线用药。目前常用方法是小剂量与抗抑郁药或心理治疗联用以缓解初始症状，这类药物慎用于酒依赖和药物依赖的患者。

2. 心理治疗

（1）认知行为治疗（CBT）：认知行为治疗是一种有时间限制、定位于现在的一种心理治疗方法。目的是培养患者认知和行为能力，逐步调节并适应人际关系及内心冲突。认知行为治疗方法有暴露疗法、认知重建、放松训练和社交技能训练。

（2）认知行为集体治疗（CBGT）：治疗学家采用一种集中的认知疗法，揭露或者改变社交恐惧症患者脑海中想象的那种自动或者无意识产生的危险知觉。这些治疗方法比有关焦虑和社交恐惧症的教育以及对于应激事件的社会支持有效得多。

三、场所恐惧症

（一）概述

场所恐惧症这个词是由 Westphal 在 1871 年提出的，在希腊语里的意思是对市场的恐惧。患者主要表现为不敢进入商店、公共汽车、剧院、教室等公共场所和人群集聚的地方，担心忍受不了那种场合下将要产生的极度焦虑，他们希望待在一个安全的地方或至少和一个自认为安全的人在一起。这种表现形式在西方最常见，女性患者尤多，多在 20 ~ 30 岁起病，恐惧发作时还可伴有抑郁、强迫及人格解体等症状。

（二）病因

场所恐惧症目前病因仍不明确，但有研究对焦虑发作、发作扩展以及持续反复的原因进行了相关探讨。

1. 惊恐发作

在一项研究中，有 75% 的场所恐惧发作是在首次惊恐发作发生一年之内。尽管以前认为场所恐惧症伴惊恐发作是独立性疾病，但美国分类系统把场所恐惧症作为惊恐障碍的一部分，这一观点目前争论比较大。但是毫无疑问，惊恐发作是场所恐惧症的很重要的构成部分。

2. 认知因素

焦虑发作的形成是由于患者不恰当地害怕特定场景的某些方面或在特定场景中偶然出现的某些躯体症状。尽管广场恐惧症患者表现出这种害怕，但还不能确定它是先于障碍出现还是障碍的结果。

3. 生物学因素

可能与神经递质功能异常有关，如去甲肾上腺素（NE）、5-HT 和 γ-氨基丁酸（GABA）等。另外，场所恐惧症患者比其他人产生肾上腺素容易得多或许能说明生物因素起作用。

4. 家庭因素

广场恐惧症可能由于家庭问题而持续存在，但 Buglass 等进行的一项很好的对照研究显示，广场恐惧症患者组并不比对照组的家庭问题更多。临床观察提示，症状有时可由于其他家庭成员的过度保护态度而持续存在，但并非所有的病都有这个特点。

5. 应激事件

场所恐惧症可能与应激事件有关，反复遭受应激事件的人常常发生一些恐惧症状。有时，场所恐惧症是紧随恐惧性事件后发生，如被大火包围或被禁锢于电梯中等，这些人经常会发生场所恐惧症状；但是许多有这种经历的人并不发展为场所恐惧症，可能是易患素质、生物因素、心理因素等共同起作用。

（三）临床表现

患者主要表现为害怕单独离家外出或独自留在家里；不敢到喧闹拥挤的地方，如商店、剧场、车站、餐馆等；害怕乘坐公共交通工具，如火车、公共汽车、飞机、地铁等；不敢坐电梯，不敢站在桥上等；害怕到空旷的场所，如旷野、公园。由于患者担心从这些场合脱离是困难的、令人尴尬的或不可能的，为此产生极度焦虑，紧张不安，出现明显的头晕、心悸、胸闷、出汗等自主神经系统症状，发作时常伴有抑郁、强迫、人格解体或晕厥。一些患者尚能面对这种情境，但非常不情愿而且恐惧。若有人陪伴面对这些情境会减轻患者的恐惧。许多患者对此常难以忍受，在一种难以控制的冲动驱使下从恐惧情境逃离到安全的地方，大多数患者都是逃回家中，随之出现回避行为，严重者甚至不敢出门，显著影响其社会及家庭功能。

有些患者是在典型的场所恐惧的情境中，在惊恐发作后发展成为场所恐惧症的。也有的患者在这样的情境中只是感觉不舒服，而没有在当时发作，或者在以后有惊恐发作。在患者经历过惊恐发作或惊恐样症状后，场所恐惧症逐步发展，而惊恐症状可以继续发生，也可以停止。例如，如果患者回避害怕的情境，焦虑就减轻，惊恐症状发生的频率就会减少甚至消失。然而，由于存在对惊恐的预期恐惧，即使惊恐发作或惊恐样症状消失了，场所恐惧症也会持续存在。也有患者同时有场所恐惧症和惊恐发作，可考虑两者为共病状态。

场所恐惧症患者可伴有抑郁症状、人格解体和强迫障碍以及酒精或药物滥用。通常是由焦虑和回避使正常生活受到限制所致。人格解体曾被认为是广场恐惧症的一个亚型，即恐惧焦虑人格解体综合征（Roth，1959年），但目前还没有确定。

（四）诊断

患者害怕单独外出，害怕和厌恶到喧闹拥挤的场所，伴有预期焦虑和回避行为，可伴有或不伴有惊恐发作。场所恐惧症按 CCMD-3 诊断标准如下。

（1）符合恐惧症的诊断标准。

（2）害怕对象主要为某些特定环境，如广场、闭室、黑暗场所、拥挤的场所、交通工具（如拥挤的船舱、火车车厢）等，其关键临床特征之一是过分担心处于上述情境时没有即刻能用的出口。

（3）排除其他恐惧障碍。

（五）鉴别诊断

1. 社交焦虑障碍

社交焦虑障碍患者也有回避外出或公共场合，但主要是害怕被人审视或别人的负性评价；而场所恐惧症患者的回避是害怕不能从这些场合逃脱或害怕惊恐发作。

2. 特定恐惧症

其恐怖的对象比较单一，一般局限于某一特定的事物或情境，不泛化，一般不伴惊恐发作。

3. 创伤后应激障碍

患者也常回避某些场所，但这些场所与其严重的精神创伤事件密切有关，回避的目的是避免触景生情。

4. 离别焦虑障碍

离别焦虑障碍的儿童常对某些场所产生恐惧、回避，其主要是害怕离开家庭和亲人，而不是害怕所处场所本身。

5. 强迫症

强迫性的恐惧情绪原本属于强迫症中的一个类型，后来因为临床表现具有特征性，故独立成为恐惧症的诊断。因此，恐惧症患者或多或少都具有一些强迫性格甚至强迫症状，可根据主要症状进行鉴别。

6. 颞叶癫痫

颞叶癫痫可表现为阵发性恐惧，但其发作并无具体对象。意识障碍、脑电图改变、神经系统体征均可资鉴别。

（六）治疗

场所恐惧症的治疗主要是心理治疗和药物治疗相结合，针对某个患者的特定问题，治疗措施各有不同，因人而异。

1. 心理治疗

（1）一般心理治疗：进行心理教育，给予支持与帮助。治疗的目的在于减轻患者的预期焦虑，鼓励患者重新进入恐惧的场所，增强治疗的信心。让患者认识到对所回避情境的恐惧是过分的，不合情理的（如"我害怕得要昏过去"），判定更可能发生的结果（"我害怕但我不会昏倒"）。

（2）行为治疗：其中暴露疗法是非常有效的一种治疗方法。可采用逐级暴露疗法，可先进行放松训练和缓慢呼吸练习。向患者讲明在面对某些情境时焦虑会产生，但也会在几分钟后消失，只有暴露于这种环境中，才能克服恐惧。设计一系列步骤以增强其在恐惧情境中的自信，从低级开始逐渐增大难度，重复练习，直至消除恐惧。

暴露并同时对焦虑进行处理比单独暴露疗法的长期疗效更好，除了能减轻恐惧性焦虑和惊恐发作，还可使回避行为有实质性和长期的改变。

伴有惊恐发作的场所恐惧症可选用认知行为治疗。暴露疗法可以达到70%以上的效果，但是有许多患者中断治疗或不能完成整个疗程，可能与不能承受暴露疗法的痛苦有关，这些人可以试用认知疗法，但是克服恐惧最终还是要面对这些恐惧情境。

2. 药物治疗

三环类抗抑郁药（TCAs）、单胺氧化酶抑制药、选择性5-HT再摄取抑制药（SSRIs，如帕罗西汀、氟西汀、舍曲林等）治疗场所恐惧症都有效果。由于SSRIs类药物安全性和耐受性好，是首选药物。苯二氮䓬类药物（如阿普唑仑、劳拉西泮、氯硝西泮等）也有效果，但有潜在成瘾性。抗抑郁药的治疗剂量一般与治疗抑郁症的剂量相似。有惊恐发作的患者，首先应选用抗惊恐药物治疗。

药物应作为行为治疗的替代或辅助疗法，特别是当惊恐发作频繁或严重时。在英国还常选用抗抑郁药。目前还不能确定应维持用药多长时间，但鉴于广场恐惧症与抑郁障碍类似，处方中常要求抗抑郁药需使用9个月到1年。任何药物都应逐渐减量，阿普唑仑减量时尤应缓慢。

第二节　焦　虑　症

焦虑症是一种以焦虑情绪为主要临床表现的神经症，其焦虑的发生往往并非因为实际威胁的存在，而是一种不可名状的、难以理喻的主观过虑。其临床表现主要为头晕、胸闷、心悸、呼吸困难、口干、尿频、尿急、出汗、震颤和运动性不安等。本症有两种临床亚型：慢性焦虑和急性焦虑。20世纪中叶，焦虑一词曾在神经症中泛滥。直到1981年，中国的分类方案才将焦虑症单独列出。据1982年全国12个地区流行病学调查统计，中国焦虑症的患病率为上1.48%。在神经症专科门诊中，焦虑症占神经症总数的16.8%。

一、慢性焦虑

慢性焦虑，又称广泛性焦虑或自由浮游性焦虑，是焦虑症最常见的表现形式。

（一）病因

1. 遗传因素

这个结论来自显示广泛焦虑障碍（GAD）在家族内流行的研究。双生子研究支持这个设想。比较异卵女性双胞胎而言，如果其中一个发生了GAD，同卵双胞胎的另一个女孩更容易发生GAD。但在近期的研究中，Kendler 等确认，真正和遗传相关的不仅是 GAD，而是总的焦虑的倾向。有理由设想，如果完成了所有的相关研究，GAD 会被证实至少和焦虑这种特性具有等量的遗传成分。

2. 神经生物学因素

有研究发现，GAD 患者的反应并不像以恐慌为主的焦虑障碍患者那么强烈。实际上，数个研究发现，GAD 患者比其他类型的焦虑障碍患者在诸如心跳、血压、皮肤导电性和呼吸频率等生理指标上更弱。因此，GAD 患者也被称为"自主神经限制者"。

3. 分子生物学因素

有研究证明，去甲肾上腺素、5-羟色胺、γ-氨基丁酸、乳酸盐、苯二氮䓬受体都对焦虑的发生起各种作用。尚有研究发现，广泛性焦虑症患者的血浆肾上腺素、促肾上腺皮质激素及白细胞介素Ⅱ均高于正常对照组，而皮质醇却低于对照组。待焦虑症状缓解后，上述各生理指标均恢复至正常。

4. 应激事件

临床观察发现，广泛性焦虑障碍的出现常与应激事件有关。当应激问题持续存在时，而威胁性的应激事件尤与焦虑障碍有关（丧失性事件更多的与抑郁相关）。

5. 人格因素

广泛性焦虑障碍可见于焦虑回避性人格障碍患者，但也可见于其他人格障碍患者。广泛性焦虑障碍也与焦虑人格特质有关，但未发现这些特质可加重这种障碍。

综上所述，有些人从遗传上就有一种易于紧张的倾向性，然后又在早期重要的生活体验中产生了一种认为事情无法控制而且可能有危险的感觉。强的压力使他们不安而警醒，这就诱发了严重的担忧和继之而来的生理改变，进而发展为泛化性焦虑障碍。这是一个最新的模型，因为它综合了认知科学的发现和由中枢神经系统与周围神经系统得到的生物学数据。

（二）临床表现

慢性焦虑症患者主要表现出以下特征。

（1）对日常中的一些问题总会无端过分担忧，不时担心未来可能发生的，甚或是未可预料的某些危险，这种担心和忧虑很难控制，并且持续时间更长。担心所涉及的范围很广。

（2）表现为易激惹。做事时心烦意乱、没有耐心；与人交往时紧张急切、极不沉稳；遇到突发事件时惊慌失措、六神无主，极易朝坏处着想。

（3）躯体性焦虑症状经常存在，其特征性表现是肌肉紧张、精神不安、易疲劳（也许是由于慢性的肌肉过度紧张）、头部（通常为双侧和前额或枕部）和肩部、背部的疼痛。

（4）某些患者诉说记忆力差，但这是由注意力下降所致。如果发现患者的确存在记忆力损害，那么应仔细寻找除焦虑以外的其他原因。

（5）睡眠紊乱，包括入睡困难和持续的担忧。睡眠常常是间断的，不能解乏，伴有不愉快的梦境。有些患者出现夜惊，表现为突然醒来并感到极度的焦虑。早醒不是广泛性焦虑障碍的特征，它更多地提示患者存在抑郁障碍的可能。

（6）自主神经功能亢进，常表现为出汗、心悸、口干、上腹不适和眩晕，有些患者因为这些症状而寻求帮助，并不会主动提及焦虑的心理症状。

（7）过度换气，可导致眩晕、肢端刺痛以及自相矛盾的气促感。

（8）其他特征，包括疲倦、抑郁症状、强迫症状和人格解体，这些症状都不是广泛性焦虑障碍最突出的特征。如果这些症状很突出，那么应考虑其他的诊断。

（三）诊断

（1）符合神经症的共同特征。

（2）以持续的广泛性焦虑为主要临床征象，表现符合下述 2 项：①经常或持续的无明确对象或无固定内容的恐惧或提心吊胆或精神紧张。②伴有自主神经系统症状和运动性不安。

（3）不符合强迫症、恐惧症、抑郁症的诊断标准。

（4）排除甲状腺功能亢进、冠心病、高血压等躯体疾病的继发性焦虑；排除兴奋药物过量、镇静催眠药物或抗焦虑药物的戒断反应。

（四）鉴别诊断

1. 抑郁障碍

焦虑症与抑郁障碍常常同时存在，有时难分主次。纵向的病史调查、横向的症状评估，有助于对两者的鉴别。通常诊断是根据两种症状的严重程度和出现的先后顺序而决定的。两者鉴别困难时，西方国家当前倾向诊断为抑郁障碍。理由之一是抑郁更可能导致绝望、自杀，后果严重。一个较严重的诊断错误是将重度抑郁障碍的激越型误诊为广泛性焦虑障碍。

2. 精神分裂症

精神分裂症患者有时在其他症状没有被识别前主诉焦虑。常规询问焦虑患者他们认为引起其症状的原因可减少误诊。精神分裂症患者对此可能会给出不寻常的回答，由此可发现先前未表现出的妄想观念。除了焦虑之外，如果还伴有其他的精神病性症状，不诊断为焦虑症。

3. 神经衰弱

焦虑症常被误诊为神经衰弱。早在 1895 年，弗洛伊德就发表了《从神经衰弱中分出一种特殊症状群即焦虑性神经症的说明》。神经衰弱可以有焦虑症状，但不突出、不持久。神经衰弱最基本的症状是脑力活动减弱、注意力很难集中、记忆力差、易兴奋又易疲劳。而焦虑症却是突出的焦虑体验、明显的自主神经功能失调及运动性不安。

4. 痴呆

可能是早老性或老年痴呆者最早的异常主诉，此时临床医生可能没有发现相关的记忆损害或将其认为是注意力差的结果。因此，对有焦虑表现的中年或老年患者应进行记忆评估。

5. 物质滥用

一些人通过服用药物或酒精来减轻焦虑。药物或酒精依赖患者有时认为药物戒断症状是焦虑症状，并服用抗焦虑药来控制。临床医生应警惕这种可能性，特别是患者的焦虑在早晨醒来时（酒精和药物戒断症状可能发生的时间）最为严重的情况。晨起最重的焦虑还提示抑郁障碍。

6. 躯体疾病

一些躯体疾病可能具有会被误认为是焦虑障碍的症状。对所有的患者都应该考虑到这种可能性，尤其当焦虑没有明显的心理原因或既往没有焦虑症病史时。

二、急性焦虑

急性焦虑又称惊恐发作，是一种发作性的、突如其来的严重惊恐状态。

（一）病因

1. 遗传因素

惊恐障碍具有家族性。同卵双生子的同病率大于异卵双生子，这提示家族聚集性是由遗传因素所致。

2. 生物学原因

已有研究表明，引起惊恐障碍患者惊恐发作的化学物质多种多样。化学物质如乳酸钠对惊恐障碍患者比对健康人更容易诱发惊恐发作。苯二氮䓬类受体拮抗药氟马西尼、胆囊收缩素和 5-羟色胺（5-HT）受体激动剂 mCCP，亦能引起惊恐发作。

3. 心理原因

认知假说是基于发现有惊恐发作的患者比没有惊恐发作的焦虑患者更为担心严重的躯体或精神疾病出现。David Clark 的影响认知理论更详细地说明了在惊恐发作时可能的认知过程。Clark 强调，这些患者以一种对待灾难的方式体验正常的生理感觉。例如，惊恐发作的患者在锻炼后，会将快速的心跳归因为是危险的，并感到突然发生的焦虑。继而，由于交感神经系统的兴奋，这种焦虑又产生了更多的生理感觉，这些继发的感觉使患者感到更加危险。这样，一个恶性循环就形成了，并最终导致恐慌发作。因此，Clark 强调，认知过程是恐慌性障碍中最重要的过程。

4. 过度换气

另有次要的假说认为过度换气是造成惊恐障碍的原因。虽然主动的过度呼吸可导致惊恐发作是毫无疑问的，但目前还不能证明惊恐障碍是由不自主的过度换气所引起的。惊恐障碍患者吸入二氧化碳后比对照组更易出现惊恐，因此，可认为惊恐障碍患者对窒息感非同寻常的敏感，并表现为惊恐焦虑。

（二）临床表现

急性焦虑发作时具有濒死体验、失控感以及强烈的恐惧，但始终意识清楚，或奔走，或惊叫，惶恐万状，四处呼救。通常起病急速，终止也迅速。一般在 5～20 分钟内，很少超过 2 小时。

1. 自主神经功能失调

惊恐发作时伴有严重的自主神经功能失调，主要有 3 个方面。

（1）心脏症状：胸闷、心动过速、心跳不规则。

（2）呼吸系统症状：呼吸迫促、呼吸困难或出现过度换气。

（3）神经系统症状：头痛、头晕、眩晕、晕厥和感觉异常。也可以有出汗、腹痛、全身发抖或全身瘫软等症状。

2. 预期性焦虑

多次惊恐发作后，患者会产生担心发作的预期性焦虑，可能表现在以下几个方面。

（1）有些患者改变了自己的行为，显示了他们对恐慌发作感到的痛苦。他们会不愿意去某些特定的地方或不做家务活，因为他们害怕如果太积极地活动会有再一次的发作。

（2）有些患者使用药物和（或）酒精来应对可能再次发生的恐慌。

（3）还有一些患者会表现出另外一种类型的回避行为，称为内感性回避或者对内在生理感受的回避。这种行为包括从可能引起某些生理激活的场景或活动中离开，而这种生理激活与恐慌性发作时的表现类似。一些患者不愿锻炼，因为锻炼可以使心血管系统活性增强或使呼吸加快，而这使他们想起了恐慌发作；另外一些患者可能不愿洗桑拿或到任何可能引起出汗的屋子里去。

对惊恐障碍的研究发现其有焦虑和抑郁的长期波动病程。研究发现，患者的非自然原因死亡率和男性中因心血管疾病所致的死亡率高于一般水平。大多数研究自杀的文献通常都将自杀看成是抑郁障碍所致，其实很多时候也可能是焦虑的结果，特别是惊恐发作。Lepine 等发现，在连续 100 例惊恐障碍门诊患者中，42% 曾有自杀企图。

（三）诊断

（1）符合神经症的共同特征。

（2）以惊恐发作症状（间歇期可无焦虑症状）为主要临床相，症状特点符合下述三项：①无明显原因突然发生的强烈惊恐、伴濒死感或失控感等痛苦体验。②发作时有严重的自主神经症状。③发作不可预测，发作时意识清晰，事后能回忆。

（3）每次发作短暂（一般不超过 2 小时），发作时明显影响正常活动。

（4）1 个月内至少发作 3 次或首次发作后继发害怕再发作的焦虑持续 1 个月。

（5）特别要注意排除因心血管病、低血糖、内分泌疾病、药物戒断反应和癫痫所致的类似发作。

（6）不符合癔症和恐惧症的诊断标准。

（四）鉴别诊断

1. 躯体疾病

惊恐发作可见于二尖瓣脱垂、甲状腺功能亢进、自发性低血糖、颞叶癫痫等。必须熟悉这些疾病的特有症状和体征，以资鉴别。必要时进行有关疾病的特殊检查。

2. 药物或精神活性物质

药物引起的焦虑症状不再罕见，只要询问时不忽略服药史，鉴别不难。可卡因、大麻、海洛因的服用或戒断都可引起自主神经功能紊乱，甚至出现典型的类惊恐发作。

3. 恐惧症

乳酸钠诱发惊恐发作的试验，发现 103 名恐惧症中有 63 名出现惊恐发作，远远高于正常对照组。另一些研究发现，惊恐发作患者也易出现对某些环境、场合的恐惧与回避。DSM-Ⅳ 已将这两种病组合成三种情况：①惊恐障碍伴有广场恐惧。②惊恐障碍不伴广场恐惧。③广场恐惧不伴惊恐障碍史。中国主张明确区别这两类疾病，发作时有特定恐惧对象并伴回避行为的是恐惧症，符合恐惧症的诊断不再诊断为惊恐发作。

三、焦虑症的治疗

多数医生认为，多数的焦虑症患者需要综合的治疗方式。一般是药物治疗和心理治疗联合运用。

（一）心理治疗

1. 放松疗法

不论是对广泛性焦虑症或惊恐发作均是有益的。当个体全身松弛时，生理警醒水平全面降低，心率、呼吸、脉搏、血压、肌电、皮电等生理指标出现与焦虑状态逆向的变化。许多研究证实，松弛不仅有如此生理效果，也有相应的心理效果。生物反馈疗法、音乐疗法、瑜伽的原理都与之接近，疗效也相仿。

2. 认知疗法

很多焦虑症患者病前曾经历过较多的生活事件，病后又常出现所谓"期待性焦虑"，即总是担心结局不妙。在这种过分警觉的状态下，可产生对周围环境、人物的错误感知或错误评价，因而有草木皆兵或大祸临头之感。帮助患者解决这些问题可以试用认知疗法，例如在针对慢性焦虑症患者的心理治疗中，运用建立在老庄哲学理论基础之上的中国道家认知疗法，倡导清静无为、顺其自然的养生之道，非常有助于缓解焦虑情绪。急性焦虑患者的治疗中，认知疗法可减轻对焦虑的躯体反应的害怕，向患者解释心悸（预示着将出现心脏病发作）或眩晕（预示着将丧失意识）与惊恐发作有着相同的良性起源，由此可动摇患者的不良信念。

（二）药物治疗

1. 苯二氮䓬类

目前苯二氮䓬类是临床上广泛使用的抗焦虑药物，其中地西泮的使用最为普遍；奥沙西泮抗焦虑作用最强；氟西泮有良好的镇静催眠作用；氯硝西泮不仅能抗焦虑、催眠，还有抗抽搐作用；阿普唑仑、艾司唑仑与氯硝西泮药性相似。惊恐发作的持续时间都很短暂，常无须处理即已缓解平息。需即刻处理者或伴发于场所恐惧者，可以劳拉西泮治疗，可快速控制发作症状。

但是，苯二氮䓬类药物会带来某些危险，首先，它们可能会损害认知和运动两方面的功能。在老年人中间，它们可能与摔倒引起的髋骨骨折有关。更加重要的是，苯二氮䓬类药物会产生心理和生理两方面的依赖性。所以，现在有理由达成广泛的共识，对苯二氮䓬类药物最明智的使用方法就是短期应用，以缓解与一个暂时性的危机或带来很大压力的生活事件相关的焦虑。

2. 抗抑郁药

某些三环抗抑郁药（TCAs）和单胺氧化酶抑制药也有抗焦虑作用。治疗时从小剂量开始，逐渐加到有效剂量。由于 TCAs 的不良反应较多，且对心脏有毒性作用，故现在常为对一线药物反应欠佳者的替代药物。

3. 其他药物

（1）β 受体阻滞药，如普萘洛尔，不论对慢性焦虑症或惊恐发作均有疗效，治疗惊恐发作时通常配伍用药，如地西泮与普萘洛尔；丙米嗪与普萘洛尔均能取得满意效果。每日剂量为 10 ~ 100 mg。因个体之间的有效剂量和耐受量均存在很大差异，所以治疗时须严密观察，根据个体的不同情况及时调整药量。

（2）丁螺环酮、坦度螺酮不属于苯二氮䓬类（BDZ）的抗焦虑药物，没有抗痉挛、松弛肌肉和镇静的作用，不良反应较轻微。常用于焦虑症状较轻、较单纯，并不伴有明显躯体焦虑症状，睡眠影响也不突出的患者。用于混合性焦虑抑郁患者的疗效可能较 BDZ 单用好，与其他抗焦虑、抗抑郁药合用则具有增效作用。需要注意的是，丁螺环酮和坦度螺酮起效很慢，且 BDZ 治疗无效的焦虑患者，改用上述药物反会加重 BDZ 的撤药反应。

（3）其他药物如曲唑酮，因其具有抗焦虑和镇静作用，也常用于 GAD 尤其是与其他抗焦虑药合用作为增效剂；应用某些新型抗抑郁药发生性功能障碍时，某些男性患者加用曲唑酮也许性功能会改善。

第三节　强迫症

强迫症（OCD）是以反复出现强迫观念、强迫冲动或强迫行为等为基本特征的一类神经症。其核心症状为强迫观念，而强迫行为常是继发的。患者大多对这种强迫症状有一定的认识能力（自省力），明知其不合理，但却无法控制，无力摆脱，由于强迫与反强迫的冲突，可导致明显的焦虑和抑郁。

一、病因

（一）遗传因素

强迫症患者与双亲的同病率为 5%~7%，远远高于普通人群。当然，这个数字并非完全意味着遗传的作用，因为它无法排除环境因素（同一家庭）的影响。一项小样本的双生子研究发现，同卵双生子的同病率高于异卵双生子，这提示至少部分家族性是与遗传有关的。

（二）脑功能障碍

有学者发现，部分强迫症患者有脑损伤史，而且许多器质性疾病也易产生强迫症状，如脑炎、癫痫及颞叶损伤的患者。

计算机断层成像（CT）和磁共振成像（MRI）目前还未发现强迫症患者存在一致的特异性脑结构异常。数项采用正电子发射断层扫描（PET）进行的研究发现，患者的眶额叶皮质的代谢活动增加，可能还包括尾状核和前扣带回。尽管研究结果尚不完全一致，但总体结果提示眶额叶皮质、前扣带回、基底节和丘脑的部分结构存在异常。这些结果支持涉及这些结构的神经环路末梢可能存在异常活动的假说。

（三）神经生物学因素

影响 5-HT 功能的药物对强迫症状有效，这提示强迫症患者可能存在 5-HT 功能的异常。但作用于强迫症患者 5-HT 系统的各种药物的效果不一，提示强迫症是在病理生理方面具有异源性的一种障碍。

（四）经典精神分析理论

弗洛伊德（1895 年）最初提出强迫症状是由攻击或性本能的无意识冲动所致。这些冲动可能引起极度的焦虑，但通过压抑和反应形成的防御机制可减轻焦虑。这个观点切合于许多有攻击和性幻想的强迫症患者，他们压制自己的攻击和性冲动。

（五）认知理论

强迫症患者存在两种主要的认知模式，即强迫症的初级认知歪曲和二级认知歪曲。强迫症患者的初级认知评价来自对侵入性思维的评价，二级评价来自对自己应对能力的估计不足从而导致错误的应对方式（强迫行为及回避）。初级认知歪曲的特点是对不良后果发生的概率有异乎寻常高的评估，因而，对危险及负面后果产生过高的预测，精神中预想到现实中更容易发生威胁性事件。强迫行为是为了减轻在此错误判断基础上的威胁。强迫症患者低估应对能力的二级认知歪曲导致不确定感，害怕失去控制并产生焦虑，导致仪式行为或思维反刍以应对这种焦虑不安。认识强迫症的认知特征是强迫症认知疗法的心理学基础。

（六）社会心理因素

强迫症患者的家庭常常过度地要求其成员僵化地遵循社会道德和习俗，使患者形成过高的道德期望和行为的完美主义者。可以说，过度内化了社会文化的理想化人格并不能与人格的其他方面和谐地整合起来。他们对微小的过失和失败感到极度地焦虑和不安，发展了以强迫行为作为应对社会性焦虑的方式。

二、临床表现

（一）强迫观念

1. 强迫怀疑

强迫怀疑是对自己行为的正确性或已完成的事情产生怀疑，尽管经过多次核实，甚至自己也清楚这种怀疑没有必要，但却不能控制及摆脱。如患者怀疑不清洁或被污染，写信后怀疑地址是否写错和信封是否封好，外出时怀疑房门是否锁好，是否把存折带出，做饭后怀疑煤气开关是否关好等。在此基础上，常伴有强迫行为，如门锁好后反复检查几遍，把全身里外衣服检查几遍，写信后反复检查多次等，严重时影响工作和日常生活。

2. 强迫回忆

不由自主地反复回忆以往经历，虽系琐事，也明知没有任何实际意义，但无法控制，感到苦恼。

3. 强迫性穷思竭虑

强迫性穷思竭虑在临床上比较少见。患者对一些自然现象或日常生活中的一般事情，反复思考，寻根问底，明知道毫无意义，但却难以控制。如一名会计师苦苦思索了十年：眉毛为什么长在眼的上面而不是眼的下面？自知毫无意义却欲罢不能。

4. 强迫联想

患者脑子里出现一个想法或看到一句话，便不由自主地联想起另一个想法或语句，如果出现的想法或语句与原来相反，称为对立性思维，如想起"战争"立即联想到"和平"，如想到"富有"立即想到"贫穷"等，由于违背了患者的主观意念，常使其感到苦恼。

5. 强迫表象

患者脑子里反复呈现形象性内容，如脑子里经常出现生殖器、性行为、自己脱光衣服被人围观的情境，其形象的内容可以与强迫观念有某些联系，也可并存。

（二）强迫情绪

强迫情绪是对某些事物的担心或厌恶。明知不必要或不合理，自己却无法摆脱。如某患者的寝室里丢了一块香皂，患者担心失主会怀疑自己，一直耿耿于怀，十多年后还写信询问那名失主香皂是否找到，反复声明此事与己无关，并列举若干证人证言，自知如此十分荒唐，却非如此不能释怀。有的患者总是担心自己行为会失去控制，做出伤天害理之事，担心自己会伤害别人或看到某个人立即产生强烈的厌恶感等。

（三）强迫意向

患者感到有一种冲动要去做某种违背自己心愿的事。明知这样做是荒谬的、不对的，但是却控制不住这种意向的出现。例如，母亲抱着心爱的婴儿站在阳台上就想往下跳。这些冲动常常是伤害性的或者是不合时宜的。尽管这种冲动十分强烈，但患者有自知力，因此不会出现相应的行为。

（四）强迫行为

1. 强迫检查

强迫检查的目的是为了减轻由于强迫性怀疑引起的焦虑所采取的措施。例如，反复检查门是否锁紧、煤气是否关好、账目或稿件是否有错，因而重复检查验证，严重时检查数十遍也不放心。

2. 强迫洗涤

担心受到细菌感染以及毒物、脏物的污染而反复洗手、洗澡、洗涤衣物，甚至把皮肤、衣服洗破也不能停止。有的患者要求家人一同彻底清洗手、衣物等。明知过分，但无法自控。

3. 强迫计数

患者不自主地计数一些事物，反复数高楼大厦的门窗、数楼梯、数电线杆、数地面砖，为此常常误了正事。明知这样做毫无意义，但却无法摆脱，因而痛苦不堪。

4. 强迫性仪式动作

患者经常重复某些动作，久而久之程序化。可以表现在患者生活、工作的各个方面。例如，患者将日常生活像设计计算机程序一样安排了一系列的仪式动作，如早晨起床要先穿上衣，再穿裤子，然后穿袜子和鞋，并且必须先从左边开始，就是左臂、右臂、左腿、右腿、左脚、右脚，下地后先刷牙，再洗脸，然后梳头，刷牙要先后右，梳头要先用左手梳左边再用右手梳右边等。许多患者的仪式往往非常复杂费时，但他必须严格按照程序做事，如稍有偏差或意外被打断，患者便会认真地将一切从头来一遍，否则就会焦虑不安，一整天都过不好。患者知道这样做毫无意义，但却非做不可，自感痛苦却又不能自我控制，无力自拔。

5. 强迫性迟缓

患者往往因仪式动作而动作迟缓，以致影响了正常生活、工作，上班经常迟到，使患者感到很苦恼。极端严重的，可有社会功能的损害。

三、诊断

1. 症状标准

符合神经症的诊断标准，并以强迫症状为主，至少有下列一项。

（1）以强迫思想为主，包括强迫观念、回忆或表象，强迫性对立观念、穷思竭虑、害怕丧失自控能力等。

（2）以强迫行为（动作）为主，包括反复洗涤、核对、检查或询问等。

（3）上述强迫观念、强迫行为的混合形式。

（4）患者称强迫症状起源于自己内心，不是被别人或外界影响强加的。

（5）强迫症状反复出现，患者认为没有意义，并感到不快，甚至痛苦，因此试图抵抗，但不能奏效。

2. 严重标准

社会功能受损。

3. 病程标准

符合症状标准至少已3个月。

4. 排除标准

（1）排除其他精神障碍的继发性强迫症状，如精神分裂症、抑郁症或恐惧症等。

（2）排除脑器质性疾病，特别是基底节病变的继发性强迫症状。

四、鉴别诊断

强迫障碍必须与其他有强迫症状的障碍相区别。

1. 抑郁障碍

强迫障碍常间断伴有抑郁的发作，此时强迫症状会加重，这种情况下抑郁障碍可能会被忽略。抑郁症患者在病程中常有一过性的强迫症状，这时若抑郁症的临床症状在整个病程中占主要地位，应诊断为抑郁症，若抑郁症状和强迫症状均达到临床诊断标准，应作出两病的诊断。

2. 精神分裂症

抵抗的程度可疑、强迫思维的内容异常或仪式行为特别怪异时，强迫障碍可能貌似精神分裂症。诊断时不宜仅从症状的荒谬与否来判别。主要是看患者有无自知力，是引以为苦，还是淡漠处之；患者与环境、现实是否保持一致；以及患者有无精神分裂症的特征性症状。

3. 广泛性焦虑症

广泛性焦虑症患者表现为对日常生活中的事件过分担心，焦虑易与强迫症混淆，鉴别的要点是这种担心、焦虑的体验是否具有强迫观念的性质，广泛性焦虑的内容多不固定，患者较少有强迫症患者的自我抵抗、自我失谐性等特点，结合广泛性焦虑的其他特征，如自主神经系统症状和运动方面的特征可鉴别。

4. 疑病症

患者在对自己躯体症状错误解释的基础上，反复认为自己患有某种严重的疾病，患者可以四处求医以寻找自己患病的依据，一般不伴有强迫性的仪式行为。疑病可以认为是以反复涌入的患有严重疾病的一种强迫观念，但多数患者并无自我抵抗，并不认为这种疑病观念是没有必要的，并不构成强迫观念的核心症状，因此，目前疑病症被认为是强迫谱系障碍。若患者同时伴有仪式性的检查、洗涤以减轻疑病带来的焦虑，这时给予强迫症并发疑病症的诊断。

5. 脑器质性疾病

器质性疾病也可出现强迫症状，20 世纪 20 年代曾流行的昏睡性脑炎的慢性病例中曾出现过这些症状。

五、治疗

（一）药物治疗

1. 三环类抗抑郁药

第一种用于 OCD 治疗的药物为氯米帕明，它是一种抑制 5-HT 再摄取的三环类抗抑郁药（TCA），具有明确的抗强迫作用。丙米嗪及多塞平均有一定的疗效，但氯米帕明疗效仍为最好。氯米帕明在治疗 OCD 时可能会需要较大剂量，应密切注意治疗过程中的不良反应。

2. 选择性 5-羟色胺再摄取抑制药（SSRIs）

已上市的 5 种 SSRIs 均获美国 FDA 批准用于 OCD 的治疗，不良反应较三环类抗抑郁药少。SSRIs 中的有些药物如氟伏沙明和舍曲林，由于能激动神经元内的 σ 受体，可能有利于对 OCD 的治疗。

在使用抗抑郁药对 OCD 的治疗中需注意以下几点：①药物需采用高剂量，相对用于抑郁症治疗的剂量要高。②临床疗效出现较晚，不是 2 周左右，可在 4~5 周以后。③通常疗效不完善，大多只是不同程度的症状减轻，仅少部分病例或许可达缓解。④长程治疗，药物必须长期应用，也许维持治疗时可适当减低剂量，但停药后很易复发。

3. 拟 5-HT 药物

对某些难治性 OCD，可合并应用拟 5-HT 药物提高疗效，如加用碳酸锂、曲唑酮等。

（二）心理治疗

1. 行为治疗

适用于各种强迫动作和强迫性仪式行为，也可用于强迫观念。采用系统脱敏疗法可逐渐减少患者重复行为的次数和时间，如在治疗一名强迫性洗手患者时，规定第 1 周每次洗手不超过 20 分钟，每天不超过 5 次；第 2 周每次不超过 15 分钟，每天不超过 3 次。以后依次递减。第 6 周时，患者已能正常洗涤了。每次递减洗手时间，起初患者均有焦虑不安表现，除了教会患者全身放松技术外，还可配用地西泮和普萘洛尔以减轻焦虑。

2. 认知疗法

强迫症的认知疗法是建立在对强迫症认知模式基础上的，了解强迫症的认知模式是认知疗法的基础。所有的治疗性接触中，治疗师首先设置本次治疗的主题，证实和确定患者的认知歪曲，向患者解释认知、情绪与行为的关系，自我监测的意义，布置作业，向患者表明通过作业练习的重要性。其目的是增强患者自信以减轻其不确定感；强调务实态度以减轻其不完美感。

3. 电抽搐治疗

适用于强迫症并发严重抑郁和自杀念头，不能耐受药物治疗者可考虑电抽搐治疗。

4. 精神外科治疗

经上述治疗方法仍无改善，带来严重社会功能损害及严重而持久的精神病者可考虑精神外科治疗。

强迫症的治疗问题仍然是一大难题，研究方向主要集中在提高疗效、促进社会功能康复、减少残疾。除药物治疗以外，应加强对认知行为治疗、家庭治疗、小组治疗的研究。近年来，对强迫症的精神外科治疗又被提出来。除传统的毁损性精神外科治疗以外，发展了非毁损性的深部脑电刺激治疗。

第四节　癔症

癔症是由精神因素，如生活事件、内心冲突、暗示或自我暗示，作用于易病个体引起的精神障碍。癔症源于早期的歇斯底里一词，由于该词在非医学界被广泛理解为无理行为的贬义词，因此在中国译为癔症。

一、病因

1. 遗传因素

临床遗传流行病学研究结果不一致。1957 年，Ljungberg 研究发现，281 名癔症先证者的父亲、兄弟、儿子的同病率分别为 1.7%、2.7% 和 4.6%；而其母亲、姐妹、女儿的同病率分别为 7.3%、6.0% 及 6.9%，全部男性亲属的患病率为 2.4%，女性为 6.4%。这些结果表明癔症与遗传有关。

2. 应激性事件

对应激性事件的经历和反应是引发本病的重要因素。如经历战争，遭遇对个体有重大意义的生活事件等；童年期的创伤性经历，如遭受精神虐待，躯体或性的摧残，则是成年后发生转换性和分离性障碍的重要原因之一。

3. 人格类型

通常癔症患者具有情感丰富、有表演色彩、自我中心、富于幻想、暗示性高的性格特点。国外还有不成熟、要挟、性挑逗等特征描述。

4. 社会文化因素

社会文化因素对癔症的影响作用较明显，主要表现在癔症的发病形式、临床症状等方面，例如，癔症的痉挛大发作、情感暴发式的发作，已不如 20 世纪初多见，而表现为躯体化的形式较多。跨文化研究发现，一些特殊的癔症表现形式被认为只出现于某些特定的种族和社会文化背景。

二、发病机制

1. 神经生理学解释

Janet 的意识分离理论认为，意识状态改变是癔症发病的神经生理基础。随着患者意识的分离，导致注意、警觉性、近记忆和信息整合能力等认知功能的损害。由于大脑皮质对传入刺激的抑制增强，患者的自我意识减弱，并有暗示性增高。此时，当个体受到生物、心理或社会因素的威胁，便出现类似动物遇到危险时的各种本能反应，如剧烈的运动反应、假死反射和返回到幼稚时期的退行现象等。

巴甫洛夫的高级神经活动学说认为，癔症发病的机制是有害因素作用于神经类型属于弱型的人，引起高级神经活动第一和第二信号系统之间、大脑皮质和皮质下部之间功能的分离或不协调。患者的第一信号系统和皮质下部的功能相对占优势。

现代神经心理学研究认为，海马具有片段记忆功能，分离可能属于一种干扰，它可能干扰创伤性记忆的编码、储存、检索和整合；而杏仁核作为隐蔽的警报系统，当面临超负荷时，分离就作为最后的防御机制而避免个体进一步遭受精神创伤。

2. 病理心理学解释

该观点认为癔症是一种有目的的反应。临床实践发现，癔症常常发端于困境之中或危难之时，而且癔症的发作往往能导致脱离这种环境或免除某些义务。

三、临床表现

癔症的临床表现极其多样化，有学者认为几乎可以类似任何一种疾病。一般可归纳为以下几种形式。

（一）癔症性精神障碍

又称分离性癔症，主要表现如下。

1. 癔症性遗忘

分离性遗忘主要表现为突然出现的不能回忆自己重要的事情（如姓名、职业、家庭等）。主要特点是记忆丧失，通常是重要的近期事件，不是由器质性原因所致，遗忘范围之广也不能用一般的健忘或疲劳加以解释。遗忘可以是部分性的和选择性的，一般都是围绕创伤性事件，如意外事故或意外亲人亡故。遗忘的程度和完全性每天会有所不同，但总有一个固定的核心内容在醒觉状态下始终不能回忆。

2. 癔症性漫游

又称神游症。表现为遗忘和身体的逃走。此症发生在白天觉醒时，患者突然从家中或工作场所出走，往往是离开一个不能耐受的环境，到外地旅行，旅行地点可能是以往熟悉和有情感意义的地方。此时患者意识范围缩小，但在漫游过程中能保持基本的自我料理和简单的社会交往，如购票、乘车等。短暂肤浅的接触看不出患者其言行和外表有明显的异常。此种漫游事先无任何目的和构想，历时几十分钟到几天，可以是很短的一段生活或仅是一段不长的旅行；但也可以持续较久，甚至在另一个地方开始全新的生活（例如一男子可能离开家到了另一个城市，有了一个新的工作，有了一群新的朋友）。清醒之后对病中经过不能回忆。一些患者具有强烈的分离性焦虑和自杀或杀人的冲动意念。

3. 癔症性身份障碍

主要表现为患者存在两种或更多种完全不同的身份状态，患者突然失去对自己往事的全部记忆，对自己原来的身份不能识别，以另一种身份进行日常社会活动；表现为两种或两种以上明显不同的人格，各有其记忆、爱好和行为方式，完全独立，交替出现，互无联系。在某一时刻只是显示其中一种人格，此时意识不到另一种人格的存在。初次发病时，人格的转变是突然的，与精神创伤往往密切相关；以后人格转换可因联想或由特殊生活事件促发。这些身份侧面的表现常常截然不同，却是代表了患者身份中不能整合的各个方面。从一种身份向另一种身份的转换常常是突然的，可以由特殊的环境或应激性处境或精神内部的冲突所引发。以两种人格交替出现者较常见，称为双重人格或交替人格，其中一种人格常居主导地位。

4. 癔症性精神病

在CCMD-3中，将其他分离性障碍称为癔症性精神病，常在受到严重的精神创伤之后突然起病，主要表现为症状多变，可有明显的行为紊乱，哭笑无常，片段的幻觉、妄想和思维障碍，意识蒙眬以及人格解体等。临床常见类型如下。

（1）癔症性朦胧状态：表现为患者的意识范围缩小，时空感知局限，其言行多只反映其精神创伤内容，而对外界其他事物却反应迟钝。此种状态常突然发生，历时数十分钟，然后自行中止。恢复后患者对发病经过通常不能完全回忆。

（2）情绪暴发：意识障碍较轻，常在遭遇精神刺激时突然发作，哭喊吵闹、捶胸顿足，甚至撕衣毁物、碰壁撞墙，其言语行为有尽情发泄内心情绪的特点。有人劝阻或围观时发作尤为剧烈。一般历时数十分钟即可安静下来，事后可有部分遗忘。

（3）癔症性假性痴呆：一种在精神刺激后突然出现的、非器质因素引起的智力障碍。一类患者有轻度意识模糊，对于简单的问题，给予近似却是错误的回答。另一类患者则突然变得天真幼稚，虽是成人却牙牙学语、活蹦乱跳、撒娇淘气、逢人便称叔叔阿姨，有人称为童样痴呆。

（二）癔症性躯体障碍

又称转换性癔症，其临床表现复杂多样，主要表现为运动和感觉功能障碍，也包括躯体、内脏障碍等躯体化症状。提示患者可能存在某种神经系统或躯体疾病，但各种检查均不能发现神经系统和内脏器官有相应的器质性损害。其症状和体征不符合神经系统解剖生理特征。症状在被观察时常常加重，患者对症状的焦虑增加时症状也趋于加重。可有以下常见类型。

1. 运动障碍

（1）肢体瘫痪：可表现为单瘫、偏瘫或截瘫。伴有肌张力增强或弛缓，增强者常固定于某种姿势，如手部紧握，膝关节屈曲，足呈拖曳状。被动运动时出现明显抵抗。检查不能发现神经系统损害证据或者"瘫痪"的部位与患者对神经系统功能的理解相一致，而此时常常是反解剖的。病程持久者可能出现失用性肌萎缩。

（2）局部肌肉的抽动或阵挛：可表现为肢体的粗大颤动或某一群肌肉的抽动或是声响很大的呃逆，症状可持续数分钟至数十分钟，或中间停顿片刻，不久又可持续。

（3）起立不能、步行不能：坐时、躺时双下肢可活动，但不能站立，扶起则需人支撑，否则向一侧倾倒，但通常不会跌伤；也不能起步行走或行走时双足并拢或呈摇摆步态；其共济失调常常给人非常严重的感觉，有时其步态所需肌力和协调性要超过正常步态，也可能在暗示下随着音乐翩翩起舞。

2. 缄默症、失声症

（1）失声症：患者想说话，但发不出声音或只能用耳语或发出嘶哑的、含糊的、细微的声音，称为失声症，此时患者可与人笔谈，并能大声咳嗽。

（2）缄默症：不用语言而用书写或手势与人交流称为缄默症。

对上述两类患者检查神经系统和发音器官无器质性病变，也无其他精神病症状存在。

3. 假性癫痫发作

又称癔症性癫痫，是一种类似于癫痫发作的状态，但没有癫痫发作的临床特征和相应的电生理改变，常于受到精神刺激或暗示时突然发生。发作时缓慢倒地或卧于床上，呼之不应，全身僵直，肢体一阵阵抖动或在床上翻滚或呈角弓反张姿势。呼吸时急时停，可有揪衣服、抓头发、捶胸、咬人等动作。有的表情痛苦，眼角含泪，但无咬破舌头或大小便失禁。大多历时数十分钟后症状缓解，发作后没有神情呆滞、睡眠和意识混乱。发作时没有 EEG 的相应改变。此外，需要鉴别的疾病有直立性低血压、急性焦虑发作、心源性晕厥和低血糖。

4. 感觉障碍

（1）感觉过敏：对一般的声、光刺激均难以忍受，对皮肤局部轻微的触摸可引起剧烈疼痛。

（2）感觉缺失：表现为局部或全身的感觉缺失或为半身痛觉消失或呈手套、袜套型感觉缺失。其范围与神经分布不相一致。缺失的感觉可为痛觉、触觉、温度觉。

（3）感觉异常：如果感觉咽部有梗阻感或异物感，咽喉部检查不能发现异常，称为癔症球；但应注意与茎突过长引起的茎突综合征鉴别。后者可通过咽部触摸或 X 线摄片加以证实。头部紧箍感、沉重感，称为癔症盔；精神因素引起的头痛或其他躯体部位的疼痛，称为心因性疼痛。

（4）视觉障碍：可表现为弱视、失明、管视、视野缩小、单眼复视。常突然发生，也可经过治疗，突然恢复正常。视觉诱发电位正常。

（5）听觉障碍：表现为突然失聪或选择性耳聋，即对某一类声音辨听能力缺失。电测听和听诱发电位检查正常。

5. 混合障碍

以上几类症状可在同一患者身上出现，常表现为症状的多样性、多发性。

（三）癔症的特殊表现形式

1. 流行性癔症

即癔症的集体发作。多发生于共同生活且经历、观念基本相似的集体中，如学校、教堂、寺院或在公众场所。通常在经济水平不高、人群中的文化水平不高、封建迷信活动较多的环境中流行。由于发病环境中对这类疾病性质不了解，常在这一群体中引起广泛的紧张、恐惧情绪；在相互暗示和自我暗示影响下，使此病在短期内暴发流行。这类癔症发作大多历时短暂，表现形式相似。将患者，特别是初发病例隔离起来，给予对症处理，流行即可迅速得到控制。

2. 赔偿性神经症

有学者认为这属于癔症的一种特殊形式。在交通事故、医疗纠纷和其他损害性事件中，受伤害者往往显示、保留或夸大症状，有利于其索取赔偿。症状的出现或持续存在一般不受本人意志支配，而是由无意识机制起作用。对于这类要求赔偿的病例，应尽早处理，力求一次彻底解决，切忌拖延。旷日持久的诉讼过程对受害人症状的消除极为不利。赔偿问题解决之后，应尽快采取医疗康复措施，配合心理治疗，以促进症状的消除。

3. 职业性神经症

这是一类与职业活动密切相关的运动协调障碍，如从事抄写工作者的书写痉挛，舞蹈演员临演时的下肢运动不能，教师走上讲台时的失声、声音嘶哑或口吃。当进行非职业活动时，上述功能皆恢复正常。

四、诊断

在 CCMD-3 中，癔症指一种以解离症状（部分或完全丧失对自我身份识别和对过去的记忆，并称为癔症性精神症状）和转换症状（在遭遇无法解决的问题和冲突时产生的不快心情，以转化成躯体症状的方式出现，并称为癔症性躯体症状）为主的精神障碍，这些症状缺乏可证实的器质性病变基础。其诊断标准如下。

1. 症状标准

（1）有心理社会因素作为诱因，并至少有下列一项综合征。

1）癔症性遗忘。

2）癔症性漫游。

3）癔症性双重或多重人格。

4）癔症性精神病。

5）癔症性运动和感觉障碍。

6）其他癔症形式。

（2）没有可解释上述症状的躯体疾病。

2. 严重标准

社会功能受损。

3. 病程标准

起病与应激事件之间有明确联系，病程多反复迁延。

4. 排除标准

排除器质性精神障碍（如癫痫所致精神障碍）、诈病。

五、鉴别诊断

一方面癔症的发作几乎可以模拟任何疾病；另一方面为数不少的神经精神疾病和内科疾病都可出现癔症样发作。这种一病多症与多病一症的相互重叠，扑朔迷离，使癔症真假难辨，易有误诊，有时甚至造成严重后果。

1. 与精神疾病的鉴别

（1）急性应激障碍：急性应激障碍后反应性朦胧状态与癔症发作鉴别颇难。反应性朦胧状态有不同程度的意识障碍，表情惊恐、动作杂乱无章、狂奔乱跑，具有自动症或原始的防卫反射的性质。癔症的意识朦胧虽有意识障碍，但受损的水平不一致，富戏剧性，如对大的时空感知模糊或感知缺乏，而对眼前的事物却感知清晰。

（2）精神分裂症青春型：癔症的情感暴发和幼稚动作等表现易与急性发作的精神分裂症青春型相混淆，青春型精神分裂症患者的情感变化莫测、哭笑无常，与周围环境无相应联系，行为荒诞离奇、愚蠢可笑、不可理解。同时依据病程的纵向观察资料也有助于鉴别。

（3）其他精神疾病：抑郁症、紧张型精神分裂症、躯体化障碍、适应障碍、创伤后应激障碍等。

2. 与神经系统疾病的鉴别

癫痫大发作、重症肌无力、周期性瘫痪、脑肿瘤、多发性硬化、视神经炎、部分音带麻痹。

3. 与内科疾病的鉴别

癔症的躯体化症状有主诉多、症状变化多、累及的器官多等特点，常常很难用某种内科疾病进行一元化的解释。但更重要的证据是内科病的体征和检查结果。需与癔症鉴别的常见内科疾病有心血管系统疾病、消化系统疾病、泌尿系统疾病、内分泌系统疾病等。总之，癔症与内科疾病的鉴别主要取决于内科疾病的特殊体征、症状及实验室检查的阳性发现。当然，癔症患者对内科疾病并无天然免疫力，完全可能集癔症与内科疾病于一身。这种情况下，往往易将内科疾病漏诊，尤其是在内科疾病的症状尚未充分表现时。

4. 诈病

诈病是指毫无病情，为了某种目的而装扮成疾病；或是虽有一定病情，为了达到某一目的而故意扩大病情的情况。诈病的特点是有非常明确的目的，有一定医学知识或有接触同类患者的经验。"症状"的发作完全由其主观愿望决定、随意控制。目的一旦达到，"症状"也就不治而愈了。诚然，很多学者强调癔症的发作似乎也有"目的"，但这种目的是从客观上分析出来的，患者并无明显的意识。更重要的鉴别是，癔症的症状一旦发作，是主观意志无法控制的。

六、治疗

（一）心理治疗

癔症的症状是功能性的，因此心理治疗占有重要的地位。通常应注意以下几点：①建立良好的医患关系，给予适当的保证，忌讳过多讨论发病原因。②检查及实验室检查尽快完成，只需进行必要的检查，以使医生确信无器质性损害为度。③以消除实际症状为主。下面介绍几种常见的治疗方法。

1. 短程心理治疗

（1）有效地倾听，详细了解患者的个人发展史、个性特点、社会环境状况、家庭关系、重大生活事件等。

（2）提供给患者一个安全的环境，以共情、尊重、负责、理解的态度赢得患者的信任。

（3）引导患者表达内心的感受，不将自己的观点强加于患者，邀请患者一起来分析问题、解决问题。

（4）识别和注意那些对现在有影响的造成精神创伤或心理应激的事件。如果可能，逐渐澄清症状所带来的"继发性获益"的根源。

2. 暗示疗法

这是治疗癔症的经典方法。法国医生 Charcot 提出癔症是一种心因性疾病之后，Babinski 指出暗示在其治疗中的作用。诱导疗法是经中国人改良后的一种暗示治疗。以乙醚 0.5 mL 静脉注射，并配合言语暗示，告之嗅到某种特殊气味后老病便会发作。让患者无须顾虑，任其发作，称为发作得越彻底越好。待其发作高峰期过后，以适量蒸馏水胸前皮内注射，并配合言语暗示，称为病已发作完毕，此针注射后便可病愈了。这种先诱发出其症状再终止其症状的暗示疗法，比通常只打一支蒸馏水的暗示疗法效果要好。诱导疗法充分利用了患者易在暗示下发病的临床特点，采取欲擒先纵的方法，使患者相信医生既能"呼之即来"，必能"挥之即去"。曾有过手术全身麻醉史的人不宜使用此疗法，因为患者已有了使用乙醚的体验，不利暗示。另外，孕妇忌用，经期慎用，因乙醚可引起子宫收缩。

暗示疗法用于那些急性发作而暗示性又较高的患者，机智的暗示治疗常可收到戏剧性的效果。

3. 系统脱敏疗法

系统脱敏疗法是行为疗法之一。系统脱敏的方法，使那些原能诱使癔症发作的精神因素逐渐失去诱发癔症的作用，从而达到减少甚至预防癔症复发的目的。先让患者倾诉与发病最有关的精神因素、内心冲突，并录音、录像以备用。然后训练患者学会全身松弛，有条件的可借助肌电反馈训练，患者学会全身松弛后开始脱敏。最初一级脱敏是短时间播放能够引发精神刺激的录音或录像，或让患者闭目想象那种精神刺激的场面，当患者稍感紧张不安时，停止播放或让患者抹去想象，全身放松。如此多次重复，由于交互抑制的原理，这种刺激便不再引起患者紧张不安。然后逐渐增加刺激量，如法炮制。直到完全沉浸在精神刺激的录音、录像或想象之中，均无明显的情绪反应为止。最后再迁移到现实生活之中，使患者能逐步适应充满精神刺激的现实生活，正常地工作学习。系统脱敏疗法的近期效果与暗示疗法相似，但远期疗效优于暗示疗法。

4. 其他心理治疗

心理动力学治疗、催眠疗法以及认知心理治疗在临床中也被广泛应用。但应遵循心理治疗的个体化、整合性和灵活性原则。

（二）药物治疗

有学者认为药物治疗的作用有限，似乎都不比暗示治疗更有效。但临床实践中发现，癔症患者存在衰弱、疼痛、失眠等症状。这些症状和身体不适感往往成为诱使患者癔症发作的自我暗示的基础。使用相应的药物有效控制这些症状，对治疗和预防癔症的发作无疑是有益的。

对于伴有精神病性症状或兴奋躁动的患者可给予抗精神病药物和镇静治疗，若伴有抑郁、焦虑可给予相应的抗抑郁药和抗焦虑药治疗，可起到辅助心理治疗作用。

第五节　躯体形式障碍

躯体形式障碍，是一类以持久地担心或相信各种躯体病变为主要临床表现的神经症。存在对身体健康和躯体不适过分担心的优势观念（超价观念，但不是妄想）。患者因这些症状反复就医，尽管各种医学检查的结果都是正常的，尽管医生反复地说明和解释，均不能打消患者的疑虑。即使患者确实存在某种躯体疾病，其严重程度也远远不足以解释患者感受到的痛苦和焦虑；尽管患者症状的发生与不愉快的生活事件、艰难处境或心理冲突密切相关，但患者常常否认心理因素的存在。病程多为慢性波动性。经常伴有焦虑和抑郁，常有社会功能受损。

一、躯体化障碍

（一）临床表现

躯体化障碍是一种以多种多样、经常变化的躯体症状为主要特征的神经症。在1859，法国医生Pierre Briquet 描述了这种症状，患者因各种躯体不适而无止境地前来就诊，但从临床检查来看，并未发现任何器质性病变。尽管医生并未有任何阳性发现，但患者很快以相同或略有不同的症状来复诊。100多年来，这种病称为 Briquet 综合征。1980 年改称躯体化精神障碍。躯体化障碍患者的症状可以涉及身体的任何系统或器官，最常见的是胃肠道不适，异常的皮肤感觉，皮肤斑点，性及月经方面的主诉也比较多，患者在描述症状时往往带有夸大，而缺乏特异的、实质性的内容，常常同时找多个医生就诊。躯体化障碍常常并发冲动或反社会行为。可伴有自杀企图、婚姻问题，因此在社会、人际及家庭行为方面长期存在严重障碍。躯体化障碍为慢性波动性病程，很少完全缓解。女性远多于男性。多在成年早期起病。常伴有明显的焦虑和抑郁情绪。

（二）诊断

CCMD-3诊断标准如下。

1. 症状标准

（1）符合躯体形式障碍的诊断标准。

（2）以多种多样、反复出现、经常变化的躯体症状为主，在下列4组症状之中，至少有2组共6项。

1）胃肠道症状：腹痛；恶心；腹胀或胀气；嘴里无味或舌苔过厚；呕吐或反胃；大便次数多、稀便或水样便。

2）呼吸循环系症状：气短；胸痛。

3）泌尿生殖系症状：排尿困难或尿频；生殖器或其周围不适感；异常的或大量的阴道分泌物。

4）皮肤症状或疼痛症状：瘢痕；肢体或关节疼痛、麻木或刺痛感。

（3）体检和实验室检查不能发现躯体障碍的证据，能对症状的严重性、变异性、持续性或继发的社会功能损害作出合理解释。

（4）对上述症状的优势观念使患者痛苦，不断求诊或要求进行各种检查，但检查结果阴性和医生的合理解释均不能打消其疑虑。

（5）如存在自主神经活动亢进的症状，但不占主导地位。

2. 严重标准

常伴有社会、人际及家庭行为方面长期存在的严重障碍。

3. 病程标准

符合症状标准和严重标准至少已2年。

4. 排除标准

排除精神分裂症及其相关障碍、心境精神障碍、适应障碍或惊恐障碍。

（三）治疗

1. 心理治疗

躯体化障碍的心理治疗非常困难，到目前为止，没有哪种疗法被证实可以治愈这种疾病。主要应掌握以下原则。

（1）必须建立一个稳定的治疗联盟，其基础是患者较为强烈的治疗动机和良好的医患关系。医生要承认患者的疼痛和痛苦，这会使患者感到医生是关心、同情而且愿意帮助患者的。

（2）应对患者进行一次系统、全面的评估。这一方面会加强刚刚建立的医患关系，同时对排除真正的躯体疾病也是非常必要的。即使在建立了躯体化障碍的诊断以后，对患者的症状判断也应建立在客观证据的基础上，而不能凭主观推测，因为躯体化障碍患者和普通人有同样的机会发生躯体疾病。

（3）则是将诊断告诉患者，并从积极的角度向患者解释躯体化障碍，告之这不是"精神病"，而是医学上的一种疾病，这种疾病不会导致慢性的精神或躯体的残疾，更不会死亡。但医生应积极地解释和现实地与患者讨论预后、目标和治疗计划。

2. 药物治疗

部分患者可以辅以抗焦虑药和抗抑郁药治疗。但必须认识到躯体化障碍患者服用药物很难控制，会导致药物滥用或依赖，甚至服用过量药物自杀。因此，应选择不良反应小、安全性高的药物，如5-羟色胺再摄取抑制药。

二、躯体形式自主神经紊乱

（一）临床表现

躯体形式自主神经紊乱，是一种主要受自主神经支配的器官、系统（如心血管系统、胃肠道系统、呼吸系统）发生躯体障碍所致的神经症样综合征。患者在自主神经兴奋症状的基础上，又发生了非特异的、但更具有个体特征和主观性的症状，如部位不定的疼痛、烧灼感、沉重感、紧束感、肿胀感。经检查，这些症状均不能证明由相关的器官或系统发生障碍所致。因此，本障碍的特征在于明显的自主神经受累，非特异性的症状附加了患者主观的表述，以及坚持将症状归咎于某一特定的器官或系统。常见的有心脏神经症、胃神经症、心因性腹泻、过度换气症、心因性尿频等。

1. 心脏神经症

由神经功能失调而引起的心血管系统功能紊乱的一组精神神经症状。这种患者多伴有身体其他部位神经症的症状群。心脏神经症，实际上是全身神经症的一部分。心脏神经症的原因，往往与不良的环境和躯体因素有关。由于内外因素的影响，使调节、支配心血管系统的自主神经的正常活动受到了干扰，因此心脏也就出现了一时性的功能紊乱。患者常常对一时性的心前区不适感疑病重重，并对此长期放心不下，忧心忡忡，担心患了某种"心脏病"。在这种情况下，如果医务人员的不适当解释，更会促使患者产生焦虑、紧张的心情，增加心理负担，患者对心脏的关心也就更为强烈。

心脏神经症是全身神经症的一部分，因此患者也具有神经系统和其他系统的一些症状，如易激动、失眠多梦、头晕、头痛、全身乏力、注意力涣散、记忆力下降、求治心切等。在临床上，有心血管系统症状的患者中，大约有1/10是心脏神经症患者，故需引起注意。

2. 胃肠神经症

以胃肠的症状为主，常有呕吐、嗳气、反酸、畏食、上腹饱胀、疼痛等不适；并可有腹痛、腹胀、腹鸣、腹泻或便秘等症状。还可同时伴有神经症的一般常见症状，如失眠、头晕、头痛、紧张焦虑、倦怠乏力、心悸、胸闷、注意力涣散、神经过敏、健忘、工作效率低等。各种症状表现在不同个体上，其轻重不一，历时长短不一，并可被情绪和暗示所左右。凡属本病，则体格检查，包括各种仪器检查，均无相应的病理体征。

（二）诊断

CCMD-3 诊断标准如下。

（1）符合躯体形式障碍的诊断标准。

（2）至少有下列 2 项器官系统（心血管、呼吸、食管和胃、胃肠道下部、泌尿生殖系统）的自主神经兴奋体征：①心悸。②出汗。③口干。④面部发热或潮红。

（3）至少有下列 1 项患者主诉的症状：①胸痛或心前区不适。②呼吸困难或过度换气。③轻微用力即感过度疲劳。④吞气、呃逆、胸部或上腹部的烧灼感等。⑤上腹部不适或胃内翻腾或搅拌感。⑥大便次数增加。⑦尿频或排尿困难。⑧肿胀感、膨胀感或沉重感。

（4）没有证据表明患者所忧虑的器官系统存在结构或功能的紊乱。

（5）并非仅见于恐惧障碍或惊恐障碍发作时。

（三）治疗

患者大多就诊于内科的专科门诊，通常都会接受各种药物治疗和医生的保证，但疗效一般都不持久。认知行为治疗对躯体形式自主神经紊乱是有效的。例如，在心血管系统、呼吸系统功能紊乱的治疗中涉及 3 个过程。

1. 复现症状

必须在排除器质性心脏病之后才尝试去做。具体技术包括要求患者过度换气，直到屏住呼吸，这一过程可能使症状再现，然后让患者进入第二阶段。

2. 对躯体症状再归因

纠正患者对症状性质的错误理解，教育患者认识到，症状并不是即将来临的危难的信号，而是对焦虑和过度换气的正常反应。医生可给患者书面指导，告知患者再发作时如何应付，对症状进行实事求是的解释等。指导中要提示患者减慢他们的呼吸，要患者记住他们过去出现的症状并没有威胁到生命，症状不会持续很长时间。

3. 应付策略

使用积极的自我评价，练习 8～12 次/分钟的缓慢呼吸，避免摸脉搏、数呼吸等检查习惯，避免寻求保证、纠缠于症状性质的穷思竭虑等。

4. 其他

在治疗其他系统功能紊乱上，将一些方法，如心理动力学治疗、生物反馈、进行性肌肉放松训练、催眠疗法、行为治疗以及药物治疗结合起来，效果更好。

三、持续性躯体形式疼痛障碍

（一）临床表现

持续性躯体形式疼痛障碍是一种不能用生理过程或躯体障碍予以合理解释的持续、严重的疼痛。情绪冲突或心理社会因素直接导致了疼痛的发生，经检查不能发现相应主诉的躯体病变。不过这一症状的澄清并非易事，诊断需排除抑郁症或精神分裂症病程中被假定为心因性疼痛的疼痛、躯体化障碍，以及检查证实的相关躯体疾病与疼痛。

与心理因素有关的疼痛，在许多精神障碍中都很常见，尤其是焦虑和心境障碍。但在持续性躯体形式疼痛障碍中，疼痛是最主要的主诉。全身任何部位都可受影响，但主诉最多的是头痛、腰背痛及不典型的面部疼痛，疼痛的时间、性质、部位常常变化。病程迁延，常持续 6 个月以上。疼痛障碍可严重地影响患者日常生活的各个方面，职业、人际交往及家庭均可受累。活动能力下降和社会隔离，反过来又会导致新的心理问题，如焦虑、抑郁，而形成新的疼痛和疲劳。患者为了寻求治疗，可能会花费大量的时间和金钱，并引起职业和家庭问题。

（二）诊断

CCMD-3 诊断标准如下。

1. 症状标准

（1）符合躯体形式障碍的诊断标准。

（2）持续、严重的疼痛，不能用生理过程或躯体疾病作出合理解释。

（3）情感冲突或心理社会问题直接导致疼痛的发生。

（4）经检查未发现与主诉相应的躯体病变。

2. 严重标准

社会功能受损或因难以摆脱的精神痛苦而主动求治。

3. 病程标准

符合症状标准至少已 6 个月。

4. 排除标准

（1）排除检查出的相关躯体疾病与疼痛。

（2）排除精神分裂症或相关障碍、心境障碍、躯体化障碍、未分化的躯体形式障碍、疑病症。

（三）治疗

持续性躯体形式疼痛障碍一般病程迁延，完全缓解疼痛常常不大可能。因此，治疗的目的应是改善功能，帮助患者能更好地应对症状。探讨患者自己对疼痛原因的解释，鼓励其看到躯体、心理和社会因素与疼痛发生之间的关系。某些三环类抗抑郁药、5-羟色胺再摄取抑制剂对持续性躯体形式疼痛障碍有效，但一般不主张使用镇痛类药物治疗慢性疼痛。

四、疑病症

疑病症即疑病性神经症，其主要表现为担心或相信自己患有某种或多种严重的躯体疾病。这种观念较为持久，故反复就医，各种医学上的检查阴性和医生对疾病的解释或客观检查，均不能消除患者的疑虑或对自身健康固有的成见。对身体畸形（虽然根据不足甚至毫无根据）的疑虑或先占观念也属于本症。患者常常伴有有焦虑或抑郁情绪。疑病症可发生于任何年龄阶段，而以青、中年为多。需要特别提及的是儿童的疑病症有其自身的特点，不像成人的疑病症那样有明确的怀疑对象（即某种疾病），而是一般怀疑自己不舒服。

（一）病因

1. 神经生理因素

在正常情况下，内脏活动是不会被个体清晰感知的。内脏活动向中枢传导的冲动并不进入意识层面，它们在网状结构或边缘系统等整合机构中被滤掉了。只有在这些冲动相当明显时，如肠蠕动、膀胱充盈等内部刺激较强时，这些内脏的信息才上传到意识领域中来，从而引起感觉、情绪和行为反应。神经系统的这一功能有很大的适应意义，它使人们将注意力指向外界，不为体内的各种生理活动所纷扰，以达到与外界的协调和平衡。疑病症患者可能因为上行激活系统的过滤功能失常而导致某些内脏信息不断进入意识，引起患者关注。因此，疑病症患者常体验到体内有牵拉、膨胀、流动、搅拌、隐痛等感觉。实验证明，给腹部施加同样的压力，当正常人只感到腹部压迫时，疑病症患者已感腹痛难忍，表明其感觉阈值和耐受性均降低。

2. 心理学因素

（1）人格因素：心理学方面的研究发现，此类患者有一定的人格特征，从个性心理特征上分析，疑病症患者大多有偏执性格（或称多疑与执拗性格），主要表现为多疑又多心、过分敏感、固执己见、自负、好妒忌、自我评价高、内向、拘谨、孤僻、依赖性强、意志薄弱、自控力差、易受暗示等特点。还有的患者对周围的事物缺乏兴趣，对自己身体过分关注，具有自恋性人格倾向。这些人往往过分注意来自躯体各个部位的感觉，认为自己先天不足，后天失调，自幼体弱多病，信守养身之道，对医学知识感兴趣，易受医生和医书影响，害怕有病的人，害怕死亡，对生命极为珍惜，依赖性强、易激惹、易紧张、易烦恼。一旦身体出现不适，就努力寻找不适感的原因，一旦遇到某种病理因素和偶然的事件之后，由于性格特征使然，自我联想及暗示，将其与内脏的轻微不适联系起来，形成疑病观念。

（2）认知因素：对疑病症的病因，有学者认为，疑病症的核心部分是对躯体不适的错误解释，将其看成是严重疾病的证据。所以，从根本上讲，疑病症是一种有强烈感情因素的认知性或知觉性精神障碍。运用认知科学的方法，一些研究专家证实，疑病症患者对于疾病暗示更加敏感。他们更倾向于把模棱两可的刺激看作是一种威胁，因此，对任何可能的疾病信号更加警觉（和恐惧）。

3. 社会因素

首先，一些患者的疑病症状，往往产生于长期过度紧张、疲劳或受到挫折之后。并使其进入患者角色，患者角色的获得，可以使其摆脱某些社会责任和义务，还能享受某些特权，这有利于患者摆脱困境，取得心理上的平衡。一旦患者的疾病行为得到医生和亲友们的肯定后，各种疑病症状就进一步地固定下来。

其次，像某些其他的精神障碍尤其是焦虑障碍一样，疑病症可能发生在应激性事件之后。这些事件往往是与死亡或疾病相关。

最后，当一个儿童的家庭成员患病较频繁，他成年后就更易发展成疑病症。即使其到成年期前没有患上疑病症，他也因为有对疾病印象深刻的记忆，而对这方面更加关注，从而更易因此产生焦虑。

（二）临床表现

1. 对健康的过分关注

本病突出的表现是患者对自身的身体状况过分关注。有些人过分关注正常的生理现象，如对心率、呼吸、大小便、出汗、性功能、血管搏动，甚至面色、肤色或者是指甲中的斑点等十分关注；另一些人则对非常轻微的躯体不适，如咳嗽等十分关注。

2. 疑病观念

疑病症的主诉多种多样，可只限于某一部位、器官或系统，也可涉及全身。有的患者对症状的感知极为具体，描述的病象鲜明、逼真，表现为定位清楚的病感。如肝脏肿胀的感觉、胃肠扭转的体验、脑部充血的感受及异物堵塞感等。有的患者则体验到定位不清楚的病感，性质模糊，难以言表，只知道自己体虚有病，状态不佳。

疼痛是本病最常见的症状，有一半以上的患者主诉疼痛，常见部位为头部、腰部和胸部，有时感觉全身疼痛。其次是躯体症状，可涉及许多不同器官，表现多样，如感到恶心、吞咽困难、反酸、胀气、心悸；有的患者则觉得有体臭或五官不正、身体畸形。虽查无实据，仍要四处求医、反复检查。

3. 疑病烦恼

对身体健康或所怀疑疾病本身的纠缠，而不是对疾病后果和继发效应的苦恼。有些患者也知道烦恼对健康不利，但苦于无法解脱。因此，常常喋喋不休地给别人讲疾病始末，以宣泄内心的烦恼。

4. 反复就医

患者因为各种躯体不适反复就医，反复要求做各种检查，尽管检查结果不支持患者的主诉，医生也再三给予合理解释，但仍不能打消患者的疑虑，对检查结果持怀疑态度，继续到各医院反复要求检查、治疗，以致明显影响了正常的工作、学习和生活。

（三）诊断

为这种症状反复就医，各种医学检查阴性和医生的解释均不能打消其疑虑。即使患者有时存在某种躯体障碍，也不能解释所诉症状的性质、程度或患者的痛苦与优势观念，常伴有焦虑或抑郁。对身体畸形（虽然根据不足）的疑虑或优势观念也属本症。本障碍男女均有，无明显家庭特点（与躯体化障碍不同），常为慢性波动性病程。

1. 症状标准

（1）符合神经症的诊断标准。

（2）以疑病症状为主，至少有下列1项。

1）对躯体疾病过分担心，其严重程度与实际情况明显不相称。

2）对健康状况，如通常出现的生理现象和异常感觉作出疑病性解释，但不是妄想。

3）牢固的疑病观念，缺乏根据，但不是妄想。

4）反复就医或要求医学检查，但检查结果阴性和医生的合理解释均不能打消其疑虑。

2. 严重标准

社会功能受损。

3. 病程标准

符合症状标准至少已3个月。

4. 排除标准

排除躯体化障碍、其他神经症性障碍（如焦虑、惊恐障碍或强迫症）、抑郁症、精神分裂症、偏执性精神病。

（四）鉴别诊断

1. 躯体疾病

在临床上，躯体疾病继发疑病症状的情况较为多见。有研究显示，冠心病、高血压、支气管哮喘等患者常有一种夸大症状的趋势，使躯体症状与疑病症状的区分颇为困难，应引起临床医师的注意。根据病史、体征或实验室检查可以鉴别。

2. 精神分裂症

精神分裂症患者早期可出现疑病观念，并可发展成为疑病妄想。疑病妄想是一种病态的信念，明明与现实不符，患者却坚信不疑，并常常与被害妄想相纠缠。精神分裂症患者的疑病症状表现古怪，如感觉到口腔内充满了头发或半边脑子已溶化成水，其内容可变化不定，且无求治要求。同时，精神分裂症的特征性的思维、联想障碍、情感不协调、病后明显人格改变、无自知力等均可作为鉴别依据。

3. 抑郁症

抑郁症以心境低落为主要临床相。患者自我感觉不佳，觉得痛苦、厌倦、疲劳，也可伴有疑病症状，但根据症状的主次及其出现的先后与本病鉴别并不困难。

4. 疾病恐惧症

疾病恐惧症主要表现为害怕自己将会得某种疾病，因此尽力避开可能导致这种疾病的危险因素，而疑病症患者则错误地认为自己已经得了某种疾病。疑病症患者更倾向于错误地解释躯体不适的含义，更加频繁地就诊，坚信自己得了某种疾病是疑病症的核心特征。当然，有些人既坚信自己得了某种疾病，又怀疑自己将会得另一种疾病。在一项研究中，60％的疾病恐惧症患者最后发展为疑病症或惊恐性障碍。

5. 惊恐性障碍

惊恐性障碍的患者也会错误地把躯体的不适看作是惊恐发作的前兆。虽然两者都是对躯体不适的过分关注，但是惊恐性障碍患者害怕的是几分钟之内就发生的大灾难，他们因此而万分恐惧。疑病症患者则担心发生某些较长时间才能致命的疾病（如癌症、艾滋病）。而且惊恐性障碍患者在多次被告知身体并未患病后，往往很快就会停止去看医生或看急诊，而疑病症患者虽经再三给予合理解释，但仍不能打消其疑虑。

（五）治疗

1. 心理治疗

疑病症最基本的治疗是心理治疗，在心理治疗过程中，医生应注意尽量少讨论患者的症状，只要让患者知道医生已充分了解其病情即可。疑病症患者非常渴望讨论其症状和疾病，医生不能迁就患者，给予过多的检查、开药，应反复向患者宣教科学知识，以肯定的态度向患者说明患病的性质，指导患者正确对待疾病。以后应把谈论的话题，逐渐转向患者的个性发展、生活经历及目前困难上来，切记不能与患者过多地讨论疾病。

（1）支持性心理治疗：支持性心理治疗是治疗本症的基础。治疗时应注意以下几点。

1）要认真倾听患者的陈述，详细了解既往各项检查及诊治情况，逐步建立相互信赖的医患关系。

2）不要急于对疾病和症状予以否定或保证，告知患者不要对治疗抱过高的期望和要求。不要迁就患者做进一步检查的要求，拒绝要委婉巧妙。

3）在进行必要的检查与药物治疗及解释时，尽量避免医源性影响。

4）治疗过程中，患者出现新的症状和诉述时，不可简单地归之于疑病症状中，经检查确定是否确实伴发了躯体疾病，以免延误治疗。

5）帮助患者逐步了解所患疾病的性质，改变错误的观念。解除或减轻精神因素的影响，使患者对自己的身体情况与健康状态有一个相对正确的评估，引导患者从对自身的关注转移到外界，在建设性的行动中体验喜悦，逐渐摆脱疾病观念。

（2）森田疗法：森田疗法对消除疑病观念可产生良好效果，有条件的医院可试用。疑病症患者多倾向于沉浸于自己疾病的角色中，多卧床休息或反复检查，体验自身痛苦，一旦检查结果阴性或自身痛苦严重，便陷入焦虑、抑郁之中，并循环往复，产生恶性循环。因此，要鼓励患者"为所当为"，带着自己的病痛去做自己该做的事情，使上述恶性循环得以打破，许多患者在活动及工作后，发现自己的痛苦有所减轻。应使患者从对自身的关注转移到外界。

（3）认知行为治疗：治疗的重点在于如何界定和改变患者将躯体异常感觉与严重疾病相联系的错误认知模式。教导患者如何通过集中注意力于躯体某一区域而产生相应"症状"。通过这种人为地产生症状的方法使许多患者意识到这些症状是可以控制的，患者也被训练如何较少地因所忧虑的疾病而去求医。

2. 药物治疗

药物治疗主要针对患者的焦虑、抑郁情绪、躯体不适、疼痛等症状，可用苯二氮䓬类、三环类抗抑郁剂、SSRIs、SNRIs以及对症处理的镇痛药、镇静药等。另外，对确实难以治疗的病例可以使用小剂量非典型抗精神病药物，如喹硫平、利培酮等，以提高疗效。当患者情绪及某些躯体症状得到改善后，对心理治疗的认同与接受对患者更有利。

第六节　神经衰弱

一、概述

神经衰弱是一种以精神易兴奋又易疲劳为特征的神经症，临床上患者表现为情绪易激惹、易烦恼、易紧张，还伴有肌肉紧张性疼痛和睡眠障碍等生理功能紊乱症状。

神经衰弱一词是 1869 年由美国的精神科医生 George Miller Beard 提出，但美国等西方国家现已取消了这一诊断名称。然而大量研究表明，在临床上确实存在着这样一组患者，他们以慢性疲劳为主诉，体格检查与相应的实验室检查未发现异常，无明显特征性情绪症状，不符合 DSM-Ⅳ 中任何一种精神障碍的诊断。我国精神病学家基于对历史与事实的尊重，在中国精神疾病诊断分类系统（CCMD）中保留了神经衰弱这一诊断，并制定了规范化的诊断标准。据此，《国际疾病分类法第 10 版》（ICD-10）基于这些学者的观点，也保留了神经衰弱这一诊断类别。

二、病因

神经衰弱的病因与发病机制至今尚无定论。归纳以往研究，主要有以下几个方面。

（一）个体因素

神经衰弱患者病前常有某些个性特征或易感素质。一般认为，个体在易感素质的基础上，承受较大的心理压力又不能有效应对时，其精神活动的能量调节机制便受到影响，因而产生神经衰弱症状。神经衰弱患者的易感素质主要表现为中枢神经系统的两种特性：①易兴奋性，即患者的反应阈值低，对微弱的刺激都易产生反应，因而敏感、警觉性高。②易消耗性，即患者的能量容易消耗，表现为易疲劳，很难持久地集中注意力和长时间地思考问题。这两种特性是相关的，因为敏感，即使是很微弱的刺激也能引起反应；反应太多，自然大量消耗能量而引起疲劳。研究表明，神经衰弱具有情绪不稳定和内向的个性特征。素质因素与心理社会因素的病因作用可能呈负相关，即具有较强的易感素质的人，在较弱的心理社会因素作用下可能发病，而没有这种易感素质的人，如果心理社会因素过于强烈或持久，也可能患病。

（二）心理社会因素

心理社会因素在神经衰弱的发生中有重要作用。所谓心理因素，主要指患者的个性特征、认知系统、情感态度与应付方式等；而社会因素则主要包括社会环境、经济状况、生活条件。社会因素必须通过心理感受才起作用，所以两者常常联称为心理社会因素。一般认为，心理社会因素能否成为致病因素，取决于其性质、强度和持续的时间；更取决于患者的态度和体验，而患者的态度和体验又与其个性特征、应付方式等密切相关。个人的不幸、家庭的纠纷、人际关系的紧张、生活工作中的激烈竞争，以及生活受挫等引起患者的负性情绪，长时间的内心冲突而导致神经衰弱，而且生活事件的刺激量与患者症状的严重程度呈正相关。或许是精神压力促发了神经衰弱，或许是患了神经衰弱而徒增了许多烦恼，孰因孰果，尚待研究。多数学者认为，具有易感遗传素质的人，在相对弱的外界因素作用下发病，而没有明显的易感遗传素质的人，在很强的外界作用下也可能发病。

（三）生物学因素

神经衰弱的主要症状是持久的疲劳，引起慢性疲劳的因素除了上述的各种因素之外，还可能有某些生物学因素的参与。有研究发现，神经衰弱患者可能有下丘脑-垂体轴功能的改变，以及细胞免疫、体液免疫的异常。

三、临床表现

神经衰弱患者通常表现有多种精神与躯体症状，大致可归纳为 3 个方面。

（一）精神易兴奋、脑力和体力易疲劳

1. 精神易兴奋

一方面，患者表现为精神活动的阈值较低，易于发动。周围一些轻微的，甚至是无关的刺激也能引起患者较强烈的或较持久的反应，因而患者的注意力涣散，不由自主的联想和回忆增多，注意力很难集中。引起兴奋反应的刺激并不都很强烈，也不一定都是不愉快的事情，但无法平息的无谓联想却令人痛苦。另一方面，有些患者可表现为感觉过敏，即对机体内外的刺激信号均敏感，导致患者的躯体主诉多，表现为内感性不适症状，继而容易出现疑病心理，担心自己患了相应的躯体疾病。

2. 脑力和体力易疲劳

由于患者的非指向性思维长期处于活跃兴奋状态，大脑无法得到必要的、充分的松弛和休息，于是脑力容易疲劳。感到大脑反应迟钝、记忆力减退、思维不清晰、思考效率下降。同时患者也感到疲乏、困倦、全身无力等躯体疲劳症状，即使适当休息或消遣娱乐之后仍难以恢复。疲劳常伴有不良心境，以精神疲劳为核心症状，可不伴有躯体疲劳，如果只有躯体疲劳而没有精神疲劳，那肯定不是神经衰弱。

（二）情绪症状

患者可能会出现一些焦虑或抑郁症状，但不突出，也不持久。神经衰弱突出的情绪症状是易烦恼、易激惹和易紧张。

1. 易烦恼

患者的烦恼常具有弥散性敌意，并非只对某一些无力应对的事情感到烦恼，而是"事事不顺心，人人不顺眼"，大部分时间都处于烦躁与苦恼之中，并为难以去除这种烦恼感到痛苦。

2. 易激惹

表现为负性情绪较易发动。患者可表现为易愤慨，好打抱不平，且心绪久久不能恢复平静，易伤感，易后悔，易委屈。

3. 易紧张

表现为不必要的担心和不安，总觉得处境不妙，形势紧迫，咄咄逼人。

（三）心理生理症状

神经衰弱患者常有大量的躯体不适感，通常是患者来就诊的主要原因之一。但经体格检查和实验室等辅助检查却很难有病理性的阳性发现。其实这是心理因素引起的某些生理"功能"障碍。最常见的心理生理症状是睡眠障碍和紧张性疼痛。

1. 睡眠障碍

睡眠障碍是神经衰弱最常见的主诉。以入睡困难和易醒为多。有些患者本来睡眠没有大的问题，却由于担心会失眠而导致难入睡。不少患者将白天的精神和情绪不佳都归因于失眠，这样容易增加对失眠的担心而加重失眠，形成恶性循环。

2. 紧张性疼痛

疼痛部位多表现在头颈部，其次为肩背部。常感觉头部胀痛、沉重，"像带了一个紧箍咒一样""两侧太阳穴钝痛"。觉得头脑不清晰，反应不敏捷。颈后部、肩背部不适感，常为绷紧、酸胀、酸痛感。

3. 其他

除上述外，患者还可出现耳鸣、心悸、胸闷、消化不良、汗多、尿频、性功能障碍、月经不调等症状。

四、诊断

1. 症状标准

（1）符合神经症的诊断标准。

（2）以脑和躯体功能衰弱症状为主，特征是持续和令人苦恼的脑力易疲劳（如感到没有精神，自

感脑子迟钝，注意力不集中或不持久，记忆差，思考效率下降）和体力易疲劳，经过休息或娱乐不能恢复，并至少有下列 2 项。

1）情感症状：如烦恼、心情紧张、易激惹等，常与现实生活中的各种矛盾有关，感到困难重重，难以应付。可有焦虑或抑郁，但不占主导地位。

2）兴奋症状：如感到精神易兴奋（如回忆和联想增多，主要是对指向性思维感到费力，而非指向性思维却很活跃，因难以控制而感到痛苦和不快），但无言语运动增多。有时对声、光很敏感。

3）肌肉紧张性疼痛（如紧张性头痛、肢体肌肉酸痛）或头晕。

4）睡眠障碍，如入睡困难、多梦、醒后感到不解乏，睡眠感丧失，睡眠觉醒节律紊乱。

5）其他心理生理障碍，如头晕眼花、耳鸣、心悸、胸闷、腹胀、消化不良、尿频、多汗、阳痿、早泄或月经紊乱等。

2. 严重标准

患者因明显感到脑和躯体功能衰弱，影响其社会功能，为此感到痛苦或主动求治。

3. 病程标准

符合症状标准至少 3 个月。

4. 排除标准

（1）排除任何一种神经症亚型。

（2）排除精神分裂症、抑郁症。

五、鉴别诊断

神经衰弱的症状缺乏特异性，可见于许多躯体疾病和精神疾病，可能是这些疾病的早期症状，可能是其伴随症状之一，也可能见于这些疾病的恢复期。这时，不能诊断为神经衰弱，只能诊断为神经衰弱综合征。神经衰弱应与下列疾病相鉴别。

1. 躯体疾病和脑部疾病

神经衰弱综合征常见于各种慢性传染病的发病初期或恢复期，如慢性铅中毒、汞中毒；高血压、消化性溃疡、慢性肝肾疾病；贫血、营养不良；内分泌疾病；五官科疾病；脑动脉硬化、脑外伤、颅内肿瘤等脑部疾病。与神经衰弱的鉴别主要依据病史、体征、实验室检查以及某些特殊的检查的结果。

2. 抑郁症

抑郁症患者以情绪低落为主要特征，表现为兴趣下降、自我评价过低、早醒、食欲缺乏、性欲减退、精神运动性迟滞，有想死的念头或行为。情绪可从闷闷不乐到悲痛欲绝，甚至发生木僵状态。严重者可出现幻觉、妄想等精神病性症状。神经衰弱虽然也可出现抑郁症状，但通常是轻微的、继发的、不占主导地位，可资鉴别。

3. 焦虑性神经症

焦虑性神经症也常见有紧张性头痛与失眠，易被误诊为神经衰弱。但神经衰弱的核心症状是脑力活动易兴奋、易疲劳，情绪症状多为易烦恼和紧张，虽然可有焦虑症状，但程度很轻或持续时间不长。而焦虑症的突出症状是焦虑体验、有明显的自主神经功能失调和运动性不安。

4. 精神分裂症

精神分裂症早期可以出现神经衰弱症状，但患者痛苦感不强烈，自知力不充分。随着患者感知、思维、情感、行为等多方面障碍的日渐暴露，鉴别不难。

六、治疗

（一）药物治疗

药物治疗应根据患者的不同症状特点而加以选择，可酌情使用抗焦虑药、抗抑郁药、振奋药、镇静药、止痛药和促脑代谢药。如以衰弱症状即疲劳、白天头脑昏昏沉沉、精力不好为主者，则予以兴奋药和促脑代谢药为主，如适当剂量的咖啡因、哌甲酯或喝浓茶、咖啡等；以兴奋症状为主的患者，如联想回忆增多，则予以镇静药或抗焦虑药物；如果表现为节律颠倒或症状混合时，如白天以衰弱症状为主，而晚上出现兴奋症状，则白天给予兴奋药，晚上给予地西泮（安定），以改善这种生物节律的颠倒状态；如果有情绪症状或躯体不适症状，可短期使用抗焦虑药或抗抑郁药，以减轻情绪激惹症状，放松肌肉和心绪，消除躯体不适感。习惯上用谷维素、维生素 B_1 等改善自主神经功能症状，究竟有多大功效，尚需严格的对照研究予以验证。

（二）心理治疗

1. 认知疗法

神经衰弱患者病前多有一些心理因素，精神刺激虽不算严重，但可能由于患者的过度引申、极端思考或任意推断等形成错误认知，从而导致较明显的内心冲突。矫正患者的认知，往往有釜底抽薪的效果。

2. 森田疗法

神经衰弱的患者，部分具有疑病素质，其求生欲望强烈。森田疗法建设性地利用这一精神活力，把注意点从自身引向外界，以消除症状、适应环境。

3. 放松疗法

神经衰弱患者大多有紧张、烦躁的情绪，伴有紧张性头痛、失眠等。除了药物帮助恢复睡眠节律外，放松训练有助于肌肉与情绪的松弛，缓解紧张、疼痛与焦虑，帮助睡眠。生物反馈训练可帮助患者学会如何放松，还有健身操、瑜伽等，均对放松有效。

（三）其他

如开展体育锻炼、文娱疗法、休闲旅游及各种方法的综合实施，也有一定疗效。通过这些方式，可让患者的注意力不固着于自身的不适感，放眼于外界，从而缓解自身的紧张与压力。

参考文献

[1] 陈顺乐. 风湿内科学[M]. 北京：人民卫生出版社，2014.

[2] 宁光. 内分泌学高级教程[M]. 北京：人民军医出版社，2014.

[3] 周巧玲. 肾内科临床心得[M]. 北京：科学出版社，2016.

[4] 彭文. 肾内科疾病[M]. 上海：第二军医大学出版社，2015.

[5] 井霖源. 内科学基础[M]. 北京：中国中医出版社，2015.

[6] 吕坤聚. 现代呼吸系统危重症学[M]. 北京：世界图书出版公司，2015.

[7] 杨岚，沈华浩. 呼吸系统疾病[M]. 北京：人民卫生出版社，2015.

[8] 董卫国，魏云巍，富冀枫. 消化系统[M]. 北京：人民卫生出版社，2015.

[9] 闫剑群. 中枢神经系统与感觉器官[M]. 北京：人民卫生出版社，2015.

[10] 刘海玲. 临床营养医学与疾病防治[M]. 天津：天津科技翻译出版有限公司，2016.

[11] 曾敏. 老年心血管疾病诊疗精要[M]. 北京：人民卫生出版社，2018.

[12] 葛均波. 心血管系统疾病[M]. 北京：人民卫生出版社，2015.

[13] 汤宝鹏，陈明龙，杨新春. 实用心律失常介入治疗学[M]. 北京：科学出版社，2017.

[14] 赵水平. 心血管疾病规范化诊疗精要[M]. 长沙：湖南科技出版社，2018.

[15] 李宪伦，段军，张海涛. 临床心血管血流动力学[M]. 北京：人民卫生出版社，2018.

[16] 曾昭龙，陈文明. 神经内科常见疾病诊断与治疗[M]. 郑州：河南科技出版社，2018.

[17] 丁新生. 神经系统疾病诊断与治疗[M]. 北京：人民卫生出版社，2018.

[18] 林果为，王吉耀，葛均波. 实用内科学[M]. 15版. 北京：人民卫生出版社，2017.

[19] 孙世澜. 血液净化新理论新技术[M]. 郑州：河南科学技术出版社，2017.

[20] 谌贻璞. 肾内科学[M]. 2版. 北京：人民卫生出版社，2015.